治りにくい皮膚疾患・どうする？

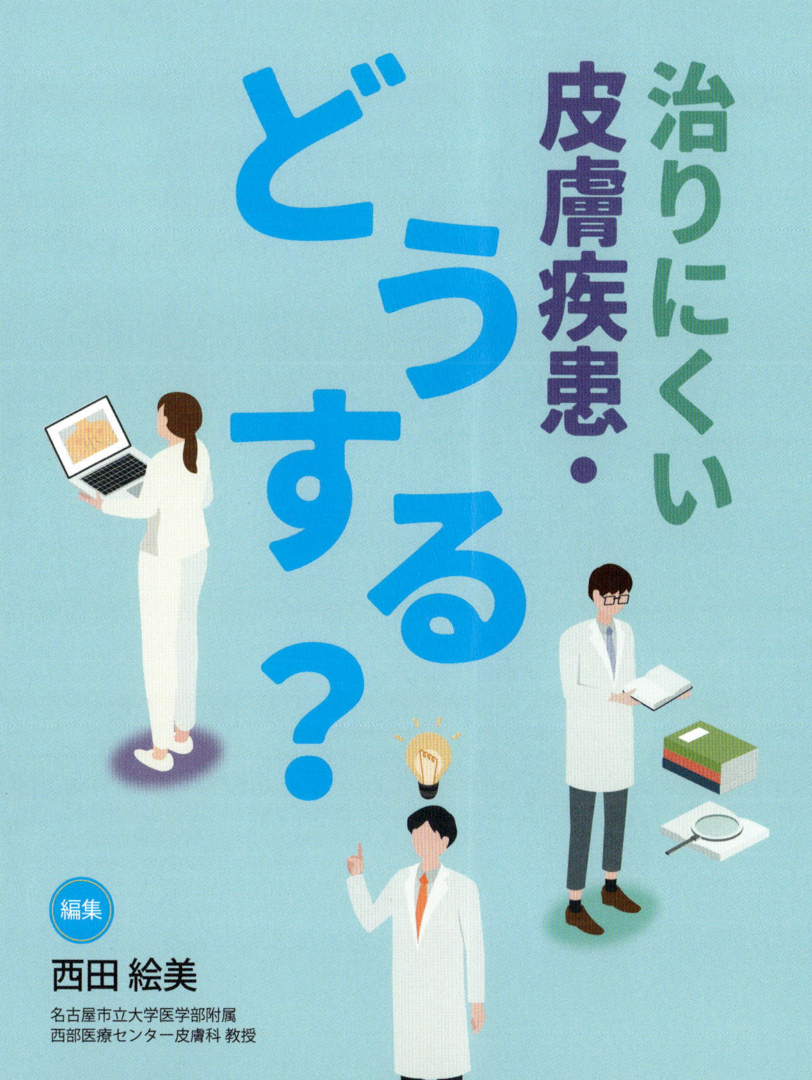

編集

西田 絵美

名古屋市立大学医学部附属
西部医療センター皮膚科 教授

森田 明理

名古屋市立大学大学院医学研究科
加齢・環境皮膚科学 主任教授

メディカルレビュー社

■本書では各著者の「治療の工夫」を掲載しておりますが，本書に記載されている医薬品，機器等の使用に当たっては，最新の電子添文や取扱説明書を参照の上，ご自身の判断のもと細心の注意を払って使用いただきますよう，お願い申し上げます。

■本書の記載内容によって生じたいかなる問題についても，編者・著者・出版社はその責任を負いかねますのでご了承ください。

■本書に記載した URL や製品名は 2024 年 9 月現在のものです。これらは予告なく変更される可能性がありますが，その際はご容赦ください。

株式会社メディカルレビュー社

治りにくい皮膚疾患・どうする？　序文

第 75 回日本皮膚科学会中部支部学術大会（2024 年 10 月 12 日～ 13 日）にあわせて，『治りにくい皮膚疾患・どうする？』を発刊することにしました。「皮膚科を学ぶ・楽しむ・つながる」が本学会のテーマです。

皮膚科医が臨床を行う際に，苦手に感じたり，対応に困ることの多い治りにくい皮膚疾患について，できる限り幅広くテーマを設定し，全国のスペシャリストの先生方による講演の内容をもとに，本としてまとめることにしました。今回の中部支部学術大会の開催が決まった際，会長の森田明理先生および実行委員長の真柄徹也先生とともに，長い間実現されなかったこの企画を練り上げました。皆さまにとって役立つ一冊になると確信しております。

この本を参考にして，これまで診療で悩んでいた点が少しでも解決し，診療の幅を広げるきっかけとなればと願っております。この場を借りて，ご協力いただいた先生方に心より感謝申し上げます。

名古屋市立大学医学部附属西部医療センター皮膚科 教授
第 75 回日本皮膚科学会中部支部学術大会 事務局長
西田 絵美

発刊に寄せた思い

名古屋市立大学医学部皮膚科学教室が日本皮膚科学会中部支部学術大会を担当するのは，四半世紀前のことです。辻卓夫前教授が主催された第 50 回（1999 年）の大会がそのときで，当時，私が実行委員長として開催をお手伝いさせていただいてから 25 年が経過し，再び開催できることに，まさに感無量の思いです。この 25 年間で，皮膚科における診療・治療，そして皮膚科の置かれている立場は大きく変化してきました。

皮膚科には，診断が難しく，治療が困難な皮膚疾患が多数あります。皮膚科領域における治療薬の開発は目覚ましく，非常に高い効果を得られるようになりましたが，一方で，診断へのアプローチや治療の段階的な工夫など，皮膚科ならではの面白さや難しさが失われていないか，心配になることもあります。治療が困難だった時代のほうが，より深く考え，皮膚科医としての技術を磨く機会が多かったのかもしれません。私が教授に就任して 21 年を超える今，大きく変貌する皮膚科に驚きながらも，精一杯その変化についてきました。

今回の発刊に際して，長年お世話になってきたメディカルレビュー社の松尾奈緒美さん，矢後由希子さんに深く感謝いたします。また，西田絵美先生や真柄徹也先生との病院皮膚科医としての交流も残りわずかとなりましたが，皮膚科医としての「医の心」を忘れずに，この本をひも解きながら，少しでも多くの「治りにくい皮膚疾患をどうするか？」について考えていきたいと思います。

名古屋市立大学大学院医学研究科加齢・環境皮膚科学 主任教授
第 75 回日本皮膚科学会中部支部学術大会 会長
森田 明理

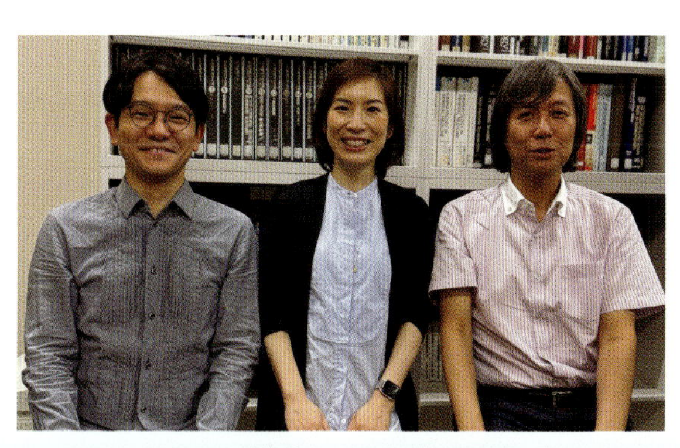

左より：真柄徹也，西田絵美，森田明理

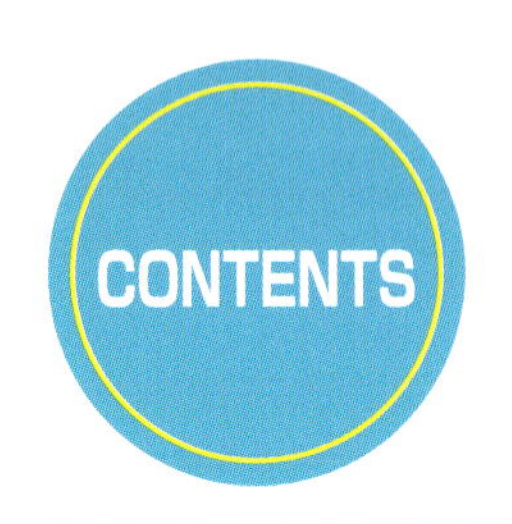

疾患編

製剤編

特設サイト（p10 参照）へのログイン情報

該当ページの二次元バーコードを読み取り，下記のログイン情報を入力してください。
二次元バーコードが読み取れない場合は各 URL をご参照ください。

ユーザー名：cjda　　パスワード：s5LX8Q

執筆者一覧

編集

西田 絵美　名古屋市立大学医学部附属西部医療センター皮膚科
森田 明理　名古屋市立大学大学院医学研究科加齢・環境皮膚科学

執筆

古橋 卓也　春日井市民病院皮膚科
野村 有子　野村皮膚科医院
野本 真由美　野本真由美スキンケアクリニック
伊藤 明子　ながたクリニック
岸部 麻里　旭川医科大学皮膚科学講座
欠田 成人　済生会松阪総合病院皮膚科
杉山 真理子　一般社団法人 SSCI-Net
松永 佳世子　一般社団法人 SSCI-Net ／藤田医科大学／刈谷整形外科病院皮膚科・アレルギー科
鈴木 加余子　藤田医科大学ばんたね病院総合アレルギー科
宮野 恭平　埼玉医科大学医学部皮膚科学教室
矢上 晶子　藤田医科大学ばんたね病院総合アレルギー科
高村 さおり　埼玉医科大学総合医療センター皮膚科
五十棲 健　東京警察病院皮膚科
小林 香映　昭和大学病院皮膚科学講座
鎌田 昌洋　帝京大学医学部皮膚科学講座
小川 英作　信州大学医学部皮膚科学教室
川原 繁　ソフィアひふ科クリニック
福永 淳　大阪医科薬科大学皮膚科学
大嶋 雄一郎　愛知医科大学皮膚科学講座
櫻井 麻衣　名古屋市立大学大学院医学研究科加齢・環境皮膚科学
中島 沙恵子　京都大学大学院医学研究科炎症性皮膚疾患創薬講座
佐藤 絵美　福岡大学医学部皮膚科学教室
今福 信一　福岡大学医学部皮膚科学教室
橋本 由起　東邦大学医学部皮膚科学講座
辻 成佳　日本生命病院リハビリテーション科・整形外科・乾癬センター
葉山 惟大　日本大学医学部皮膚科学系皮膚科学分野
井川 健　獨協医科大学医学部皮膚科学講座
久保 亮治　神戸大学大学院医学研究科内科系講座皮膚科学分野
乃村 俊史　筑波大学医学医療系皮膚科
辻 学　九州大学病院皮膚科
山本 礼　名古屋市立大学大学院医学研究科加齢・環境皮膚科学
植田 郁子　大阪大学大学院医学系研究科皮膚科学教室
菊地 克子　廣仁会仙台たいはく皮膚科クリニック
国本 佳代　和歌山県立医科大学皮膚科

要藤 歩美　富山大学学術研究部医学系皮膚科学
牧野 輝彦　富山大学学術研究部医学系皮膚科学
梅林 芳弘　東京医科大学八王子医療センター皮膚科
真柄 徹也　三重北医療センターいなべ総合病院皮膚科
宮城 拓也　琉球大学医学部皮膚科学教室
加倉井 真樹　加倉井皮膚科クリニック／自治医科大学さいたま医療センター皮膚科
出光 俊郎　自治医科大学さいたま医療センター皮膚科／上尾中央総合病院皮膚科
渡辺 大輔　愛知医科大学皮膚科学講座
川瀬 正昭　東京慈恵会医科大学葛飾医療センター皮膚科
新原 寛之　島根大学医学部皮膚科学講座
林田 健志　島根大学医学部附属病院形成外科
中川 誠太郎　大阪大学大学院医学系研究科皮膚免疫微生物学共同研究講座
中西 健史　明治国際医療大学皮膚科
沢田 泰之　東京都立墨東病院皮膚科
茂木 精一郎　群馬大学大学院医学系研究科皮膚科学
新井 達　聖路加国際病院皮膚科
神人 正寿　和歌山県立医科大学皮膚科
豊澤 優衣　順天堂大学医学部附属浦安病院皮膚科
須賀 康　順天堂大学医学部附属浦安病院皮膚科
鈴木 民夫　山形大学医学部皮膚科学講座
山下 尚志　東京大学大学院医学系研究科皮膚科学教室
尾山 徳孝　福井大学医学部感覚運動医学講座皮膚科学
赤股 要　五反田駅前ひふ科
伊藤 泰介　浜松医科大学皮膚科学講座
植木 理恵　順天堂大学医学部附属順天堂東京江東高齢者医療センター皮膚科
磯貝 善蔵　国立長寿医療研究センター皮膚科
山本 貴和子　国立成育医療研究センターアレルギーセンター総合アレルギー科行動機能評価支援室
伊藤 友章　東京医科大学皮膚科学分野
馬屋原 孝恒　川崎医科大学皮膚科学教室
高山 かおる　済生会川口総合病院皮膚科
加藤 裕史　名古屋市立大学大学院医学研究科加齢・環境皮膚科学
森 志朋　大阪大学大学院医学系研究科再生誘導医学講座
細川 僚子　慶應義塾大学医学部皮膚科学教室
福本 毅　神戸大学大学院医学研究科内科系講座皮膚科学分野
片桐 一元　獨協医科大学埼玉医療センター皮膚科
大竹 直樹　海岸通り皮ふ科
清島 真理子　朝日大学病院皮膚科
山口 由衣　横浜市立大学大学院医学研究科環境免疫病態皮膚科学
多田 弥生　帝京大学医学部皮膚科学講座
川上 民裕　東北医科薬科大学皮膚科
出来尾 格　東京慈恵会医科大学皮膚科学講座

凡 例

タイトルの横に◀動画マークのあるページは，特設サイト※にて動画をご覧いただけます。

疾患編 15

日光蕁麻疹

●西田 絵美

●症例写真

図1）

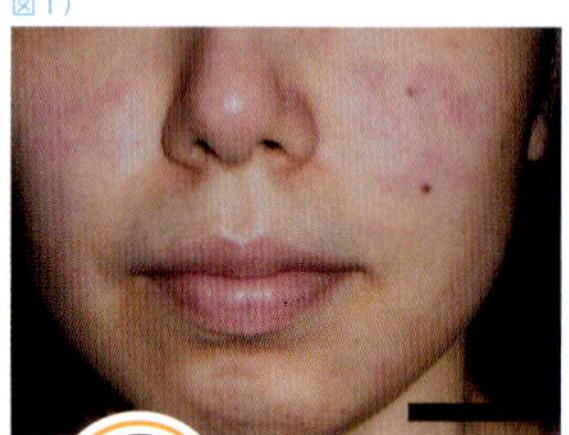

図2）

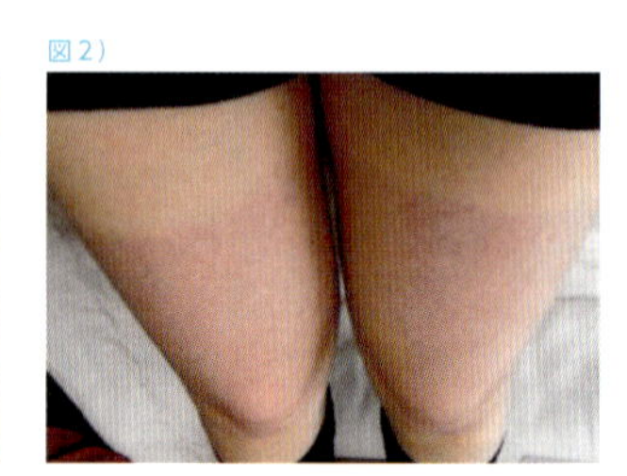

症例解説

31歳，女性。既往歴は網膜色素変性症，家族歴は特記すべきことなし。X年9月頃より顔面，両上肢，両足などの露光部に，強いかゆみを伴う紅斑出現。近医にて日光過敏症として抗アレルギー薬を処方されるも再燃を繰り返し，X＋4年8月当科初診。日光曝露後，数秒で露光部に紅斑（図1，2）を認めた。

治療経過

日光蕁麻疹を疑い，光線検査を施行したところ，可視光線照射後30分で膨疹出現，またUVA，UVBの一部の波長においても膨疹を認めたことから，UVB～可視光線を作用波長とする日光蕁麻疹と診断した。その後ナローバンドUVBによる急速減感作療法を入院にて行い，一時的にはMUD(minimal urticarial dose)の増加を認めるも持続しなかったため，日常生活でも毎日数分の紫外線曝露を行いながら日常生活は可能な状態で維持している。

私の工夫

日光蕁麻疹は，刺激誘発型の蕁麻疹のうちの物理性蕁麻疹の1つと分類[1]されており，日光に曝されることにより誘発される即時型光アレルギーで，蕁麻疹患者の約0.5％が日光蕁麻疹として分類される比較的まれな病型とされている[2]。女性の発生率が高く[3]，発症時の患者の年齢，アトピー性皮膚炎の病歴，および反応の原因となる波長にとくに傾向はない。わが国での作用波長は**可視光線**が最

症例解説・治療経過

写真とともに，難治症例の解説と治療経過を掲載しています。

私の工夫

治りにくい皮膚疾患の治療のコツ・工夫などを紹介しています。
とくに重要な箇所には黄色マーカーを付けています。

も多いとされるが，UVA，UVB のみであったり，他の波長にまたがる症例もある。わが国においては日照量が増える春から夏にかけて発症が多い。

原因となる波長を特定することで，その波長を遮光することが基本的な指導となるが，すぐに検査できないことや，検査を行えても作用波長が確実に同定されないことも多い。そのため抗ヒスタミン薬が第一選択で使用されるが，通常量の単剤の抗ヒスタミン薬の効果は弱く，抗ヒスタミン薬の増量や組み合わせ，あるいは抗ロイコトリエン薬との組み合わせが必要となることもある。また閾値前後の日光に少しずつ曝露することで個体の反応性の低下を期待し得る hardening は，マスト細胞中の chemical mediator が消費，枯渇されて耐性を獲得する現象とされ，**急速減感作療法**として知られているが，ナローバンド UVB を用いたもの[4,5]，UVA[6] を用いたものが報告されている。次にシクロスポリン内服，免疫グロブリン療法（IVIG），血漿交換，抗 IgE 抗体（オマリズマブ）などの免疫学的治療については推奨度 2，エビデンスレベル B[1] と有効性を期待し得るが，費用，安全性を考慮すると，難治例に対する例外的な治療として位置づけられる。

このため実臨床で行っている治療の工夫としては，UVA，UVB といった紫外線の波長が原因の場合には**サンスクリーン剤の使用**が効果的であるが，可視光線については効果が少なく，UPF(Ultraviolet Protection Factor) といった紫外線防止指数の記載のある **UV カット服（紫外線遮断繊維使用，天然繊維の生地に紫外線吸収剤や紫外線錯乱剤を塗ったもの）**なども最近では多く販売されており，そういった衣類の着用や日傘，帽子，手袋が有用となる症例も多い。また UVA，可視光線の場合は窓ガラスを通すことから，車の運転時や室内でも窓際には注意が必要である。しかし指導方法によっては患者の生活の質を損なう恐れがあり，適切な指導なくおもむろに紫外線を避けるような指導を行うことで，なかには家から出られなくなったり，今まで行えていた日常生活が送れなくなることへの不安やうつ傾向を示す症例もあり，指導には十分な配慮が必要である。

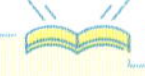

読むべき文献

- 秀 道広，森桶 聡，福永 淳，他．蕁麻疹診療ガイドライン 2018．日皮会誌．2018；128：2503-624．
- 森田明理，宮地良樹，清水 宏（編）．1 冊でわかる光皮膚科 皮膚科医に必須の Photodermatology．東京：文光堂；2008．
- 日本フォトダーマトロジー学会（監），錦織千佳子，川田 暁，森田明里，森脇新一（編）．臨床光皮膚科学．東京：南江堂；2021．

References

1) 秀 道広，森桶 聡，福永 淳，他．日皮会誌．2018；128：2503-624.
2) Humphreys F，Hunter JA．Br J Dermatol．1998；138：635-8.
3) Beattie PE，Dawe RS，Ibbotson SH，Ferguson J．Arch Dermatol．2003；139：1149-54.
4) Calzavara-Pinton P，Zane C，Rossi M，et al．J Am Acad Dermatol．2012；67：e5-9.
5) Wolf R，Herzinger T，Grahovac M，Prinz JC．Clin Exp Dermatol．2013；38：446-7.
6) Mori N，Makino T，Matsui K，et al．Eur J Dermatol．2014；24：117-9.

読むべき文献

より疾患理解を深めるために読んでいただきたい文献，他の先生の工夫が記載されている文献などを取り上げています。

※特設サイトへのログイン情報は p7 にございます。
動画の公開期間は 2026 年 10 月 31 日までを予定しております。
予期せぬ事情により，予定より早く公開を終了する場合がございますことをご了承ください。
通信環境や OS のバージョン次第で，動画が再生されない場合がございます。

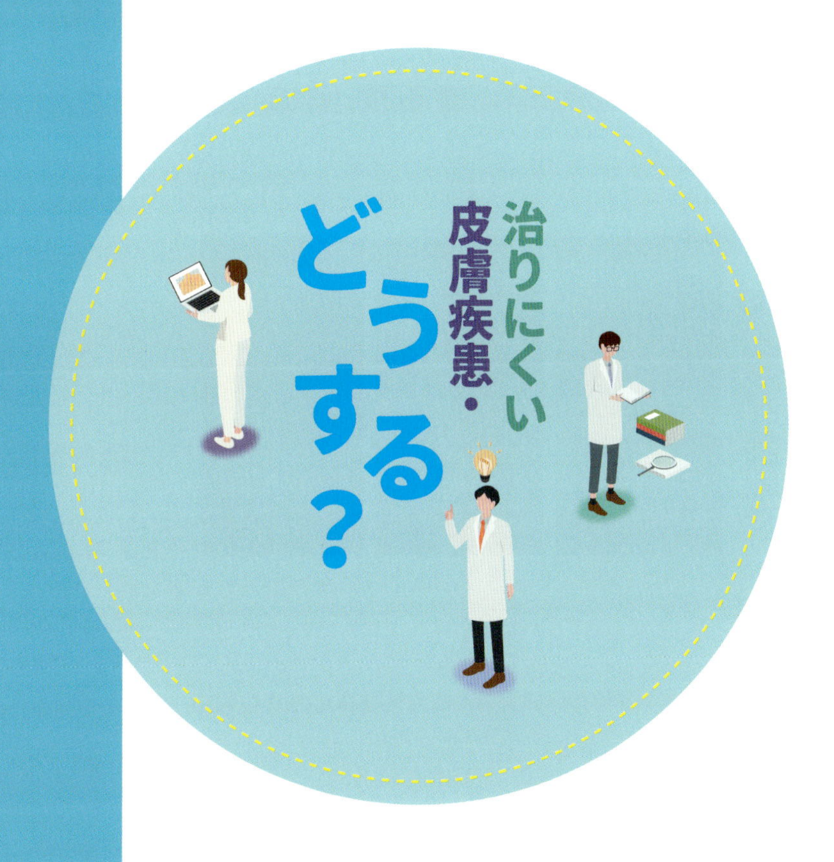
治りにくい
皮膚疾患・
どうする？

疾患編
01

酒さ

● 古橋 卓也

● 症例写真

図1）

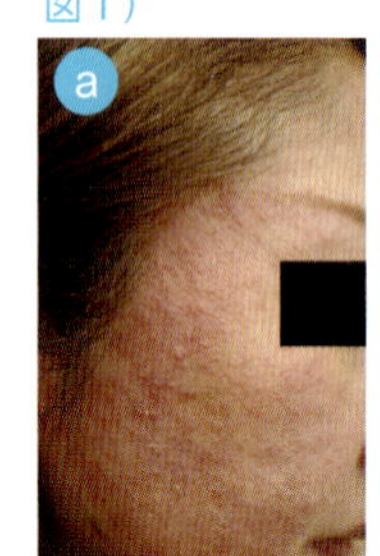

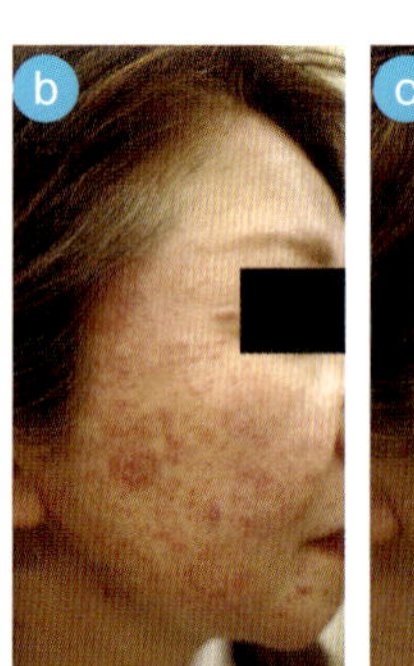

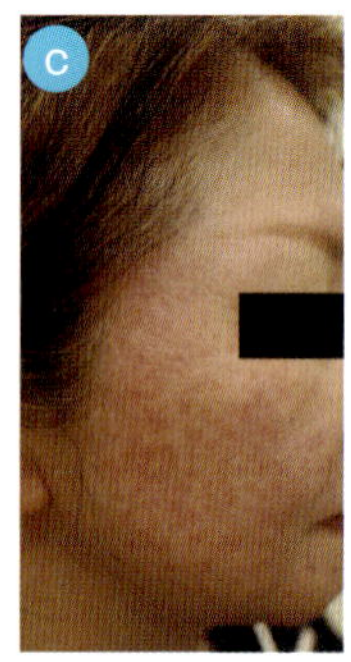

a：初診時
b：8カ月後
c：1年後

症例解説

47歳，女性。X－2年，多発子宮筋腫に対して子宮全摘術。X年7月より顔面，頸部の瘙痒に対し近医よりステロイド外用薬を処方され使用。症状が増悪したため9月当科初診。顔面に瘙痒感を伴う紅斑，丘疹（図1a）を認めた。

● 治療経過

初診日は患者の思いを傾聴し，赤みが強く瘙痒があることから接触皮膚炎を合併した酒さと診断し，徹底的に悪化因子を問診した。白髪染めの使用中止，シャンプーの変更，基礎化粧品をできるだけシンプルにし，化粧は最低限にしていただいた。しかし症状の改善が乏しいため，パッチテストパネル®(S）にてパラフェニレンジアミン以外の陰性を確認し，金属パッチテストにて歯科金属が陽性になったため歯科へ情報提供した。それでもすっきりと改善せずよくよく話を聞き直したところ，室内にて犬と過ごす時間が多いことを聴取した。View39（特異的IgE検査）にてイヌ皮屑に対する反応を確認したためできるだけ離れてもらい，8カ月後にようやく症状が改善しはじめた（図1b）。3カ月目にメトロニダゾールゲル，4カ月目にドキシサイクリンを開始したが，効果は限定的であった。悪化因子の除去に難渋した症例であったが，現在はスキンケアのみで寛解状態である（図1c）。

私の工夫

筆者は酒さを「酒さになりやすい肌質をもった人が，ホルモンバランスの変化やステロイド外用薬などの悪化因子により発症し，その状況にあったケアができ

ていないために慢性化する病態」と考えて診療している。

酒さになりやすい肌質は，多くは脂性肌，オイリー肌と表現され，赤み，テカリ，プツプツしやすい印象がある。これは年齢による変化[1]とあわせてある程度受け入れなくてはいけない部分で，桂枝茯苓丸，加味逍遙散，越婢加朮湯などを使用[2]して体質的なゆらぎを少し抑えておく。

酒さのスキンケアの内容は具体的に3つで，①悪化因子の除去，②リバウンドを乗り越える，③オイル，モイストコントロールだと考えている。①原則，酒さはかゆみがほとんどないのに対し，それが残る場合は接触皮膚炎を常に疑い続ける必要がある。女性では白髪染め，シャンプー，美容液などの頻度が高いものから疑い，必要に応じてパッチテストを行う。膿疱があれば毛包虫を検出しイオウカンフルローションを使用，UVの回避は不可欠，温度変化など悪化因子[3]について熟知し，患者に指導が必要である。②ステロイド外用薬を使用した期間に比例し，リバウンドと表現される酒さの悪化が生じる。ステロイド外用薬≫タクロリムス軟膏で影響が大きく，かゆみで中止できないならその原因を徹底的に探し，ステロイド少量内服も辞さない覚悟でステロイド外用薬を中止にしていく。コツは患者に事前にリバウンドについて説明しておくこと，**渦中は「大丈夫，大丈夫」と励まし続ける**ことである。しばしば乗り越えた患者の写真をみせながら勇気づける。③脂性肌のテカテカした肌のまま，酒さを改善させるのは簡単ではない。患者の多くは化粧水，乳液，クリーム，さらに美容液などを塗っているので，思い切って化粧水だけにする。**コツは「足すのではなく引く」，テカテカがサラサラになれば酒さのスキンケアが完了した合図**である。

やっとこの状態になって，メトロニダゾールゲルやメトロニダゾールクリーム（院内製剤）[4]を開始するのが理想である。それでも2度酒さが改善しない場合は，ドキシサイクリン塩酸塩，ミノサイクリン塩酸塩が必要な人もいる。海外のガイドラインではアゼライン酸外用，イベルメクチン外用も有効[5]のようである。しかしながら紅斑性酒さが残る人も多く，ブリモニジン酒石酸塩やIPLの効果が期待される。今回あえて典型的な酒さ患者ではなく，接触皮膚炎を合併する症例を提示したのは，実臨床でこのような患者が多いためである。ステロイド外用薬で治らない酒さという病態に，立ち向かうためのお役に立てれば幸いである。

読むべき文献

- 大林三裕佳，古橋卓也．酒さおよび酒さ様皮膚炎に対する1%メトロニダゾール外用の有効性の検討．Aesthetic Dermatology．2023；33：415-22.
- 山﨑研志．酒皶 overview．Visual Dermatology．2023；22：428-32.
- 酒さってどんな病気？ マルホ株式会社．https://www.maruho.co.jp/kanja/shusa/about/（閲覧：2024-9-10）

References

1）檜垣祐子．MB Derma．2020；294：128-32.
2）野本真由美．MB Derma．2020；294：101-6.
3）National Rosacea Society．https://www.rosacea.org/patients/rosacea-triggers/rosacea-triggers-survey（閲覧：2024-9-10）
4）藤本 亘，林 宏明，菅田明子，他．皮膚病診療．2013；35：307-13.
5）Thiboutot D，Anderson R，Cook-Bolden F，et al．J Am Acad Dermatol．2020；82：1501-10.

疾患編 02

尋常性ざ瘡①

◀動画
https://cjda75.m-review.co.jp/02.html

● 野村 有子

● 症例写真

図 1)

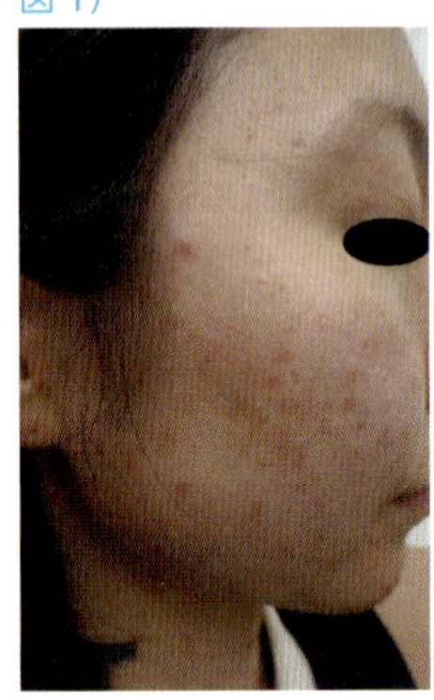

図 2)

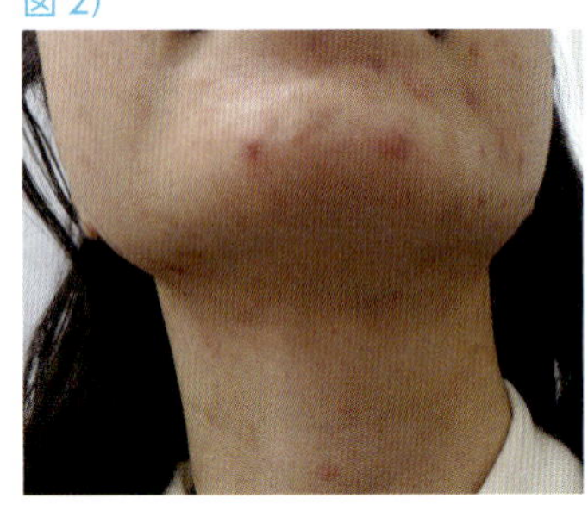

図 3)

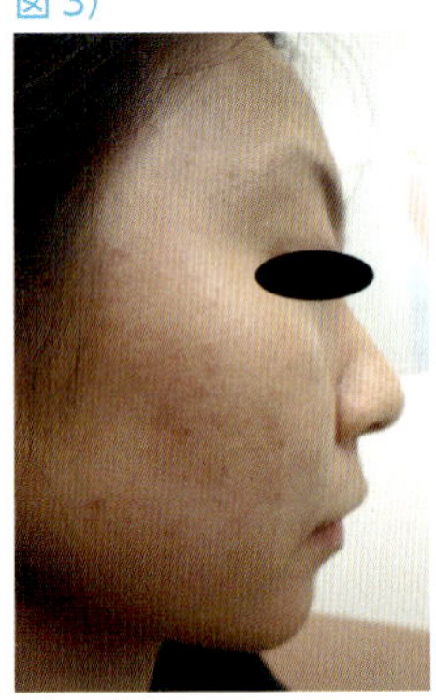

症例解説

28 歳，女性。既往歴，家族歴に特記すべきことなし。中学生頃よりにきびができはじめ，繰り返し出没していたが，なかなか治らなくなってしまったため当院受診。顔全体から首にかけて面皰，赤色丘疹，囊腫，瘢痕が混在して認められた（図 1，2）。

● 治療経過

外用療法として，ヘパリン類似物質ローションを顔全体に使用し，クリンダマイシン / 過酸化ベンゾイル配合剤を面皰，赤色丘疹，囊腫部分に併用した。ドキシサイクリンを 2 週間内服，ビタミン C の継続内服を行った。また，食生活や睡眠などの生活指導，メイク指導も行ったところ，1 カ月でかなり改善した（図 3）。

私の工夫 ≫≫≫

治りにくい尋常性ざ瘡患者は長年の経過により，面皰のみならず炎症性皮疹や瘢痕が混在している例が多い。常に耐性菌の存在を意識しながら，適切な外用療法や内服療法で継続して治療することが必要である。また，仕事や化粧，生活習慣などで悪化させる要因が避けられない場合もある。悪化要因は患者ごとに異なり，丁寧な問診で原因を突き止め，一つひとつ解決していくことが大切である。

アダパレンや過酸化ベンゾイルは皮膚刺激症状が生じることがあるため，初めて使用する場合は，保湿成分の入っているクリンダマイシン/過酸化ベンゾイル配合剤からスタートする。**炎症性皮疹は1カ月で約7割，3カ月で約9割減少する**ことを伝えておくと，患者のモチベーションはアップする。炎症性皮疹が改善したら，アダパレンか過酸化ベンゾイル，もしくはその配合剤に変更して継続使用する。乾燥症状や瘢痕が混在している場合は，ヘパリン類似物質ローションを併用する。

炎症性皮疹が多数認められる場合は抗菌薬内服を行うが，長くても3カ月までとする。皮脂の分泌が多い場合はビタミンB_2・B_6，色素沈着が認められる場合はビタミンCを併用する。また，難治性の場合は症状に合わせて漢方薬も使用する。

顔の皮脂が多く肌がべたついている場合や疲れた表情を感じた場合は，「最近，夜何時に寝ていますか？」と尋ねる。寝不足により，皮脂分泌調整が不良となっていることが考えられるからである。**夜は12時前に寝ること，6時間以上の睡眠をとること**を指導する。

口周り，とくに唇近く赤色丘疹や膿疱を複数認める場合は，「最近，甘いものや脂っぽいものをたくさん食べたかしら？」と尋ねる。口周りの尋常性ざ瘡や急激に悪化した尋常性ざ瘡の場合は，**食生活の乱れで悪化している**例が多いようである。甘いものが大好きな場合は，「チョコレートは1日2粒まではOKです。高級チョコレートなどを食べると満足しますよ。自分へのご褒美になりますよね」と伝える。外食やファストフードが多い場合は，自分で料理を作ることで食材への理解が深まる。**鍋料理など誰でもできる簡単な料理のアドバイス**も効果的である。

そして，1日2回の洗顔が望ましいことを伝える。乾燥症状を伴っている場合は保湿剤，皮脂の分泌が多い場合は皮脂を抑えるローション（イオウカンフルローションなど）を使用する。石鹸や保湿剤は，いずれも**ノンコメドジェニックの製品を選ぶ**。いくつかのサンプルを準備しておいて，皮膚症状に合わせて配布するとよい。メイクは，日焼け止めを下地代わりに使用し，その上にファンデーションを軽くのせる。メイクをした場合は夜クレンジングで落としてから，洗顔を行う。いずれもノンコメドジェニックの製品を使用する。アイメイクや口紅などのポイントメイクは，持っているメイク用品を使用してもらう。その際には色の多少濃いものを使用すると，尋常性ざ瘡が目立ちにくくなりきれいな仕上がりとなる。

治りにくい尋常性ざ瘡の患者指導には時間がかかる。**細かな指導は，看護師などのスタッフに協力してもらう**など，役割分担をするとよい。また，パンフレットや指導書なども利用すると，効率的となる。

読むべき文献

- 林 伸和，赤松浩彦，岩月啓氏，他．尋常性痤瘡治療ガイドライン 2017．日皮会誌．2017；127：1261-302.
- 山﨑研志，赤松浩彦，大森遼子，他．尋常性痤瘡・酒皶治療ガイドライン 2023．日皮会誌．2023；133：407-50.
- 黒川一郎，乃木田俊辰，野村有子．みてわかる！ニキビ診療 虎の巻．東京：南江堂；2023.
- 野村有子（編）．ニキビ治療の最新ノウハウ 困ったときには裏ワザ戦略．Visual Dermatology. 2021；20：107-92.
- 野村有子（編）．ニキビ治療における患者指導のポイント．BEAUTY．2021；4：4-93.

Reference

1）林 伸和，赤松浩彦，岩月啓氏，他．日皮会誌．2017；127：1261-302.

尋常性ざ瘡②

● 野本 真由美

● 症例写真

図 1）

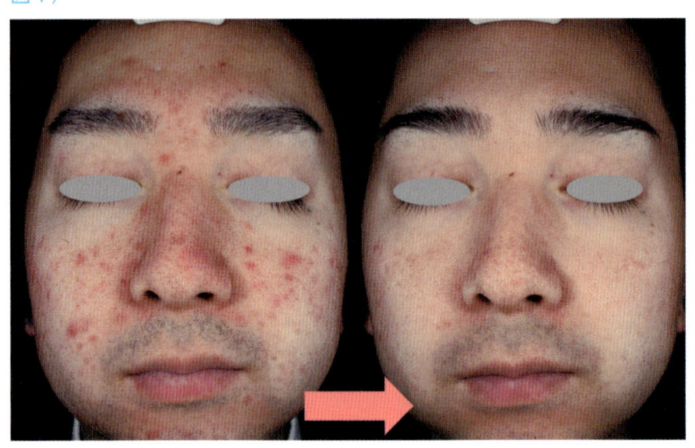

症例解説

29 歳，男性。既往歴，家族歴に特記すべきことなし。中学生頃から顔面に紅色丘疹，紅斑，鱗屑が出現。化粧水をつけると頬や鼻周りがヒリヒリして赤みが増悪するが，かゆみはない。にきびの外用薬を塗ると刺激を感じやすい。

● 治療経過

尋常性ざ瘡に脂漏性皮膚炎を合併していると診断した。皮膚炎を乾燥によるものと判断して洗顔を 1 日 1 回に控えていたため，洗顔料を使用して 1 日 2 回洗顔するように指導した。皮膚のバリア機能低下に配慮し，過酸化ベンゾイルを小面積，少量から開始し，顔全体に使用できるように指導した。抗生物質の内服は効果を感じなかったと訴えたため，十味敗毒湯エキス細粒 6.0g を朝・夕食前の 2 回分処方した。

治療により紅色丘疹，紅斑，鱗屑ともに改善し，皮膚の刺激感も同時に消失した。年単位で治療を継続することの大切さを伝え，2 年 3 カ月後（図 1 右）には疾患の改善のみならず脂性肌の改善も認められた。

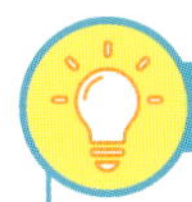

私の工夫

思春期に皮脂の分泌が活発になると，尋常性ざ瘡を発症しやすくなる。『尋常性痤瘡・酒皶治療ガイドライン 2023』[1]では1日2回の洗顔を推奨しているが，インターネット調査ではざ瘡に悩む人の半数が1日1回のみの洗顔であることが示されている[2]。**過剰な皮脂の分泌が続き，皮脂由来の脂肪酸でラメラ構造が改変されると，持続性のバリア機能障害をきたすことが報告されており**[3]，ざ瘡の外用薬に刺激を感じる症例もしばしば経験する。そのようなときは**尋常性ざ瘡と皮膚バリア機能低下による皮膚炎を同時に改善できる十味敗毒湯を用いる**と，ざ瘡の改善のみならず外用薬による刺激症状も起こりにくくなる[4]。またマスクを着用した皮膚においても，着用していない状態よりも皮脂の分泌が亢進し，バリア機能が低下することが知られているため[5]，同処方が役に立つことが多い。

十味敗毒湯は *in vitro* では皮脂合成の抑制作用[6]，IL-6 産生および TLR2 発現の抑制作用[7]，*in vivo* では好中球機能の抑制作用[8]，アダパレン[9]，過酸化ベンゾイル[10]による皮膚刺激症状の抑制作用が報告されている。

女性で**月経前にざ瘡が悪化する場合は，抗アンドロゲン作用のある芍薬甘草湯を月経前に頓用することも有用である**（ざ瘡に対しては保険適用外）[11]。芍薬甘草湯には甘草が多く含有されているため，長期に使用するときは偽性アルドステロン症に注意が必要である。また十味敗毒湯エキス細粒に含まれる**桜皮にもエストロゲン様作用が報告**されており[12]，皮脂の抑制作用や月経前のざ瘡の改善に寄与していると考えられる。

読むべき文献

- 山﨑研志，赤松浩彦，大森遼子，他．尋常性痤瘡・酒皶治療ガイドライン 2023．日皮会誌．2023；133：407-50.
- 菊地克子（編）．美容皮膚科医が知っておくべき化粧品の知識．BEAUTY．2019；2：50-8.
- 野本真由美（編）．美容皮膚科と漢方．BEAUTY．2020；3：31-9.

References

1）山﨑研志，赤松浩彦，大森遼子，他．日皮会誌．2023；133：407-50.
2）林 伸和，木本明子，山縣英祐，他．日臨皮会誌．2017；34：479-83.
3）上出康二．宮地良樹（編）．にきび最前線．東京：メディカルレビュー社；2006．p32-5.
4）野本真由美．Phil 漢方．2015；57：18-9.
5）Hua W，Zuo Y，Wan R，et al．Contact Dermatitis．2020；83：115-21.
6）篠原健志，藤田日奈．医学と薬学．2016；73：579-83.
7）金子 篤，関口協二，小瀬木順一，他．新薬と臨牀．2014；63：1436-47.
8）千葉殖幹，藤田日奈，与茂田敏，高橋隆二．医学と薬学．2016；73：1265-73.
9）今村知代，村山千明，瀬島健裕．医学と薬学．2016；73：1017-24.
10）張 群，道原成和，瀬島健裕，高橋隆二．薬学雑誌．2020；140：1471-6.
11）Mayumi N．Arch Clin Med Case Rep．2021；5：162-70.
12）遠野弘美，堀井周文，布施貴史，他．薬学雑誌．2010；130：989-97.

疾患編 04

手湿疹

伊藤 明子

症例写真

図1）

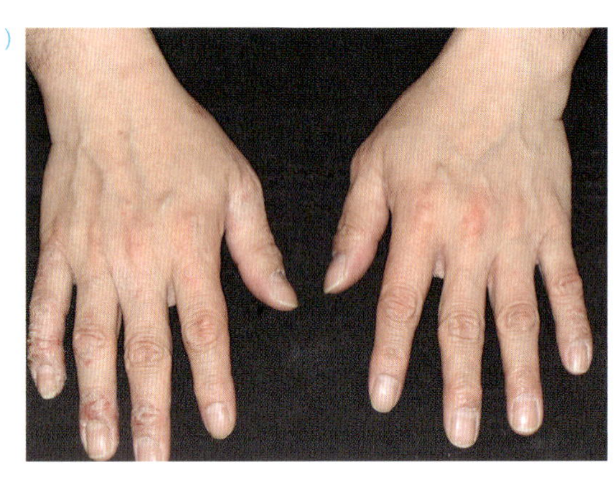

図2）

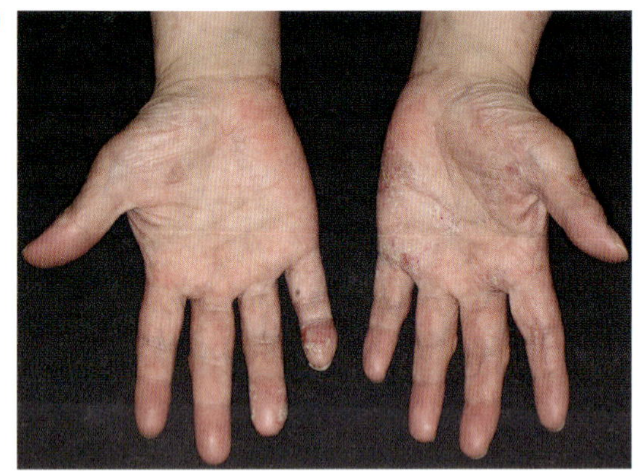

症例解説

40代，男性。既往歴にアレルギー性鼻炎，アトピー性皮膚炎がある。職業は介護士。もともと手荒れを自覚していたが，X年3月頃より症状が悪化した。手首や手背，手指の爪囲に紅斑，角化，亀裂や浸出液を伴うびらんが混在していた（図1）。手掌には小水疱や，痂皮，膿疱が混在する角化性紅斑を認めた（図2）。

治療経過

アトピー性皮膚炎があり，職業柄，手洗いや手指消毒が頻回で，入浴介助も担当するため手湿疹を発症するリスクが高い。過去にも手掌に膿疱が生じたことがあったこと，手掌の皮疹の性状より，手湿疹に掌蹠膿疱症が合併していると考えた。手湿疹に対しては，ステロイド外用，職場や自宅におけるハンドクリームによる保湿を指導した。掌蹠膿疱症については悪化要因の検索を実施した。パッチテストでは陽性反応を示した金属アレルゲンはなく，歯性病巣治療，禁煙を実施し，その後，膿疱の出現はなく，手指に軽度の乾燥が生じる程度であり，介護士としての仕事も継続できている。

私の工夫

手湿疹をみる際には，まず**複数の悪化要因や，合併症がある可能性を念頭に治療の検索を検討**する。

乾燥や，遷延した手湿疹により生じたバリア障害に対し，手の保湿をすすめる。市販のハンドクリームを使用している場合は使用している製品と使用方法を確認する。夜寝る前に１回しか外用しない患者は多く，水仕事や手洗いを控えていても１日に複数回，塗布するように説明する。また，ごく少量のハンドクリームを適当に手にすり込んでいる場合も多く，**診察室や処置室で，患者と一緒にハンドクリームを塗って，塗布量や塗布の方法を体験してもらう**。処方する保湿剤のべたつきを好まない患者もいるため，かぶれなどの問題がなければ，本人が好む市販のハンドクリームを使用して経過をみる。

鑑別すべき疾患としては，真菌感染症，疥癬，掌蹠膿疱症，異汗性湿疹などが挙げられる。**鱗屑や水疱，膿疱が観察される場合は感染症を念頭に直接鏡検法を実施する**。掌蹠膿疱症は典型的な皮疹であれば診断に苦慮しないが，診察のタイミングによって診断は難しく，繰り返し皮疹を観察したり，**足底の皮疹の有無を確認**したりすることで鑑別できる。

アレルギー性接触皮膚炎を疑った場合や対症治療で改善しない場合は，パッチテストを実施する。患者の手に触れる製品（日用品，職場で触れるもの，手袋，趣味で触れるもの）と Japanese baseline series に加えて，治療に用いる外用薬，全身型金属アレルギーの可能性を検討するために金属アレルゲンを貼付する。たとえば，手袋による接触皮膚炎は手背や手首の伸側，屈側に湿疹病変を生じることが特徴的で疑うことは難しくないが，一般的にアレルギー性接触皮膚炎において問診や皮疹の性状，分布による正確な原因確定は困難である。パッチテストで原因が確認できても，職業に関連する原因は環境からの除去が難しく，治療に難渋する。一方でテストの結果，アレルギー性接触皮膚炎が考え難ければ，十分な保湿と正しい外用治療により症状の改善が期待できる。

読むべき文献

- 高山かおる，片山一朗，室田浩之，他．手湿疹診療ガイドライン．日皮会誌．2018；128：367-86.
- 伊藤明子．あの手この手で治す「手荒れ」診療のポイント．日臨皮医誌．2023；40：27-31.

異汗性湿疹

● 岸部 麻里

● 症例写真

図1）

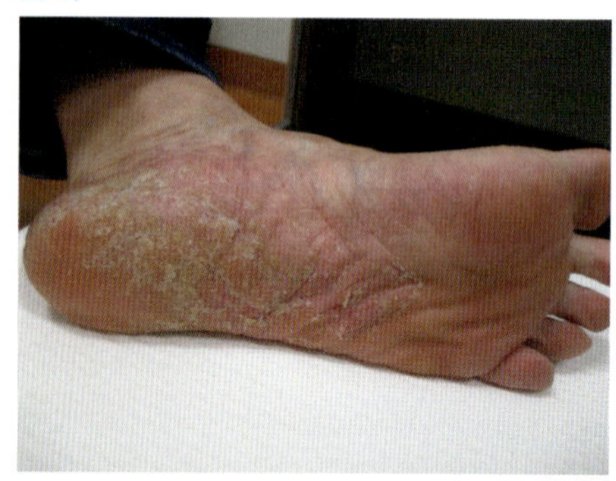

図2）

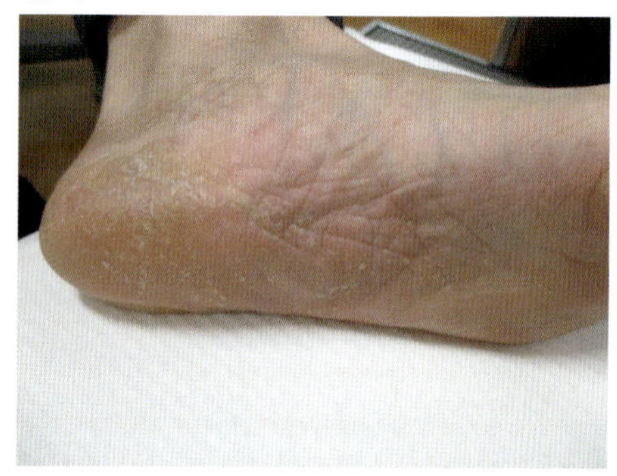

症例解説

70 歳，男性。既往歴，家族歴はとくになし。X 年 2 月頃に発症。前医で抗アレルギー薬の内服，ストロンゲストのステロイド軟膏とヘパリン類似物質軟膏の外用，ターゲット照射型ナローバンド UVB 療法などを行うも改善しなかった。このため，当院を紹介された。初診時，掌蹠の紅斑，小水疱，鱗屑，過角化を認めた（図 1）。

● 治療経過

ダーモスコピーで観察したところ皮丘部を中心に小水疱が分布しており，痂皮や鱗屑が混在していた。皮膚生検を施行し，病理組織学的に海綿状態を伴う表皮内水疱を確認した。以上から，異汗性湿疹と診断した。金属パッチテストを施行したが，明らかな陽性反応はなかった。瘙痒に対して，抗アレルギー薬の内服を継続した。足縁に刺激感を訴えたため，外用薬は 10%サリチル酸ワセリン軟膏とベリーストロングのステロイド軟膏の等量混合に変更し，朝は単純塗布，日中は尿素クリームを重層し，夜間はラップで密封療法 (ODT) することとした。徐々に過角化の程度が和らぎ，改善傾向にある（図 2）。

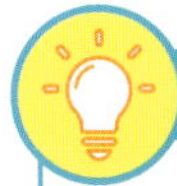

私の工夫

異汗性湿疹は，汗疱・汗疱状皮膚炎とも称され，夏季もしくは季節の変わり目に指趾側縁や手掌足底に小水疱を繰り返し，紅斑，鱗屑，過角化を生じる[1]。時に強い瘙痒を伴う。病態は，汗に溶出した金属成分による**全身型金属アレルギー**，汗管から漏出した**汗によって惹起された湿疹反応**，発汗との関連がない手湿疹の一病型など諸説あり[2]，症例ごとに異なる可能性がある。掌蹠膿疱症，掌蹠角化症，接触皮膚炎，汗疱様薬疹，白癬・白癬疹などとの鑑別を要する。問診では，既往歴，薬剤歴，食事嗜好，発汗状況などを聴取し，可能であれば**パッチテスト**を行う。

治療は，抗アレルギー内服薬やステロイド外用薬による対症療法が基本となる。頻回の通院が可能であれば，紫外線療法も選択肢となる。重症例では，中等量ステロイドの短期間内服を考慮する。

治療の工夫は，**原因および悪化因子の除去**にある。金属アレルギーが歯科補綴金属（Hg，Pd，Au など）の場合，歯周炎などの歯性病巣治療を優先する[3]。これは歯性病巣による歯科金属のイオン化や溶出を防ぐためであり，無効なら歯科金属除去を検討する。食物中の含有が多い金属（Co，Ni，Cr など）がパッチテスト陽性である場合，**金属制限食**を励行する[3]。キレート形成により金属の吸収を減弱するテトラサイクリン系抗菌薬の内服や食物抗原の経腸管吸収を抑制するクロモグリク酸ナトリウム食前内服が有効なこともある。掌蹠の多汗があれば，**多汗症治療**を行う[4]。過角化があると，体表への汗の排泄が妨げられ炎症が悪化する恐れがある。**過角化を軽減するよう工夫**する。夜間はステロイド外用薬に 10 ～ 50％サリチル酸ワセリン軟膏を混合もしくは重層し，ラップを用いて ODT する。日中は尿素クリームで保湿する。角層を剥く行為は，表皮細胞や表皮内汗管を傷害し炎症を誘導する。浮いた角層は，ベビー用爪切りなどで皮膚を傷つけずに除去するよう指導する。

読むべき文献

- 高山かおる，片山一朗，室田浩之，他．手湿疹診療ガイドライン．日皮会誌．2018；128：367-86.
- 足立厚子．佐藤伸一，藤本 学，門野岳史，椛島健治（編）．汗疱・異汗性湿疹．今日の皮膚疾患治療指針 第 5 版．東京：医学書院；2022．p344-5.
- 西澤 綾．第 35 回日本臨床皮膚科医会② シンポジウム 18-2 異汗性湿疹の多彩な症状と治療の工夫．マルホ皮膚科セミナー（2019 年 11 月 4 日放送）． https://www.radionikkei.jp/maruho_hifuka/maruho_hifuka_pdf/maruho_hifuka-191104.pdf#:~:text=2019%20 年 11%20 月（閲覧：2024-09-18）

References

1) 高山かおる，片山一朗，室田浩之，他．日皮会誌．2018；128：367-86.
2) 西澤 綾．皮膚病診療．2014；36：713-6.
3) 大湖健太郎，伊藤明子，増井由紀子．皮膚病診療．2011；33：758-64.
4) Markantoni V，Kouris A，Armyra K，et al．Dermatol Ther．2014；27：365-8.

疾患編 06

接触皮膚炎

● 欠田 成人／杉山 真理子／松永 佳世子

● 症例写真

図 1）

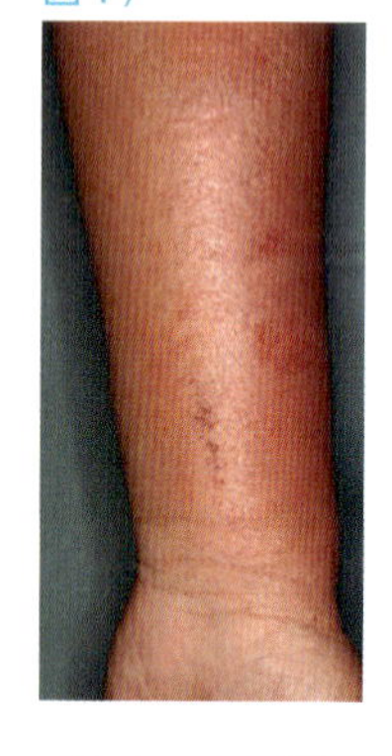

図 2）

製品 as is
パッチテスト

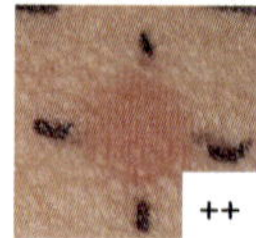

Day 3

当該製品
(as is)

成分パッチテスト

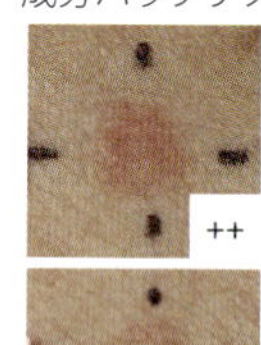

アミノ安息香酸
エチル
(5% pet.)

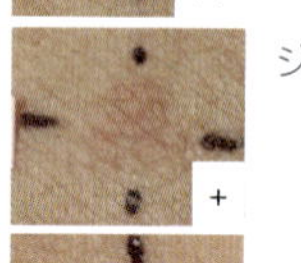

ジフェンヒドラミン
塩酸塩
(2% aq.)

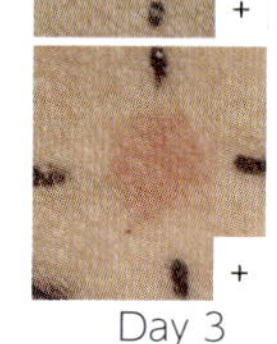

香料
(5% pet.)
(ICDRG 基準)

Day 3

症例解説

70 代，男性。染毛剤で接触皮膚炎疑いの既往歴あり。前腕のかゆみに対し市販の鎮痒消炎薬クリームを使用した 2 日後から，外用部分に瘙痒性皮疹が出現し当科紹介初診。左上肢の製品外用部位に一致したびまん性の浮腫性紅斑（図 1）を認めた。製品 as is のパッチテスト(PT)の結果が陽性（図 2）で，当該製品の接触皮膚炎と診断した。

● 治療経過

SSCI-Net（皮膚安全性症例情報ネット）に症例登録を行ったことで，販売業者より個人交渉では入手できなかった成分提供が可能となり，成分 PT と Japanese baseline series（JBS）の PT を施行。成分 PT ではアミノ安息香酸エチル，ジフェンヒドラミン（DHM），香料が陽性（図 2），JBS はカインミックス，香料ミックス，パラフェニレンジアミン（PPD），*p-tert-* ブチルフェノールホルムアルデヒド樹脂（PTBP-FR）が陽性で，多くの成分への感作が判明した。局所麻酔薬と香料成分の PT* を行い，カインミックスの陽性はアミノ安息香酸エチルであることを確認，香料はパッチテストパネル®（S）の香料成分中では，当該製品に含有されているオイゲノール，イソオイゲノールが陽性であった。以上より，自験例は当該製品に含まれたアミノ安息香酸エチル，DHM，香料によるアレルギー性接触皮膚炎で，PPD，PTBP-FR にも感作されていることがわかり，当該製品のみならず，上記感作成分を含む製品を避けるよう指導し，以後皮疹の再燃はない。

＊：特定臨床研究（jRCT41180105「化粧品等のアレルギー確認方法確立に関する研究」）の研究試薬として提供

私の工夫

接触皮膚炎は，原因アレルゲンの接触を避けることができれば完治し得る疾患[1]であることから，原因物質の特定が最も重要である。しかし，原因物質は多岐にわたり，PTの判定においては刺激性かアレルギー性かの鑑別，偽陰性や偽陽性の判断，各成分の貼付条件や判定の難しさなどの知識や技術的な問題だけでなく，PT自体が非常に手間と時間がかかることや製品の成分提供が不可の場合も多く，診療報酬が低いことなど成分PTを行うには高い壁が存在する。今回は**SSCI-Netを活用することで成分PTが可能**となり，患者は多くの成分に感作されていることが証明できた。また**JBSを同時に貼付すること**で，既往の染毛剤の接触皮膚炎はPPDによるものと推測でき，アミノ安息香酸エチル，DHMや香料のみならず，革製品や合成ゴムにも注意が必要であることもわかった。多忙な日常臨床においては発症原因となった製品の使用中止のみで診療を終えてしまいがちだが，その場合は今後も他の多くの感作成分による接触皮膚炎を生じ治療に難渋する危険性が生じる。成分PTで原因を特定し，また同時にJBSを貼付することで他の感作成分も知ることができ，適切な指導，今後の接触皮膚炎の予防，患者のQOLの向上につながった。JBSは，パッチテストパネル®（S）に，パッチテスト試薬ウルシオール0.002%，パッチテスト試薬金属塩化第二水銀0.05%の24種類の試薬から構成され，PTを行う際には，**患者が持参する製品と同時にJBSを貼付することがガイドラインで推奨**されており[1]，今回のような多成分に対する感作を検出するのにも優れている。

SSCI-Netは，2016年に松永らが，各臨床医が経験した症例を迅速に収集し，産官学が連携し，国民の健康被害を最小化することを目的として設立[2]された。**症例登録を行うことで，原因成分特定のための成分提供の依頼や，成分PT貼付条件の調整，ready-to-useで使用できるPT試薬の調整や送付*の依頼が可能**となる。忙しい臨床医にとって成分PTの高い壁を取り除いてくれる素晴らしい仕組みとなっており，ぜひ活用いただきたい。

読むべき文献

- 高山かおる，横関博雄，松永佳世子，他．接触皮膚炎診療ガイドライン2020．日皮会誌．2020；130：523-67.
- 松永佳世子（監）．伊藤明子，関東裕美，鈴木加余子（編）．接触皮膚炎とパッチテスト．東京：学研メディカル秀潤社；2019.
- 松永佳世子（監）．製品別でみる接触皮膚炎 原因アレルゲンと代替品．東京：学研メディカル秀潤社；2022.
- SSCI-Net．皮膚安全性症例情報ネット．http://info.sscinet.or.jp（閲覧：2024-9-10）

References

1）高山かおる，横関博雄，松永佳世子，他．日皮会誌．2020；130：523-67.
2）松永佳世子．香粧会誌．2023；47：97-107.

疾患編 07

自家感作性皮膚炎（接触皮膚炎症候群）

● 鈴木 加余子

● 症例写真

図1）

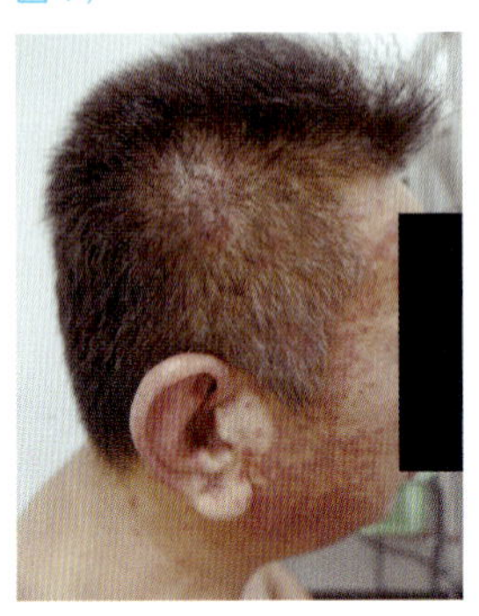

図2）

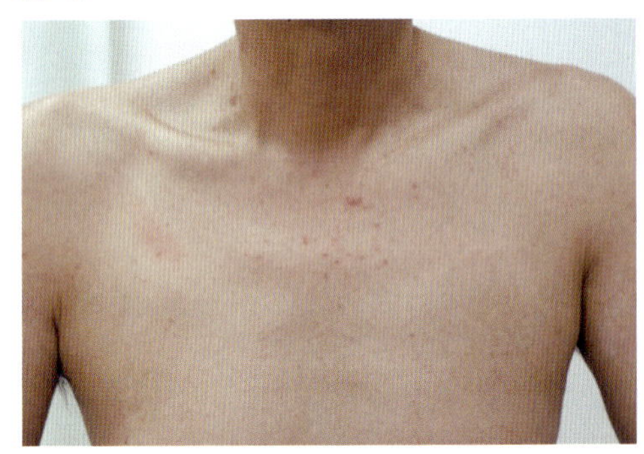

図3）

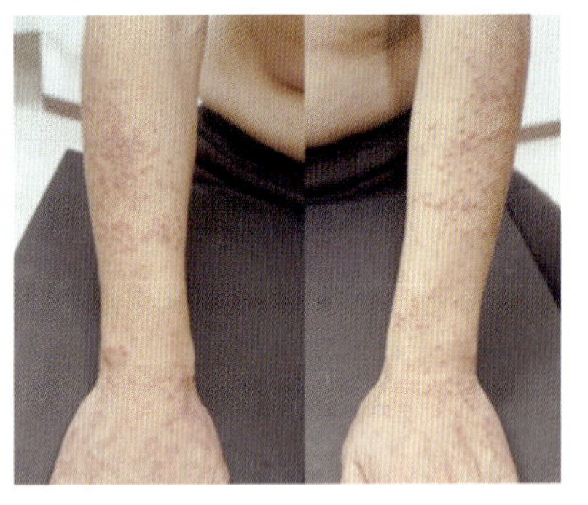

症例解説

40代，男性。既往歴，家族歴は特記すべきことなし。現病歴は，1カ月前頃から頭部に皮膚炎が生じて近医でステロイド外用薬をもらっていたが，顔面，前腕，手にもかゆみを伴う紅色丘疹が生じてきて軽快しないため，別のクリニックを受診し，当科に紹介された（図1～3）。

● 治療経過

アレルギー性接触皮膚炎による自家感作性皮膚炎（接触皮膚炎症候群）が疑われたが，原因検索の前に，まずプレドニゾロン10mg/日および抗アレルギー薬の内服，ステロイド外用薬で治療を開始した。皮疹は速やかに軽快し，1カ月でプレドニゾロン内服を終了して，原因検索のためのパッチテストを施行した。パッチテストの結果，持参した染毛剤のオープンテストおよびパッチテストパネル®（S）のパラフェニレンジアミンに陽性反応を認め，毛染めの中止を指導したところ，その後，皮疹の再燃なく治癒した（図4）。

図4）

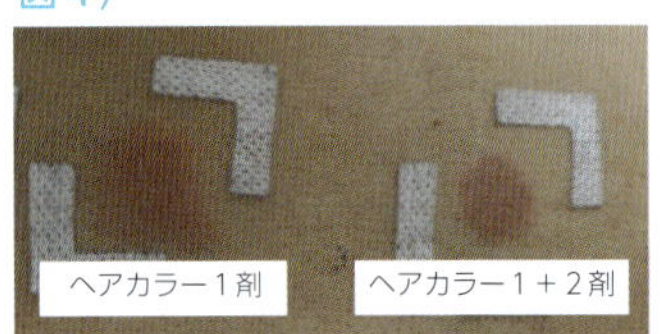

私の工夫

自家感作性皮膚炎とは，先行する原発巣といわれる皮膚病変が生じ，その部分の皮膚の局所性の強い炎症と関連して，しばらくしてから細かい急性湿疹性の変化が全身性に撒布される現象と定義されている[1)]。原発巣としては，接触皮膚炎，貨幣状湿疹，アトピー性皮膚炎，うっ滞性皮膚炎，足白癬などがある。接触皮膚炎を原発巣とした自家感作性皮膚炎は，接触皮膚炎症候群[2)]と呼ばれる。接触皮膚炎症候群の場合は，原因製品との接触を断たなければ皮膚病変にステロイド外用薬を塗布していったん軽快しても完治することなく，漫然と治療を継続することになる。

全身の瘙痒を伴う湿疹を主訴に来院した場合，それが自家感作性皮膚炎なのかどうかを判断するには，患者がかゆいと訴える部位だけではなく，**より強い皮膚病変を生じている局所部分がないかどうか，全身をくまなく観察する**ことが重要である。そして原発巣と思われる皮疹部位をみつけたら，その部位に接触して皮膚症状を誘発している製品（物質）を推測する。筆者は過去に，10代男性（高校生）で，主訴は胸部，上肢の非常にかゆい丘疹であり，かゆくて夜眠れないということで時間外外来を受診するほどだったが，診察時に全身を観察すると本人がまったく訴えていなかった右下腿外側に長方形の暗赤斑が生じており，長期に下腿に貼っていた湿布剤（ケトプロフェン配合製剤）による接触皮膚炎を原発巣とした接触皮膚炎症候群であることが判明した症例[3)]を経験している。

本例は，現病歴で「頭皮が最初にかゆくなった」と言っており，頭皮や生え際に顕著な皮膚症状を認めたことから染毛について問診すると「毛染めは3年くらい前から1カ月に1回施行している」とのことであったが，患者自身は頭皮がかゆくなっていても染毛剤でかぶれているという自覚はなく，パッチテストで原因製品や原因物質を確定することは患者本人の自覚にもなり有用であった。アレルギー性接触皮膚炎の原因検索には，パッチテストが有用であるが，その際には原因と疑われる製品とともに**Japanese baseline series（パッチテストパネル®(S)，塩化第二水銀，ウルシオール）を同時に貼付する**ことが推奨される。

読むべき文献

- 高山かおる，横関博雄，松永佳世子，他．接触皮膚炎診療ガイドライン 2020．日皮会誌．2020；130：523-67.
- 松永佳世子（監）．伊藤明子，関東裕美，鈴木加余子（編）．接触皮膚炎とパッチテスト．東京：学研メディカル秀潤社；2019.
- 松永佳世子（監）．製品別でみる接触皮膚炎 原因アレルゲンと代替品．東京：学研メディカル秀潤社；2022.

References

1）鳥居秀嗣．玉置邦彦（総編集）．最新皮膚科学大系 第3巻．東京：中山書店；2002．p32-6.
2）須貝哲郎．皮膚．1988；30：8-18.
3）松永佳世子．松永佳世子（監）．伊藤明子，関東裕美，鈴木加余子（編）．接触皮膚炎とパッチテスト．東京：学研メディカル秀潤社；2019．p26.

疾患編 08

脂漏性皮膚炎

● 宮野 恭平

● 症例写真

図1）

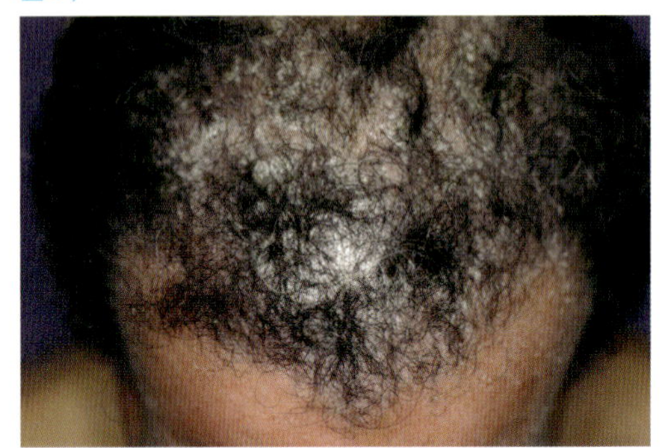

図2）

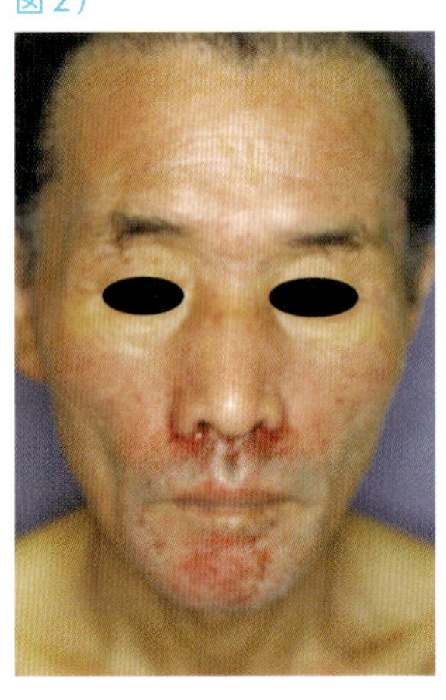

症例解説

63歳，男性。2年前より被髪頭部，前額部，鼻周囲～頬部にかけて鱗屑を伴う紅斑がみられるようになった（図1，2）。被髪頭部の鱗屑は厚く，衣類着脱の際に付着するようになった。冬季に悪化する傾向がある。かゆみは強くないもののチクチクした不快感がある。

● 治療経過

被髪頭部にはベリーストロングクラスのステロイド外用薬を，顔面にはマイルドクラスのステロイド外用薬を2～3週間使用することで，鱗屑・紅斑は消退した。その後も再燃時に適宜ステロイド外用し治療継続中である。

私の工夫

脂漏性皮膚炎は被髪頭部，前額部，鼻翼部などの脂漏部や間擦部に，左右対称性に鱗屑の付着する紅斑や厚い痂皮を生じる疾患で，新生児期～乳児期，成人期に発症する。**かゆみは一般に軽度**で，ストレスや冬季の乾燥で症状が悪化しやすい。いわゆる「フケ症」として知られている。乳児期のものは1歳頃までに軽快するため，ここでは長期に及び再燃しやすい成人期脂漏性皮膚炎について述べる。

脂漏性皮膚炎は，皮脂腺の発達に加えて，皮膚に常在する好脂性の真菌である *Malassezia* 属（頭部・前額では *Malassezia restricta* が，胸部・背部では *Malassezia globosa* が多い）が増殖し，誘発される炎症である。皮脂より分泌される中性脂肪が真菌によって分解され，遊離脂肪酸になることで，表皮ケラチノサイトから IL-1β，IL-6，IL-8，TNF-αなどのサイトカインが産生され，リンパ球や好中球を活性化し，炎症を引き起こす。

脂漏性皮膚炎の治療は，適切な洗浄のうえで炎症を鎮静化させるため，**抗炎症作用を有するステロイド外用薬が主体**である。ステロイド外用薬は，軟膏，クリーム，ローションなどがあり，部位や症状に応じて使用する。頭部の脂漏性皮膚炎にクロベタゾールプロピオン酸エステルシャンプーが使用できるようになり，選択肢の1つである。

ただし，脂漏性皮膚炎では瘙痒は軽度であり，粃糠疹が主体であるので，**紅斑が治まったら長期のステロイド外用は避け**，粃糠疹に対する治療に移行する。すなわち保険適用のある抗真菌薬（ケトコナゾールクリームもしくはローション）を外用することが必要である。成人期脂漏性皮膚炎はステロイド外用中止後に再燃することが多いため，炎症が鎮静化してからの治療が重要である。注意すべきは，**まだ炎症がある段階で抗真菌薬を外用すると，刺激感や接触皮膚炎を生じる**ことがある点である。その他，寛解期では表皮由来の粃糠疹を減少するために，ビタミン B_2 や B_6，医薬部外品ではあるがミコナゾール含有シャンプーなども有効である（ケトコナゾールシャンプーは国内で市販されていない）。

また，タクロリムス軟膏も有効である[1)]。再燃を繰り返す場合やステロイド外用が長期に及ぶ場合に考慮してよいが，わが国においては保険適用がない点に注意が必要である。

外用加療で十分効果がない場合，**蛋白質などの摂取不足や消化吸収能の低下による栄養障害が関与している**可能性もあるとされる[2)]。糖質を控え，蛋白質や野菜を摂取するよう指導し，胃腸機能を改善する漢方薬（小建中湯や補中益気湯など），消化不良改善のためプロバイオティクスや消化酵素剤の内服も検討する。未熟児にプロバイオティクスを投与したことによる重篤な感染症や致死的な感染症が報告されているため，これらは成人症例のみに検討すべきである。

上記治療で改善しない，広範囲に皮疹がある場合には HIV 感染，パーキンソン病がないか検討する[3)]。

読むべき文献

- 原田和俊，坪井良治．マラセチア感染症のすべて．MB Derma．2016；242：145-51.
- 黒川一郎．手こずる皮膚疾患の外用療法を含めた実際の治療—伝染性膿痂疹，酒皶，酒皶様皮膚炎，脂漏性湿疹—．MB Derma．2020；300：127-31.
- 五十棲健．ステロイド外用薬と外用抗真菌薬混合の功罪．MB Derma．2021；314：49-53.

References

1) Papp KA，Papp A，Dahmer B，Clark CS．J Am Acad Dermatol．2012；67：e11-5.
2) 今泉基佐子，伊集院景子．皮膚の科学．2021；20：80-6.
3) Gupta AK，Bluhm R．J Eur Acad Dermatol Venereol．2004；18：13-26.

眼瞼周囲皮膚炎

● 矢上 晶子

● 症例写真

図1）

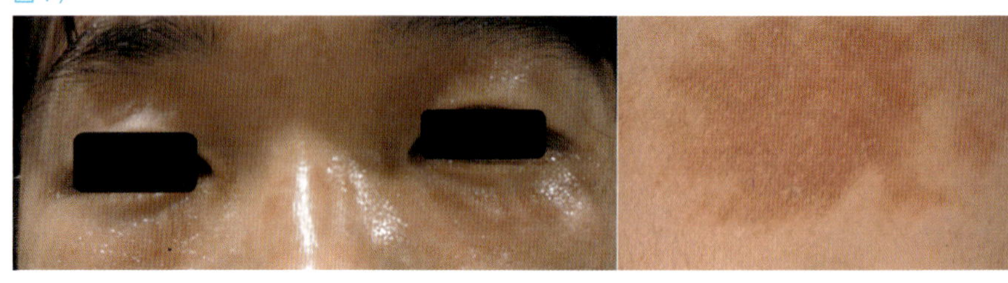

症例解説

21歳，女性。既往歴はアトピー性皮膚炎（atopic dermatitis：AD），スギ花粉症。家族歴なし。X年2月頃より眼瞼周囲にかゆみを伴う湿疹病変が出現（図1）。通院していたクリニックで眼瞼周囲の皮膚炎用に外用薬を処方されたが再燃を繰り返し，X年4月当科初診。両眼瞼周囲にかゆみを伴う浸潤を触れる紅斑を認めた。

● 治療経過

ADによるアレルギー性眼瞼炎の増悪，眼瞼に使用していた外用薬や化粧品によるアレルギー性接触皮膚炎[1)]，スギ花粉による皮膚炎の増悪[2)]などを考えた。パッチテストは，使用していた外用薬，アイシャドウなどの化粧品の持参品とともにパッチテストパネル®(S)を用いて行った。その結果，フラジオマイシン硫酸塩（パッチテストパネル®〔S〕）は陽性反応，患者が使用していたフラジオマイシン硫酸塩・メチルプレドニゾロン軟膏，化粧品はいずれも陰性であった。その後，同外用薬の連続塗布試験（repeated open application test：ROAT）を実施し陽性反応を確認した。ADとともに眼瞼炎の治療に用いられた外用薬の抗菌成分であるフラジオマイシン硫酸塩によるアレルギー性接触皮膚炎と診断した。外用やスキンケア指導，上記成分が含まれる外用薬の使用を中止したところ，眼瞼周囲の皮疹は改善し維持している。

私の工夫

眼瞼周囲皮膚炎は，ADの増悪，アレルギー性もしくはスギ花粉などの環境アレルゲン，その他による刺激性接触皮膚炎などにより生じ，かゆみによる掻破を繰り返すことで湿疹病変が遷延化する。ADの眼合併症として眼瞼皮膚炎，角結膜炎，円錐角膜などが挙げられ，さらに掻破や叩くことを繰り返していると**白内障**や**網膜剝離**を発症し視力障害や失明につながる。とくに10～30代の若年から青年の男性患者に多い。よって，眼瞼周囲に皮膚炎を伴うAD患者に対しては適切な外用およびスキンケア指導を実施するとともに，自覚症状が少なくても，眼合併症の確認のため**眼科医受診**をすすめることが大切である。

AD合併の有無に限らず，眼瞼周囲皮膚炎を繰り返す場合は，外用薬や化粧品，ヘアカラーによるアレルギー性接触皮膚炎を併発している可能性がある。本症例のようにADの治療のために使用していた外用薬によりアレルギー性接触皮膚炎を発症する患者が存在するため，治療が奏効しない場合は外用薬の成分を確認し**パッチテスト**を実施する。ただし，フラジオマイシン硫酸塩・メチルプレドニゾロン軟膏によるアレルギー性接触皮膚炎が疑われる場合，当該外用薬でパッチテストを実施してもフラジオマイシン硫酸塩の含有量が少ないため偽陰性を呈することが知られている。そのため，外用薬の**ROAT**を実施したり，同成分を含む**パッチテストパネル®(S)**を同時に貼付することが大切である。その他，点眼液の成分やシャンプーやリンスなどの日用品に含まれるイソチアゾリノン系防腐剤，アイシャドウに含まれる色素成分であるカルミン，さらにはビューラー（金属や黒ゴム），時にヘアカラー剤（パラフェニレンジアミン〔酸化染毛剤〕）などにより眼瞼周囲に**アレルギー性接触皮膚炎**が誘発されることがある。そのため，皮疹の部位や性状，眼瞼に接触する製品の使用について詳細に問診を行い，被疑製品として抽出されたパッチテストを実施し，原因物質を明らかにすると皮疹が根治できる。

また，スギ花粉や他の季節に飛散する花粉によっても眼瞼周囲皮膚炎が増悪・遷延化することがあるため，発症を繰り返す時期なども問診するとよい。

治療は，まず，ステロイド外用薬やADを合併している場合はステロイド非含有抗炎症外用薬を塗布し炎症を抑え，炎症が治まった後も保湿剤の塗布を継続し**皮膚のバリア機能**を維持することが大切である。同時に皮膚に負担のかかるメイクの実施，さらにはメイクのクレンジングを含めた過度な洗浄にも注意するよう指導する。

読むべき文献

- 高山かおる，横関博雄，松永佳世子，他．接触皮膚炎診療ガイドライン 2020．日皮会誌．2020；130：523-67.
- 松永佳世子（監）．製品別でみる接触皮膚炎 原因アレルゲンと代替品．東京：学研メディカル秀潤社；2022.
- 矢上晶子（編）．外来で鑑別診断に困ったら季節をヒントに皮膚を診る．東京：メジカルビュー社；2023.

References

1) 高山かおる，横関博雄，松永佳世子，他．日皮会誌．2020；130：523-67.
2) Yokozeki H，Takayama K，Katayama I，Nishioka K．Acta Derm Venereol．2006；86：148-51.

疾患編 10

クインケ浮腫

◀動画
https://cjda75.m-review.co.jp/10.html

● 高村 さおり

● 症例写真

図1）

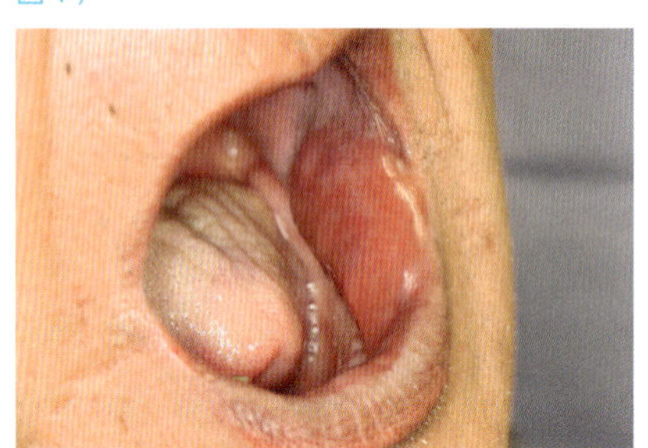

図2）

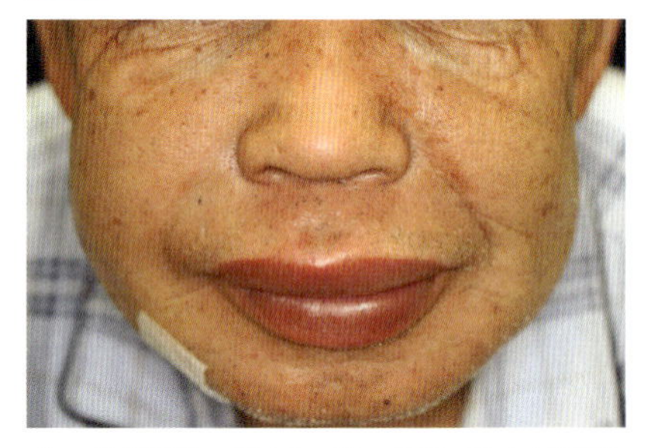

（図1，2：高村さおり，他．皮膚臨床．2018；60：659-62 より転載）

症例解説

68歳，男性。既往歴は高血圧症（Ca拮抗薬内服）。家族歴は兄，娘，孫に同症あり。X－50年頃より，顔面浮腫を繰り返し，X－20年に腹痛発作が出現。最近では，顔面浮腫を年に数回，喉頭浮腫を数年に1回ほど生じていた。X年，歯科治療後，頬粘膜に浮腫が出現し（図1），次第に口唇から顔面に拡大したため（図2），当科初診。

● 治療経過

補体C4定量とC1-INH活性がいずれも低値で，家族歴があることから，遺伝性血管性浮腫と診断した。患者はその後も頬粘膜の小外傷，皮膚の圧迫，肉体労作などにより，口腔粘膜，顔面，体幹・四肢に浮腫を繰り返した。治療は，顔面浮腫の際には，C1-INH製剤（静注）投与を行い，浮腫の速やかな消退が観察された。X+10年，長期予防薬が登場し，完全ヒト型抗ヒト血漿カリクレインモノクローナル抗体のラナデルマブ（皮下注）による治療を開始した。ラナデルマブ投与1年半経過した現在まで発作の出現はなく，突発的に生じる発作への不安が軽減したことから旅行に行くことができるなど，患者の社会生活の負担の軽減が得られている。

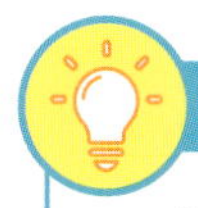

私の工夫

遺伝性血管性浮腫（Hereditary angioedema：HAE）は，大部分がC1-INH遺伝子（*SERPING1*）異常により生じる，5万人に1人のまれなクインケ浮腫（血管性浮腫）である[1)]。HAEは，C1-INHの蛋白量・機能ともに低下するHAE Ⅰ型，C1-INH蛋白量は正常，機能のみ低下するHAE Ⅱ型，C1-INH蛋白量・機能ともに正常なHAEnCI（HAE with normal C1-INH）のⅢ型に分類される[1,2)]。HAEは，皮膚，腸管・気道粘膜などに発作性・再発性に浮腫を生じる。喉頭浮腫では気道閉塞をきたし，腸管では，腹痛などの急性腹症様の症状を呈する。HAEの治療は，①急性発作に対する治療，②短期的な予防治療，③長期的な予防治療の3つに大別される[3)]。2024年現在，わが国における急性発作の治療は，C1-INH製剤（静注）と選択的ブラジキニンB2受容体拮抗薬のイカチバント酢酸塩（皮下注）が使用可能である。侵襲を伴う処置による短期予防に対し，C1-INH製剤（静注）が保険収載されている。長期予防薬としては，アンドロゲン，トラネキサム酸が用いられてきたが，これらの薬剤はHAE発作予防の保険適用は有していない。2021年に経口血漿カリクレイン阻害薬のベロトラルスタット塩酸塩[4)]，2022年に血漿カリクレインモノクローナル抗体製剤のラナデルマブ（皮下注）[5)]，C1-INH製剤（皮下注）[6)]が登場した。

実臨床で行っている治療の工夫としては，**薬物療法，患者教育，他科・多職種連携体制の構築**が挙げられる。実際の診療では，**Angioedema Quality of Life Questionnaire（AE-QoL）[7)]，Angioedema Control Test（AECT）[8)]を用いた治療評価**を行い，有効性・安全性とともに患者の希望や治療負担を考慮して長期予防の状況を検討している。また，ACE阻害薬は血管性浮腫の誘発因子となり得るため，高血圧症に対し，新たな薬剤が処方された場合は伝えるよう患者指導を行っている。眼科手術の際には，主科・患者と協議のうえ，手術前の短期予防を行う方針とした。院内連携においては，救命救急科，小児科，ゲノム診療科などの他科・多職種とコミュニケーションをとりながら進めているところである。

読むべき文献

- 秀 道広（編）．じんましん病型別治療ガイド．東京：クリニコ出版；2019．
- 猪又直子．血管性浮腫の診断と治療．日皮会誌．2023；133：2581-7．
- 福永 淳．遺伝性血管性浮腫の治療目標達成に向けた長期予防と臨床マネジメントのポイント．新薬と臨牀．2023；72：3-15．

References

1）Busse PJ，Christiansen SC．N Engl J Med．2020；382：1136-48．
2）堀内孝彦，大澤 勲，宮田敏行，他．補体．2023；60：103-31．
3）Maurer M，Magerl M，Betschel S，et al．Allergy．2022；77：1961-90．
4）Zuraw B，Lumry WR，Johnston DT，et al．J Allergy Clin Immunol．2021；148：164-72．
5）Banerji A，Riedl MA，Bernstein JA，et al．JAMA．2018；320：2108-21．
6）Longhurst H，Cicardi M，Craig T，et al．N Engl J Med．2017；376：1131-40．
7）Morioke S，Takahagi S，Kawano R，et al．Allergol Int．2021；70：471-9．
8）Weller K，Donoso T，Magerl M，et al．Allergy．2020；75：1165-77．

疾患編 11

口角炎

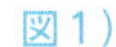
◀動画
https://cjda75.m-review.co.jp/11.html

● 五十棲 健

● 症例写真

図 1）

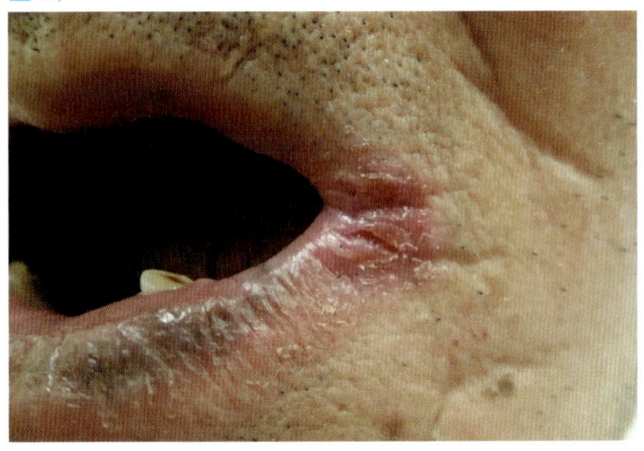

症例解説

72 歳，男性。初診 1 カ月前に右口角部が「割れた」とのこと。改善したと思ったら今度は左口角部が「割れた」ため受診。初診時，左口角部，軽微な発赤，腫脹，一部圧痛を伴う明確な亀裂を生じていた（図 1）。1 カ月前より咽頭痛あり。喫煙 40 本 / 日。CRP 0.4。亀裂部より培養，採血にて血中亜鉛，ビタミン B_2 測定実施とした。

● 治療経過

特徴的な臨床所見より一見して口角炎と診断し得た。さらに，疾患背景として，咽頭炎合併があり，口角部の二次感染合併も考慮し，ゲンタマイシン軟膏外用，およびロキシスロマイシン内服を指示した。これらの治療が奏功し，再診時に症状は改善していた。培養結果はメチシリン感性黄色ブドウ球菌 (methicillin-susceptible *Staphylococcus aureus*：MSSA) +，カンジダ属－。血中ビタミン B_2 正常範囲，血中亜鉛は 63 μg/dL（正常範囲 80 ～ 130）と低下していた。以上より咽頭炎および亜鉛欠乏症に合併した細菌性口角炎の診断が妥当と考え，再発予防のため禁煙を推奨し，ポラプレジンク内服を指示した。

私の工夫

口角炎は厳密に炎症かどうかを問題とせず，広義に解釈され，口角部に亀裂，びらん，紅斑，痂皮，浸軟，落屑を伴う状態全般に用いられている。すなわち，口角部の皮膚粘膜異常があれば，口角炎と診断されるため，臨床診断はきわめて容易である。それに対して自然治癒またはOTC医薬品をとりあえず外用する程度で改善するなら医療機関を受診する必要はない。一方で，医療機関を受診するのは，難治性，あるいは，再発性である場合が多い。とりあえず診断して，外用薬を出す程度の診療であれば，薬店の店員とやっていることはほとんど変わらず，残念ながら患者の要求に応えられる専門医のレベルとはいえないかもしれない。

すなわち，口角炎は易再発性，難治性となりやすい疾患であり，疾患ごとにその要因，病態は異なっているという認識は専門的診断治療には必要不可欠であろう。注意深い問診，および検査法を駆使してその背景を探ることが治療および再発予防の成否を分けることになる。とくに，主たる成因がカンジダの場合は**カンジダ性口角炎**，細菌の場合は**細菌性口角炎**と診断する。この場合も口角部炎症またはびらんを生じたところに二次的に感染した状態を包含し得るため，成因は常に１つというよりも，むしろ複数の成因が重なって発症していることが多いと考えられる。自験例では，問診（咽頭痛，喫煙），培養（MSSA+，カンジダ属−），採血（CRP 軽度上昇，**血中亜鉛低下**）によりその発症要因を明確にし，細菌感染対策（抗生剤内服・外用），亜鉛対策（ポラプレジンク内服），生活指導（禁煙，なめない，うがい，栄養改善）を総合的に実施した。

読むべき文献

- 五十棲健．古川福実（編）．口角炎．皮膚疾患最新の治療 2019-2020．東京：南江堂；2019．p262．
- 五十棲健．日常診療で盲点となる皮膚科疾患，Q32. 口角炎の成因と治療法を教えてください．皮膚臨床．2011；53：1646-7．
- 五十棲健．日常診療で盲点となる皮膚科疾患，Q33. 口腔内カンジダ症に対する薬剤使用について教えてください．皮膚臨床．2011；53：1648-52．
- 岸本麻子，井野千代徳，多田直樹，他．口角炎について．耳鼻と臨床．2010；56：101-10．
- 五十棲健．よくみる顔の皮膚病－どう扱うか－粘膜疾患 口角炎．皮膚臨床．2005；47：1661-3．

疾患編 12

口唇炎

◀動画
https://cjda75.m-review.co.jp/12.html

● 小林 香映

● 症例写真

図 1）

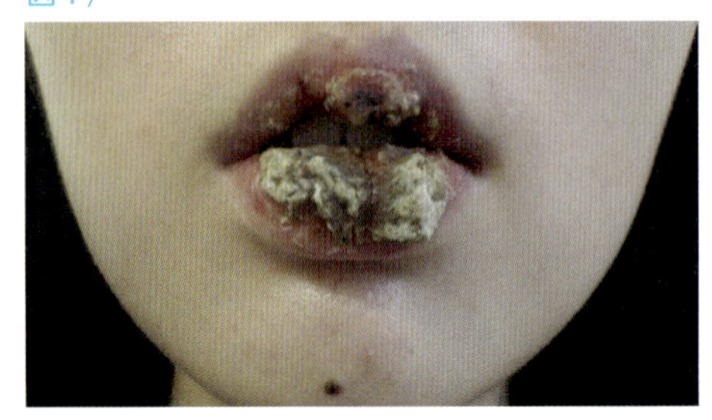

図 2）

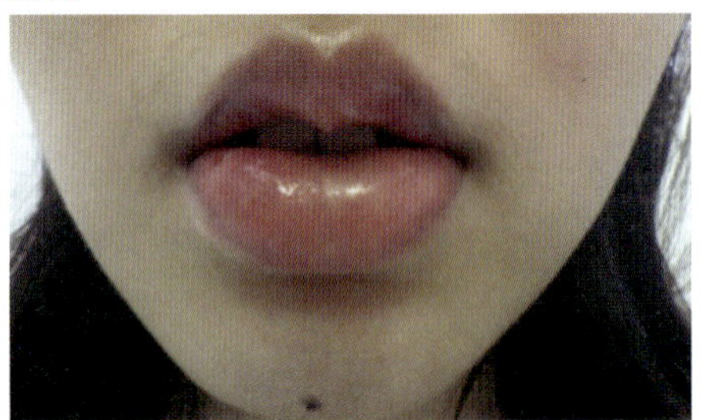

症例解説

20 代，女性。初診 1 年前，下口唇のびらんを契機に複数皮膚科を受診し，ビダラビン軟膏，ミコナゾールゲル，ジメチルイソプロピルアズレン軟膏，マイルドクラスのステロイド外用薬，亜鉛華単軟膏，タクロリムス軟膏，フシジン酸ナトリウム軟膏，白色ワセリンによる外用治療やアジスロマイシン，ミノマイシンによる内服治療も改善乏しく，当科初診。口唇に黄褐色の痂皮と鱗屑が付着し，発赤・排膿がみられた（図 1）。

● 治療経過

膿痂疹症状がみられたため，セファクロル内服を開始し，石鹸洗浄後に夜 1 回ベリーストロングクラスのステロイド外用薬と亜鉛華軟膏，白色ワセリンの重層を併せて指示した。日中は白色ワセリンによる保護のみとし，舐る・擦る行為は避けるよう指導した。2 週間後に痂皮は除去されたが，易刺激性と菲薄化によるびらんが出現した。初診時の培養では黄色ブドウ球菌が検出され，ステロイド外用薬からナジフロキサシン軟膏に変更した。血液検査で亜鉛の軽度低値（67 μg/dL）がみられ，亜鉛の補充を開始した。その後，ビタミン B_2/B_6/C/H，トラネキサム酸の内服を追加，外用は白色ワセリン保護と就寝前にタクロリムス軟膏に変更し，寛解を維持している（図 2）。

私の工夫

広義の口唇炎は口唇に生じた炎症性疾患の総称である。実臨床においては，頻度を考慮して，**狭義の口唇炎である湿疹性・炎症性病変と，ヘルペスや真菌による感染性病変に大別する**と理解しやすい[1)]。

狭義の口唇炎では接触皮膚炎のようなアレルギー性だけでなく，詳細な問診やパッチテストを施行しても明らかな原因がわからない症例も多い。飲食物や化粧品だけでなく，自身の唾液ですら口唇の刺激となり得るため，**バリア機能の低下をきたすアトピー性皮膚炎や乾燥を招くシェーグレン症候群がベース**に潜んでいないか，注意が必要となる。

口唇炎をきたす感染性病変の代表には，**カンジダ性口唇炎**がある。カンジダは口腔内の常在真菌であるため，悪性腫瘍，糖尿病，免疫抑制薬の投与など，易感染を生じやすい状況において，口唇や口腔内に白苔を認めた際には積極的にKOH直接鏡検を行う。また，前述した**湿疹性病変の治療でステロイド外用中に，カンジダの増殖が生じる可能性がある**ことを忘れてはならない。

難治例では，扁平苔癬や膠原病，亜鉛欠乏が背景にないか，血液検査を施行する。亜鉛欠乏とビタミンH欠乏は同時に生じると推測されており[2)]，ともに補充することで症状の改善が見込める。

自験例では，当科初診前にさまざまな外用薬で改善しなかった経験から外用薬の変更に恐怖があったため，各種外用薬のパッチテストを行い，すべて陰性であることを確認した。このことにより，患者の心理面が安定し，医師側が提案した治療に対して前向きに取り組んだ行動変容が，寛解維持につながったと考えている。

外用法については，清潔を保ちながら白色ワセリンによる保護を頻回に行い，食事からの刺激を予防する目的で食事前の外用を指導する。

患者自身がよかれと思って施行している処置や「くせ」が結果として口唇への刺激となり，難治性に変貌することがある。除外診断を行いながら，患者とコミュニケーションをとり，忍耐強く指導を行うことが治療上重要と考える。

読むべき文献

- 常深祐一郎．口唇炎・口角炎と真菌症．MB Derma．2016；251：53-6.
- 中嶋千紗．口唇・口角炎コントロールのルーチン．Visual Dermatology．2023；22：116-7.
- 森 康記，赤坂俊英．よくみる顔の皮膚病 - どう扱うか - 粘膜疾患 口唇炎．皮膚臨床．2005；47：1665-9.

References

1）常深祐一郎．MB Derma．2016；251：53-6.
2）川村龍吉．小児内科．2016；48：516-9.

疾患編 13

痒疹（多形慢性痒疹）

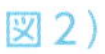鎌田 昌洋

症例写真

図1）

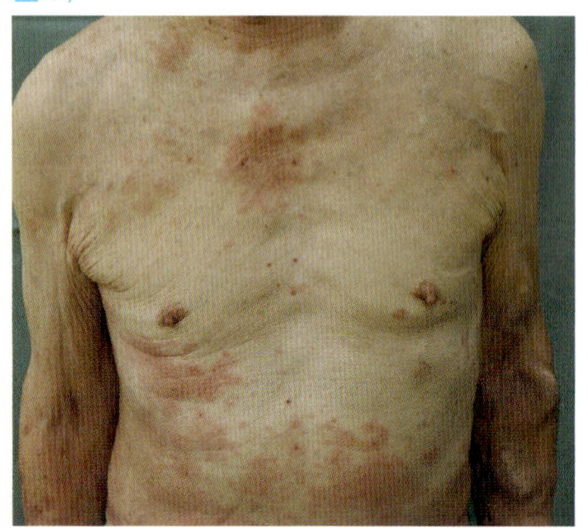

図2）

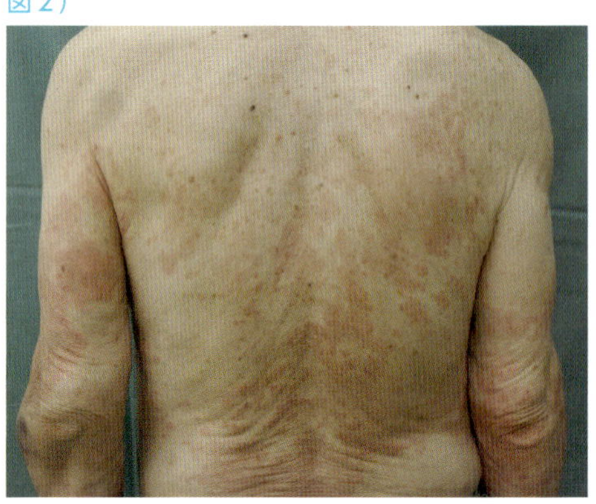

症例解説

80歳，男性。既往歴は脳梗塞，原因不明の腎症により，現在，血液透析を受けている。降圧薬など内服多数あるが，7カ月前からは変更なし。6カ月前より瘙痒感を自覚。4カ月前から急激に悪化。近医受診し痒疹の診断でエピナスチン内服，フルオシノニド外用するも改善せず当科紹介。四肢にも一部みられるが，体幹を中心に大豆大までの浮腫性紅斑が散在，融合している（図1，2）。病理組織は，表皮に著変なく，液状変性なし。真皮浅層の血管周囲に軽度のリンパ球を主体とする炎症細胞浸潤がみられた。わずかに好酸球もみられた。明らかな異型なし。

治療経過

多形慢性痒疹を考え，ステロイド外用薬をクロベタゾールプロピオン酸エステル軟膏へランクアップし，ナローバンドUVB照射を0.3Jより開始した。徐々に照射量を増量し，軽快した。

私の工夫

多形慢性痒疹は，高齢者の下腹部，側腹部，側胸部，腰部正中に好発し，個々の皮疹は，かゆみの強い蕁麻疹様の浮腫性紅斑，浮腫性丘疹，やがて常色や淡褐色充実性丘疹，痒疹結節となる[1,2]。湿疹丘疹と異なり，他の皮疹へ変化しない[3]。丘疹は孤立性ないししばしば集簇，融合する。結節性痒疹に比べ角化傾向がほとんどみられない[2]。鑑別として，疥癬，多形滲出性紅斑，類天疱瘡，結節性類天疱瘡が挙げられる。デルマドロームとしての痒疹が出現することがあり，難治例や重症例では悪性腫瘍を含めた全身検索も検討する[2]。

基本的な治療は①**ステロイド外用**と**非鎮静性抗ヒスタミン薬内服**であるが難治なことも多い。難治な場合は，②外用ステロイドのランクアップ，抗ヒスタミン薬の２倍量投与または２種類の抗ヒスタミン薬の併用を検討する。２種類の抗ヒスタミン薬の併用の際は，基本骨格の違う抗ヒスタミン薬（三環系とピペリジン / ピペラジン系のそれぞれから１剤ずつ，たとえばオロパタジン塩酸塩，ビラスチン）を選ぶとよい[2]。それでも効果が乏しい場合，下記の治療はすべて保険適用外となるが，③ナローバンド UVB などの**光線療法**を検討する。当症例でも, ステロイド外用に光線療法を併用することで改善がみられた。他には，④ロキシスロマイシンやクラリスロマイシンなどのマクロライド系抗生物質を用いることもある。⑤シクロスポリンについては，高齢者が多いことを考えると安全性の面から使用しにくく，投与するとしても短期にとどめたい。また，全身光線療法との併用は避けたい。⑥その他，抗 IgE 抗体であるオマリズマブが有効だったとの報告もある[3,4]。デュピルマブやネモリズマブについては多形慢性痒疹への有効性の報告はないが，機序的に効果が期待されるかもしれない[2]。経口 JAK 阻害薬についても機序の面では有効性が期待できるが，高齢者に好発する当疾患において安全性の面から注意が必要である[2]。保険適用外の治療については慎重に治療を検討されたい。

読むべき文献

- 片桐一元．多形慢性痒疹の積極的診断と治療．MB Derma．2022；323：47-55.
- 佐藤貴浩，横関博雄，室田浩之，他．痒疹診療ガイドライン 2020．日皮会誌．2020；130：1607-26.

References

1）佐藤貴浩，横関博雄，室田浩之，他．日皮会誌．2020；130：1607-26.
2）片桐一元．MB Derma．2022；323：47-55.
3）宇賀神つかさ．MB Derma．2022；323：70-5.
4）Ugajin T，Inazawa M，Inui K，et al．Eur J Dermatol．2018；28：691-2.

疾患編 14

色素性痒疹

● 小川 英作

● 症例写真

図1）

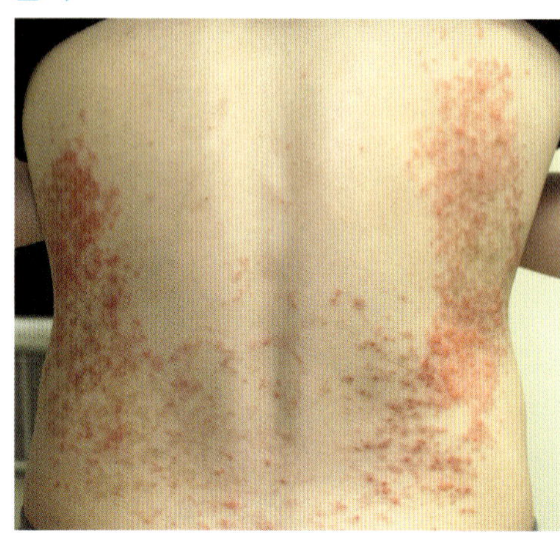

図2）

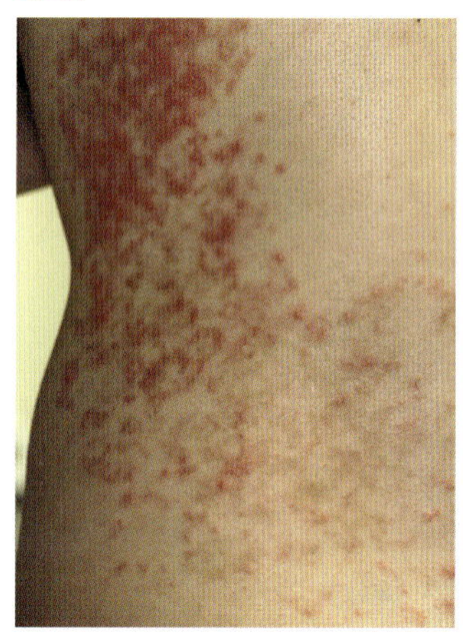

症例解説

37 歳, 女性。既往歴は, アレルギー性紫斑病, アレルギー性鼻炎, 金属アレルギー。家族歴は, 父と祖母に糖尿病。初診 1 年前に下痢をした後に皮疹が出現したが, 自然に改善した。初診より 2 週間前に同様の皮疹が出現した。瘙痒が強く, 上腕, 背部（図 1, 2）に出現した。ステロイド外用薬で改善しなかったため, 紹介された。

● 治療経過

詳しく問診したところ, 体調不良で 2kg 体重減少してから, 皮疹が出現していた。皮疹は, 紅色から褐色の網目状であった。以上より, 色素性痒疹と考えた。ミノサイクリン塩酸塩 100mg/ 日, レボセチリジン塩酸塩 5mg/ 日, クロベタゾールプロピオン酸エステル軟膏で治療を開始した。2 週間後再診時には, 瘙痒はほぼなくなり, 皮疹も消退傾向であった。家族歴から, 耐糖能異常の可能性を考え, 糖尿病内科に精査を依頼した。HbA1c 5.5%, 空腹時血糖 128mg/mL, 75gOGTT の結果から, 耐糖能異常と診断され, 内科で経過観察中である。色素性痒疹は, 現時点では再燃していない。

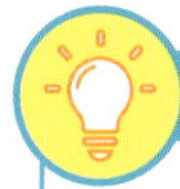

私の工夫

色素性痒疹は，1971 年にわが国で，長島らによって発表された「瘙性紅色丘疹を前駆し網目状色素斑を残す一疾患について」という論文に初めて記載された[1,2]。**強いかゆみを有する浮腫性の紅色丘疹とその後に残存する粗大な網目状色素沈着**が基本的な臨床症状である。**ステロイド外用薬で治療しても，無効である**ことが多い。**糖尿病や無理なダイエットなどの病歴を有する**ことが多い。患者の平均年齢は 25.6 歳で，女性が 72.1％であった。リスク因子は，急激なダイエット（25.5％），摩擦（8.4％），汗（7.6％），ケトン尿（5.1％）である[3]。ミノサイクリン塩酸塩を使用した患者のうち 48.1％が完治している。

特徴的な皮疹とステロイド外用が無効であること，前述の病歴があれば，診断は容易と考える。鑑別を要する疾患には，接触皮膚炎や融合性細網状乳頭腫症などがある[4]。病因や病態生理は詳しくはわかっていないが，糖尿病や急激なダイエットによって引き起こされるケトーシスなどの代謝異常が，重要な誘発因子と考えられている。

治療は，**ジアフェニルスルホン 50mg/ 日（保険収載済み）やミノサイクリン塩酸塩 100mg/ 日**で開始し，多くの患者では著効する。ミノサイクリン塩酸塩は保険適用ではないが，厚生労働省「医療用医薬品の安定確保策に関する関係者会議」で「汎用され安定確保に特に配慮が必要な医薬品」とする資料が提出されており，使用が広く認められている[5]。両薬剤の薬理作用は，活性酸素由来の障害因子の抑制作用によると考えられる[4]。

この症例では，体調不良による急激な体重減少が発症のきっかけと考えた。さらに，家族歴と検査から耐糖能異常が明らかとなった。糖尿病やダイエットについて詳細な問診と検討が重要である。神経性食思不振症が潜んでいる場合は，精神科への紹介も必要である。その他の合併疾患として，成人スティル病の非定型疹としての報告もある[3,6]。**色素性痒疹の診療では，背景にある疾患についても注視すべきである。**

読むべき文献

- 寺木祐一．玉置邦彦（総編集）．色素性痒疹．最新皮膚科学大系 第 3 巻．東京：中山書店；2002．p108-10.
- 長島正治，大草康弘．最近話題の疾患 色素性よう疹をふりかえる．臨皮．1991；45：7-11.
- Mufti A，Mirali S，Abduelmula A，et al．Clinical manifestations and treatment outcomes in prurigo pigmentosa (Nagashima disease): A systematic review of the literature．JAAD Int．2021；3：79-87.

References

1) 長島正治，大城晶子，清水夏江．日皮会誌．1971；81：78-91.
2) 長島正治，大草康弘．臨皮．1991；45：7-11.
3) Mufti A，Mirali S，Abduelmula A，et al．JAAD Int．2021；3：79-87.
4) 寺木祐一．玉置邦彦（総編集）．最新皮膚科学大系 第 3 巻．東京：中山書店；2002．p108-10.
5) 松村由美．高橋健造，佐伯秀久（編）．皮膚疾患最新の治療 2023-2024．東京：南江堂；2023．p64.
6) 日置智之，北島康雄．MB Derma．2022；320：87-93.

疾患編 15

日光蕁麻疹

● 西田 絵美

● 症例写真

図 1 ）

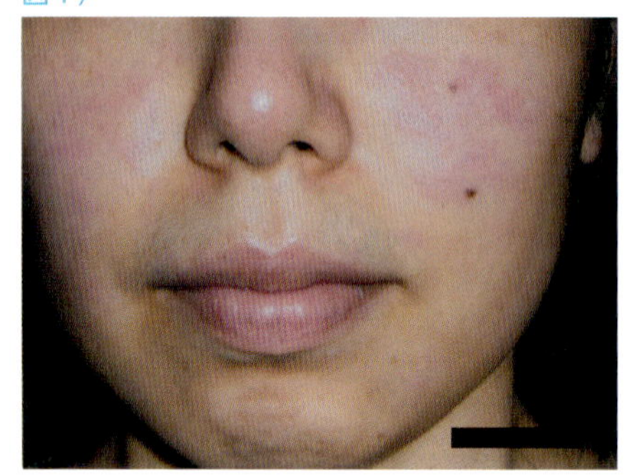

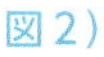

図 2 ）

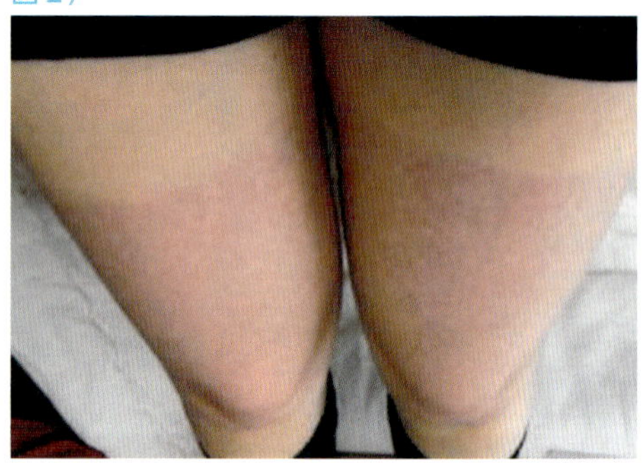

症例解説

31 歳，女性。既往歴は網膜色素変性症，家族歴は特記すべきことなし。X 年 9 月頃より顔面，両上肢，両足などの露光部に，強いかゆみを伴う紅斑出現。近医にて日光過敏症として抗アレルギー薬を処方されるも再燃を繰り返し，X + 4 年 8 月当科初診。日光曝露後，数秒で露光部に紅斑 (図 1 ，2) を認めた。

● 治療経過

日光蕁麻疹を疑い，光線検査を施行したところ，可視光線照射後 30 分で膨疹出現，また UVA，UVB の一部の波長においても膨疹を認めたことから，UVB ～可視光線を作用波長とする日光蕁麻疹と診断した。その後ナローバンド UVB による急速減感作療法を入院にて行い，一時的には MUD(minimal urticarial dose) の増加を認めるも持続しなかったため，日常生活でも毎日数分の紫外線曝露を行いながら日常生活は可能な状態で維持している。

私の工夫

日光蕁麻疹は，刺激誘発型の蕁麻疹のうちの物理性蕁麻疹の 1 つと分類 [1] されており，日光に曝されることにより誘発される即時型光アレルギーで，蕁麻疹患者の約 0.5%が日光蕁麻疹として分類される比較的まれな病型とされている [2]。女性の発生率が高く [3]，発症時の患者の年齢，アトピー性皮膚炎の病歴，および反応の原因となる波長にとくに傾向はない。わが国での作用波長は**可視光線**が最も多いとされるが，UVA，UVBのみであったり，他の波長にまたがる症例もある。わが国においては日照量が増える春から夏にかけて発症が多い。

原因となる波長を特定することで，その波長を遮光することが基本的な指導となるが，すぐに検査できないことや，検査を行えても作用波長が確実に同定されないことも多い。そのため抗ヒスタミン薬が第一選択で使用されるが，通常量の単剤の抗ヒスタミン薬の効果は弱く，抗ヒスタミン薬の増量や組み合わせ，あるいは抗ロイコトリエン薬との組み合わせが必要となることもある。また閾値前後の日光に少しずつ曝露することで個体の反応性の低下を期待し得るhardeningは，マスト細胞中のchemical mediatorが消費，枯渇されて耐性を獲得する現象とされ，**急速減感作療法**として知られているが，ナローバンドUVBを用いたもの[4,5]，UVA[6]を用いたものが報告されている。次にシクロスポリン内服，免疫グロブリン療法（IVIG），血漿交換，抗IgE抗体（オマリズマブ）などの免疫学的治療については推奨度2，エビデンスレベルB[1]と有効性を期待し得るが，費用，安全性を考慮すると，難治例に対する例外的な治療として位置づけられる。

このため実臨床で行っている治療の工夫としては，UVA，UVBといった紫外線の波長が原因の場合には**サンスクリーン剤の使用**が効果的であるが，可視光線については効果が少なく，UPF(Ultraviolet Protection Factor)といった紫外線防止指数の記載のある**UVカット服（紫外線遮断繊維使用，天然繊維の生地に紫外線吸収剤や紫外線錯乱剤を塗ったもの）**なども最近では多く販売されており，そういった衣類の着用や日傘，帽子，手袋が有用となる症例も多い。またUVA，可視光線の場合は窓ガラスを通すことから，車の運転時や室内でも窓際には注意が必要である。しかし指導方法によっては患者の生活の質を損なう恐れがあり，適切な指導なくおもむろに紫外線を避けるような指導を行うことで，なかには家から出られなくなったり，今まで行えていた日常生活が送れなくなることへの不安やうつ傾向を示す症例もあり，指導には十分な配慮が必要である。

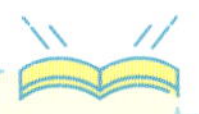

読むべき文献

- 秀 道広，森桶 聡，福永 淳，他．蕁麻疹診療ガイドライン2018．日皮会誌．2018；128：2503-624.
- 森田明理，宮地良樹，清水 宏（編）．1冊でわかる光皮膚科 皮膚科医に必須のPhotodermatology．東京：文光堂；2008.
- 日本フォトダーマトロジー学会（監），錦織千佳子，川田 暁，森田明里，森脇新一（編）．臨床光皮膚科学．東京：南江堂；2021.

References

1) 秀 道広，森桶 聡，福永 淳，他．日皮会誌．2018；128：2503-624.
2) Humphreys F，Hunter JA．Br J Dermatol．1998；138：635-8.
3) Beattie PE，Dawe RS，Ibbotson SH，Ferguson J．Arch Dermatol．2003；139：1149-54.
4) Calzavara-Pinton P，Zane C，Rossi M，et al．J Am Acad Dermatol．2012；67：e5-9.
5) Wolf R，Herzinger T．Grahovac M，Prinz JC．Clin Exp Dermatol．2013；38：446-7.
6) Mori N，Makino T．Matsui K，et al．Eur J Dermatol．2014；24：117-9.

疾患編 16

慢性光線性皮膚炎

● 川原 繁

● 症例写真

図1）

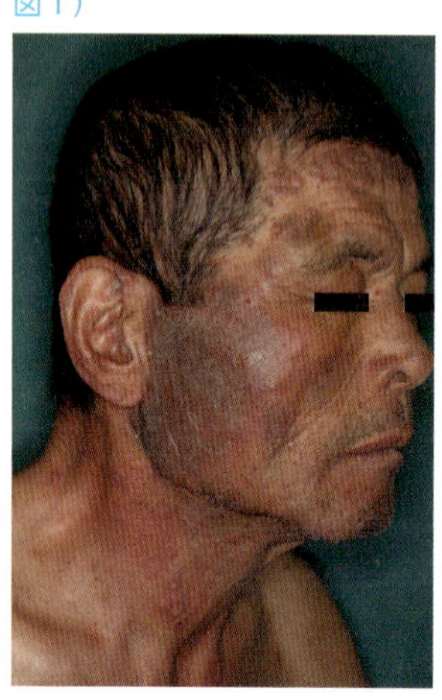

図2）

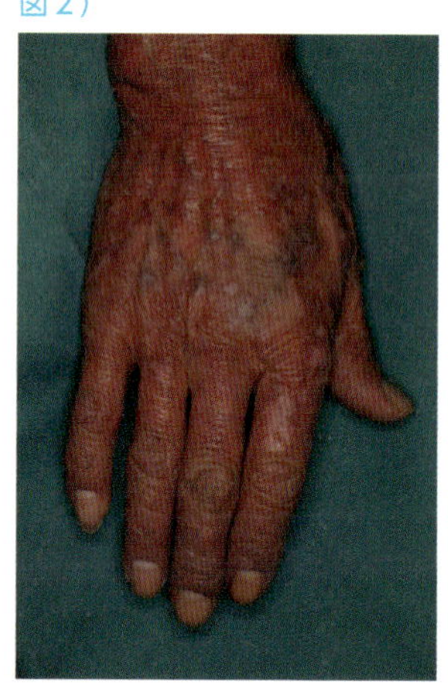

症例解説

77歳，男性。X年3月頃から，顔や首，手背に激しい瘙痒を伴う皮疹が出現し，徐々に悪化した。とくに晴れた日に外出後の夕方からかゆみが強かった。X＋2年5月当科初診。顔，頸部，手指背に褐紅色斑と丘疹，苔癬化病変がみられ，鱗屑と痂皮を伴っていた（図1，2）。服用中の内服薬はない。

● 治療経過

病歴および皮疹が露光部にみられたことから，光線過敏症が疑われた。光線テストを行った結果，MED（minimal erythema dose）は10mJ/cm^2以下，UVA照射では3J/cm^2照射から紅斑が誘発された。血液・尿検査（尿中ポルフィリン体を含む）にとくに異常はなかった。左手背の皮膚生検は慢性皮膚炎の組織像を示した。本患者では，UVBおよびUVAに著しい光線過敏を示したこと，光線過敏の原因となる内服薬がないこと，皮膚生検の結果から，慢性光線性皮膚炎と診断した。治療は，日中の外出をなるべく避けること，サンスクリーンの使用および衣服による遮光を指導し，シクロスポリン1日100ｍｇ内服と抗ヒスタミン薬の内服，ステロイド外用により，かゆみと皮疹は軽快した。

私の工夫

慢性光線性皮膚炎は，1990 年 Norris と Hawk により提唱された概念[1]が広く用いられている。その概念は，①患者の多くは高齢男性，②露光部に軽い皮膚炎から顕著な苔癬化までの多様な病変がみられ，時に非露光部にも拡大，**③作用波長はおもに中波長紫外線で著しい光線過敏を示し，しばしば長波長紫外線から可視光線に及ぶ**，④パッチテスト，光パッチテストで多数の陽性物質が検出されるが，直接原因ではない，⑤病理組織学的に慢性皮膚炎の像，時に真皮内に異型リンパ球の浸潤がみられるとされる。原因はまだ解明されていない。

慢性光線性皮膚炎の治療は，**遮光が最も基本的かつ重要**である。遮光の方法としては，直射日光を浴びないこと，帽子や衣服，サンスクリーンなどがある。最も有効なのは直射日光を浴びないことであり，日中の外出はなるべく避け，早朝または夕方以降に外出するようにすすめる。日中の外出時には，帽子や衣服により露光部を被覆し，衣服は白地を避けて濃い色でなるべく厚手の生地が望ましい。サンスクリーンの選択については，**SPF50+，PA++++ と表示されたもの**を選択する。作用波長が可視光線に及ぶ場合は，サンスクリーンの効果は限定的であり，酸化亜鉛や酸化鉄などを含むファンデーション類がより効果的である。しかし，本疾患は高齢男性に多いことから，日中の遮光やサンスクリーンの使用について消極的な患者が多く，粘り強い指導が求められる。

薬物治療については，副腎皮質ステロイドやタクロリムス[2]の外用，抗アレルギー薬やシクロスポリン[3]の少量内服などが行われる。難治の場合，JAK 阻害薬（トファシチニブクエン酸塩[4]，バリシチニブ[5]）の内服やデュピルマブ[6]皮下注が用いられることもある。タクロリムス，シクロスポリン，JAK 阻害薬，デュピルマブはいずれも保険適用外である。さらに，免疫抑制効果を得るためにナローバンド UVB 療法などの光線療法[7]が有効という報告がある。

読むべき文献

- 森田明理，宮地良樹，清水 宏（編）．1 冊でわかる光皮膚科 皮膚科医に必須の Photodermatology．東京：文光堂；2008.
- 錦織千佳子．慢性光線性皮膚炎．皮膚病診療．2015；37：835-9.
- 錦織千佳子，川田 暁，森田明理，森脇真一（編）．臨床光皮膚科学．東京：南光堂；2021.
- 川原 繁．慢性光線過敏性皮膚炎の診断と治療．日本医事新報．2010；4507：65-8.

References

1) Norris PG, Hawk JL. Arch Dermatol. 1990；126：376-8.
2) Uetsu N, Okamoto H, Fujii K, et al. J Am Acad Dermatol. 2002；47：881-4.
3) Stinco G, Codutti R, Frattasio A, et al. Eur J Dermatol. 2002；12：455-7.
4) Vesely MD, Imaeda S, King BA. JAAD Case Rep. 2016；21：4-6.
5) Agud-Dios M, Arroyo-Andrés J, Rubio-Muñiz C, Tous-Romero F. J Dtsch Dermatol Ges. 2023；21：1033-4.
6) Chen J, Yu N, Wu W, et al. Clin Cosmet Investig Dermatol. 2023；16：2357-63.
7) Ma L, Zhang Q, Hu Y, Luo X. Dermatol Ther. 2017；30：e12528.

疾患編 17

コリン性蕁麻疹

● 福永 淳

● 症例写真

図 1）

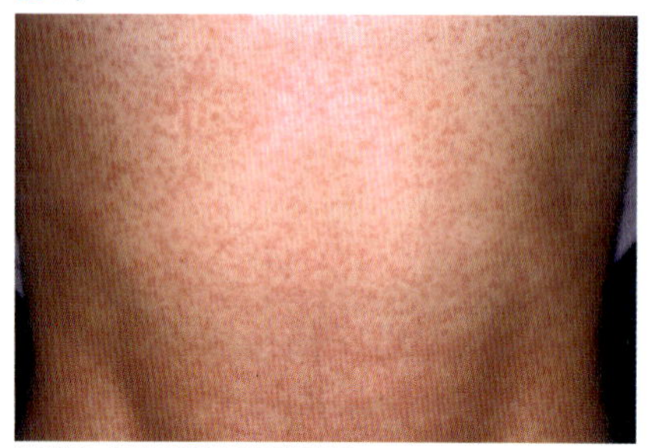

体幹の点状の膨疹症例写真

図 2）

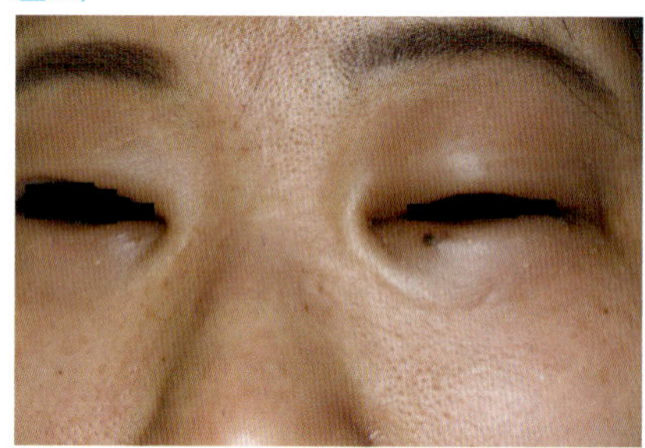

コリン性蕁麻疹と同時に生じた眼瞼の血管性浮腫

症例解説

19歳，女性。既往歴はアトピー性皮膚炎。家族歴は特記すべきことなし。初診の3年前より，歩行時・入浴時・精神的緊張時や寒冷負荷時に全身に膨疹が出現するようになった（図1）。蕁麻疹として抗ヒスタミン薬で治療していたが，改善乏しく，精査加療目的に当科紹介となった。初診時現症は特記すべき所見なし。

● 治療経過

コリン性蕁麻疹を疑い，運動負荷試験を行ったところ体幹に点状の膨疹出現。前腕で施行したアセチルコリン皮内テストにて衛星膨疹は認めず，同時に行ったミノール法にてアセチルコリン皮内テストによる局所発汗も認めなかった。足浴温熱発汗試験にて全身の90%の発汗低下を観察した。寒冷負荷時に全身に膨疹が出現するエピソードがあり，全身性寒冷負荷試験（4度室内に7分在室）にて被覆部を含めた全身の点状の膨疹を観察し，全身性寒冷蕁麻疹と診断した。コリン性蕁麻疹としては減汗性コリン性蕁麻疹，特発性後天性全身性無汗症（AIGA）にコリン性蕁麻疹を伴っているタイプと判断し，うつ熱やコリン性蕁麻疹の症状が重篤であったためステロイドパルス療法(メチルプレドニゾロンコハク酸エステルナトリウム1g×3日間)を合計2回，H1，H2受容体拮抗薬内服，発汗刺激を促す生活指導を行った。全身性寒冷蕁麻疹の症状は比較的長く遷延したがコリン性蕁麻疹は徐々に軽快し，以上の治療により発症から数年後の現時点では薬物治療のない状態で無症状となっている[1)]。

私の工夫

コリン性蕁麻疹は運動・入浴・精神的な緊張などの発汗刺激に伴い生じる小型の膨疹もしくは紅斑を特徴とする刺激誘発型の蕁麻疹である。コリン性蕁麻疹の病態，臨床的特徴から①通常の汗アレルギー型，②毛包一致型，③アナフィラキシーを呈しやすい眼瞼の血管性浮腫型（図 2），④乏汗あるいは無汗を伴う減汗性コリン性蕁麻疹 /AIGA のサブタイプに分類することができる[2-4]。しかし診察時に**コリン性蕁麻疹を疑った際には，発汗機能が正常なサブタイプ①②③と，発汗機能が低下しているサブタイプ④の鑑別を意識することがその後の検査や治療方針にも影響があるため重要である**。

本症例の場合，一過性の膨疹が出現していたこと，皮疹が歩行時・入浴時・精神的緊張時や寒冷負荷時など限定した誘因で出現していたことから，刺激誘発型の蕁麻疹であることは初診時の時点で難しくなかった。**初診時に発汗刺激を促すような刺激で点状の膨疹が誘発されていることを問診で確認し，持参のスマートフォンなどの写真を参考**にし，その後の病型診断のための検査の方針を決定した。コリン性蕁麻疹関連としては，**発汗低下，うつ熱症状，皮疹の痛がゆさ，全身の寒冷負荷での点状の皮疹の誘発（コリン性蕁麻疹のまれなタイプである寒冷誘発性コリン性蕁麻疹，全身性寒冷蕁麻疹を意識）などの問診を追加することも重要である**。

コリン性蕁麻疹の検査方法としては，運動誘発試験もしくは足浴温熱発汗試験（43 度で 30 分間の下腿負荷）を行い，典型的な小型の膨疹を認めればコリン性蕁麻疹と診断できる。運動負荷試験は患者にトレッドミルで時速 6 ～ 8km/h で 15 分間走行してもらうか Bruce 法に準じて運動負荷試験を 15 分実施することで皮疹の出現を観察し，コリン性蕁麻疹の確定診断に利用している。本症例のような**発汗低下が想定されるタイプでは，ミノール法を用いた足浴温熱負荷試験を行うほうが，発汗機能検査とコリン性蕁麻疹の誘発試験を兼ねることができるため患者へのメリットが大きい**。血管性浮腫型のコリン性蕁麻疹を疑う場合は運動負荷中にアナフィラキシーを生じることもあるため，必ず静脈路を確保したうえで医師が付き添い試行している。

読むべき文献

- Fukunaga A, Oda Y, Imamura S, et al. Cholinergic Urticaria : Subtype Classification and Clinical Approach. Am J Clin Dermatol. 2023 ; 24 : 41-54.
- Iida T, Nakamura M, Inazawa M, et al. Prognosis after steroid pulse therapy and seasonal effect in acquired idiopathic generalized anhidrosis. J Dermatol. 2021 ; 48 : 271-8.
- Munetsugu T, Fujimoto T, Oshima Y, et al. Revised guideline for the diagnosis and treatment of acquired idiopathic generalized anhidrosis in Japan. J Dermatol. 2017 ; 44 : 394-400.

References

1) Oda Y, Fukunaga A, Tsujimoto M, et al. Allergol Int. 2015 ; 64 : 214-5.
2) Fukunaga A, Washio K, Hatakeyama M, et al. Clin Auton Res. 2018 ; 28 : 103-13.
3) 福永 淳. 日皮会誌. 2017 ; 127 : 1745-50.
4) Fukunaga A, Oda Y, Imamura S, et al. Am J Clin Dermatol. 2023 ; 24 : 41-54.

疾患編 18

多汗症

◀動画
https://cjda75.m-review.co.jp/18.html

● 大嶋 雄一郎

● 症例写真

図 1）

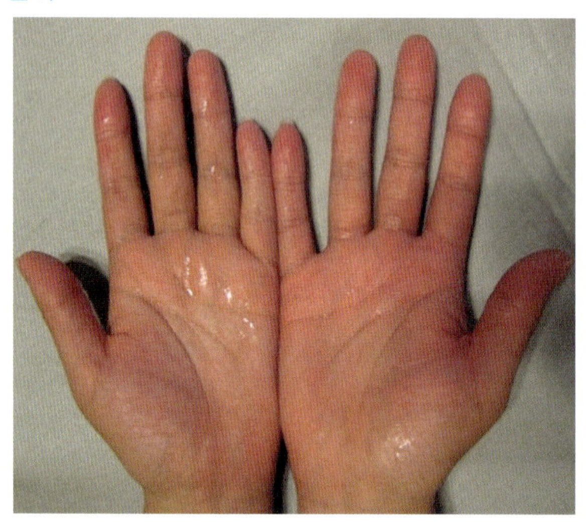

症例解説

21 歳，女性。家族歴，既往歴に特記事項なし。7 歳頃より両手掌の多汗を自覚。テストのときや勉強中に手の汗が気になる。紙が汗で濡れて破れてしまう。16 歳頃より両腋窩の多汗も自覚。腋窩には市販の制汗剤を使用している。近医で手掌に 20％塩化アルミニウム溶液を外用していたが，夏になりさらに汗が多くなり（図 1）当科紹介となった。

● 治療経過

手掌多汗症の状態は Hyperhidrosis disease severity scale（HDSS）3，発汗量（換気カプセル法）は右手：1.212 mg/cm^2/分，左手：1.23 mg/cm^2/分であった。また，腋窩多汗症は HDSS 3 であった。手掌にオキシブチニン塩酸塩ローションを，腋窩にはソフピロニウム臭化物ゲルを 1 日 1 回寝る前に外用開始とした。外用 4 週間後の手掌多汗症の状態は HDSS 1，発汗量は右手：0.324 mg/cm^2/分，左手：0.401 mg/cm^2/分に低下した。腋窩多汗症の HDSS は 1 となった。両手，両腋窩に外用抗コリン薬を外用したが，散瞳や羞明，尿閉といった抗コリン作用の副作用はみられず，臨床上問題となる副作用も認めなかった。

私の工夫

原発性局所多汗症は，温熱や精神的負荷の有無にかかわらず，手掌や腋窩などに日常生活に支障をきたすほどの大量の発汗を生じる疾患である。治療は患者にとって侵襲が少なく，治療費用負担が少ないものから段階的にすすめる[1]。保存的治療として塩化アルミニウム溶液，外用抗コリン薬，イオントフォレーシスがある。

一般的に寝ているときは汗が止まっているため，**塩化アルミニウム溶液**は寝る前に塗布する。汗を拭いてから塩化アルミニウム溶液をコットンにひたして，少し擦り付ける感じで塗布する。手掌多汗症において，20%溶液の単純塗布で効果が得られないときは閉鎖密封療法や濃度を上げて50%溶液を外用する。指間など皮膚が薄い部位，傷や亀裂がある部位は**接触皮膚炎**が出るのを避けるため，あらかじめ白色ワセリンなど用いて保護する。また20%溶液と比較し，50%溶液のほうが接触皮膚炎を起こしやすく[2]，50%溶液を処方する際には，患者に十分な説明が必要である。逆に腋窩に外用するときは皮膚刺激症状を避けるため，20%溶液を精製水などでさらに3倍に希釈して塗布する。とくに接触皮膚炎がなければ徐々に濃度を上げて外用を続ける。

外用抗コリン薬は，エクリン汗腺に発現するアセチルコリンムスカリン受容体サブタイプ3を競合的に阻害し発汗を抑制する[3]。腋窩と手掌多汗症が合併し，腋窩と手掌の両方に外用抗コリン薬を塗布する場合，散瞳や羞明，口渇，排尿障害といった**抗コリン作用**の副作用には，より注意が必要である。

イオントフォレーシス療法は，電流は10～20mAで1回30分間，毎日あるいは1日おきに十分な治療効果が得られるまで（通常1～3週間）初期治療を行い，それ以降は週1回の維持療法がすすめられている[1]。外用療法と併用することができる。手足に傷があると電流による痛みや**軽い熱傷**を起こすことがあり，バンドエイド®などで傷を覆うようにする。

読むべき文献

- 藤本智子，横関博雄，中里良彦，他．原発性局所多汗症診療ガイドライン2023年改訂版（2023年12月一部改訂）．日皮会誌．2023；133：3025-56.
- 藤本智子，井上梨紗子，横関博雄，他．原発性手掌多汗症に対する二重盲験下での塩化アルミニウム外用剤の有効性の検討．日皮会誌．2013；123：281-9.
- Fujimoto T, Kawahara K, Yokozeki H. Epidemiological study and considerations of primary focal hyperhidrosis in Japan: from questionnaire analysis. J Dermatol. 2013；40：886-90.
- Fujimoto T, Inose Y, Nakamura H, Kikukawa Y. Questionnaire-based epidemiological survey of primary focal hyperhidrosis and survey on current medical management of primary axillary hyperhidrosis in Japan. Arch Dermatol Res. 2023；315：409-17.

References

1) 藤本智子，横関博雄，中里良彦，他．日皮会誌．2023；133：3025-56.
2) 藤本智子，井上梨紗子，横関博雄，他．日皮会誌．2013；123：281-9.
3) 大嶋雄一郎．皮膚科．2023；3：687-92.

疾患編 19

高齢者発症の紅皮症（心不全との合併）

● 櫻井 麻衣

● 症例写真

図1）

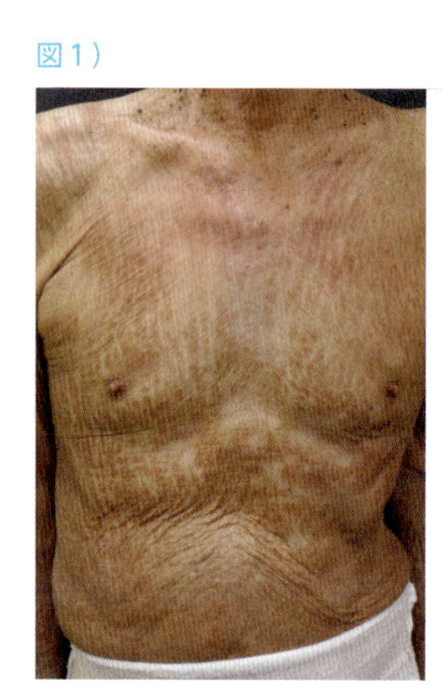

図2）

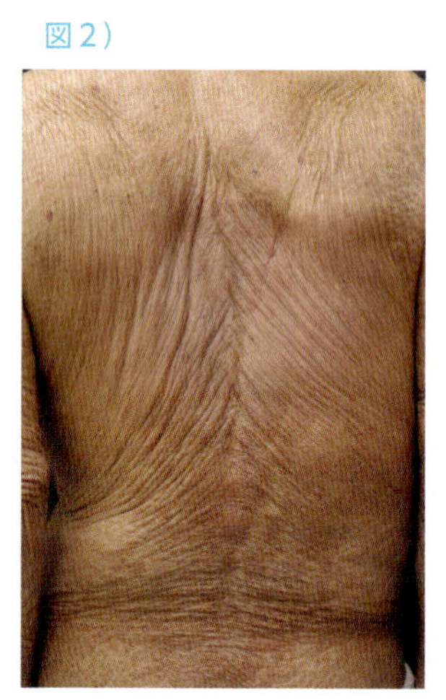

症例解説

90代，男性。既往歴は肺炎，潜在性結核（イソニアジド内服治療後），高血圧，慢性腎臓病，うっ血性心不全，貧血，痛風，前立腺肥大症があり，家族歴はとくになし。小麦アレルギーがあった。X年4月，全身に紅斑が出現し近医でプレドニゾロン（PSL）2.5mg/日開始されるも改善なく，当科へ紹介となった（図1，2）。

● 治療経過

乳房下のシワを避け（deck-chair sign），褐色調の敷石状に丘疹が多発し中背部には苔癬化を認めた。好酸球 29%（2,059 / μL），異型リンパ球 0%，LDH 219 U/L，可溶性 IL-2 レセプター 2,217 U/mL，TARC 7,480 pg/mL，非特異的 IgE 3,710 IU/mL，BNP 213.1 pg/mL であった（上昇しているものに下線）。全身CTでは腫瘍性病変はなく，全身の軽度リンパ節腫大を認めた。薬疹を鑑別に可能な限り薬剤変更中止した。湿疹続発性紅皮症や丘疹紅皮症（太藤），菌状息肉症を鑑別に皮膚生検を施行し，角層内に点状痂皮と表皮内海綿状変化を認め，液状変性はみられず，組織と臨床から湿疹続発性紅皮症と診断した。PSL 2.5mg 内服下でもかゆみ NRS 10/10 点と瘙痒が強く，入院でナローバンド UVB 照射を行い瘙痒はやや改善したが，好酸球が 2,448/μL と上昇したため，一時的に PSL を 20mg まで増量した。その後 PSL を 2.5mg 隔日まで減らしたところ，丘疹平坦化しかゆみ NRS 2/10 点と下がり退院となったが，心不全のため逝去された。

私の工夫

紅皮症の最も一般的な定義は 90%以上の皮膚にびまん性の紅斑および鱗屑を呈する，重症で生命を脅かす可能性のある状態[1]であり，紅皮症となる原疾患はさまざまである。紅皮症はまれで，年間発生率は約 10 万人に 1 人と推定され[2]，高齢者(平均年齢 42 ～ 61 歳)の男性に多い[3]。皮膚毛細血管拡張により震えや寒さ，発熱，脱水や循環血液量増加による心負荷がかかり高拍出性心不全の徴候として末梢性浮腫や頻脈も存在し得る[1]。**紅皮症はまずその原疾患を見極めること**が大切である。特発性紅皮症，炎症性皮膚疾患，薬疹，悪性腫瘍，自己免疫性水疱症，膠原病，感染症，血液疾患と大きく分類される[1]。最も多い原因は既存の炎症性皮膚疾患の悪化で，紅皮症の引き金としてステロイドまたは他の免疫抑制薬の中止が挙げられる。2番目は薬疹で特発性紅皮症が約3割を占める。特発性紅皮症のなかで昨今，**高齢男性の慢性特発性紅皮症 (chronic idiopathic erythroderma of elderly men)** という病名がつけられ，明らかな原因がなく3カ月以上続く紅皮症と定義[4]されるものがある。血清 IgE と TARC の値が高い[5]のが特徴であり，アトピー性皮膚炎（AD）との違いを検討した論文[4]では AD と比較し血清 IgE 値が有意に低く ($P<0.001$)，TARC 値は有意に高い ($P=0.008$) ため TARC/IgE 比が 7.24 以上の場合に感度 80%，特異度 95% で AD と鑑別可との報告がある。ステロイド内服，低用量シクロスポリン内服，紫外線療法，またはこれらの併用が有効とされる[6]が，シクロスポリンは腎機能や悪性腫瘍が合併しやすい高齢患者では注意して使用する。紅皮症の問題は PSL を少量でも長期に内服する必要があり，結果，高齢者では医原性副腎不全となりやすく，PSL off できないこと，のちに原疾患が明らかになる可能性が挙げられる。とくに高齢男性の慢性特発性紅皮症では心不全に注意が必要で，治療開始時にサードスペースの水分が急速に循環血液内に戻ることによる心不全には注意したい。紅皮症患者の診察をする際には，循環器内科に紹介やサポートをいただくことはもちろんのこと，塩分の濃い食べ物をなるべくとらない，適切な水分補給を励行するなど生活指導もあわせて行っている。

心不全のなかでも HFpEF (heart failure with preserved ejection fraction) は，収縮機能が保たれた心不全である。左心室の拡張機能障害がおもな原因と考えられ，代表的なリスクは高血圧症で，いまだ確立した治療法がない。高齢者の心不全は HFpEF が多いため，高齢者発症の紅皮症では心不全との合併に注意していく必要がある。

読むべき文献

- Davis MD. UpToDate. Erythroderma in adults. https://www.uptodate.com/contents/erythroderma-in-adults/print#! (閲覧：2024-9-10)

References

1) Davis MD. UpToDate. https://www.uptodate.com/contents/erythroderma-in-adults/print#! (閲覧：2024-9-10)
2) Sigurdsson V, Steegmans PH, van Vloten WA. J Am Acad Dermatol. 2001；45：675-8.
3) Li J, Zheng HY. Dermatology. 2012；225：154-62.
4) Ohga Y, Bayaraa B, Imafuku S. Int J Dermatol. 2018；57：670-4.
5) Nakano-Tahara M, Terao M, Nishioka M, et al. Dermatology. 2015；230：62-9.
6) Ohga Y, Bayaraa B, Imafuku S. Dermatol Ther. 2019；32：e12977.

丘疹紅皮症

● 中島 沙恵子

● 症例写真

図1）

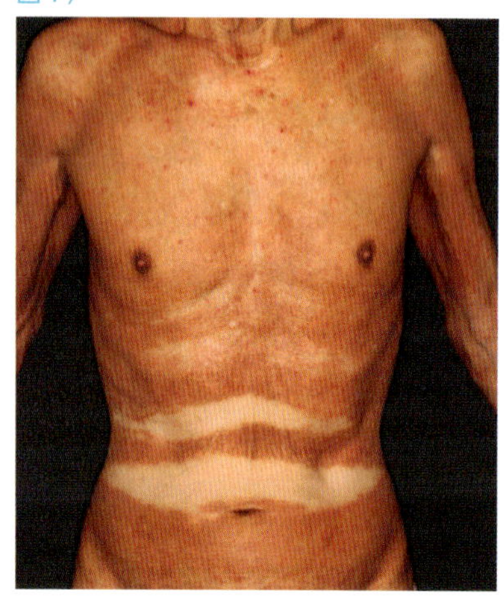

図2）

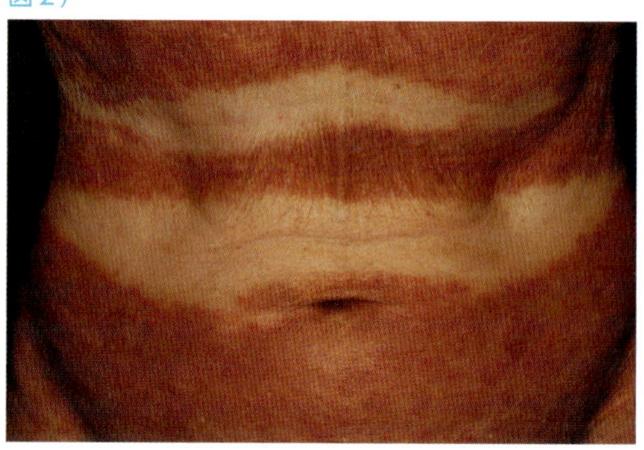

症例解説

82歳，男性。X年から体幹を中心に瘙痒を伴う皮疹が出現。前医にてベリーストロングクラスのステロイド外用を行い，症状はある程度コントロールされていた。X+3年より皮疹が増悪し，X+4年当科受診。皮疹は全身に分布し紅皮症状態，体幹は苔癬状丘疹が融合した局面が腹部のシワの部分を避けて分布していた（図1）。

● 治療経過

薬歴聴取や全身検索を行ったが，皮疹の原因となり得る薬剤や悪性腫瘍は検出されなかった。血液検査では好酸球の上昇，血清TARC値・IgE値の高値を認めた。腹部の皮疹からの皮膚生検では，好酸球を混じる単核球の浸潤を真皮浅層および血管周囲に認めた。菌状息肉症などの皮膚リンパ腫は否定的であった。以上より丘疹紅皮症と診断した。ステロイド外用をストロンゲストクラスに変更し外用強化を行ったが治療反応に乏しく，ナローバンドUVB療法を開始するも反応不良であったため，ステロイド外用併用のうえ，シクロスポリン150mg/日（体重60kg）内服治療を開始したところ，皮疹の著明な改善を認めた。

私の工夫

丘疹紅皮症は 1979 年，太藤らにより「苔癬状丘疹に初まり，びまん性紅皮症を生じた 2 症例」として最初に報告された疾患である[1]。紅色の充実性丘疹を初発疹とし，数週間から数カ月後には丘疹は平坦化し，敷石状に融合してびまん性になり紅皮症となる。皮疹はシワを避けて分布する傾向にあり，腋窩・肘窩・膝窩・間擦部・腹部の大きなシワに一致しながら境界明瞭に皮疹を欠く，**deck-chair sign** が特徴的である（図 2）。

丘疹紅皮症はリンパ腫を含む**悪性腫瘍との関連が強い**疾患である。このため，丘疹紅皮症を疑う場合はリンパ腫を含む悪性腫瘍の検索を行う。背景にある悪性腫瘍を治療すれば，皮疹が軽快するとの報告がある。丘疹紅皮症は皮膚 T 細胞性リンパ腫の特異疹や菌状息肉症の皮疹として出現することも知られるため，皮膚生検によりこれらの疾患を除外することも重要である。

さらに，丘疹紅皮症は**薬疹として生じる**ことも報告されているため[2]，原因となる薬剤がないか，詳細な薬歴聴取を行うことが重要である。被疑薬があり，変更・中止が可能であれば，薬剤の変更や中止を検討する。

丘疹紅皮症はベリーストロングクラス以上のステロイド外用治療にある程度反応する。紅皮症状態からの寛解導入にはステロイド内服治療が用いられることもある。紫外線療法，シクロスポリン内服治療などが行われ，奏効したとの報告もある（保険適用外）[3,4]。

本症例も含め，丘疹紅皮症患者では末梢血好酸球や血清 TARC 値・IgE 値が上昇しているとの報告があり，**2 型免疫優位な病態が示唆**されている[5]。実際，近年 IL-4/13 受容体抗体であるデュピルマブの有効性を示す症例報告が散見され[6,7]，2 型免疫応答の病態への関与が示唆される。

読むべき文献

- **太藤重夫，古川福実，尾口 基．苔癬状丘疹に初まり，びまん性紅皮症様病変を生じた 2 症例．皮膚科紀要．1979；74：169-73.**
- **古川福実．太藤先生が 60 歳台になって報告された丘疹紅皮症の経緯—丘疹紅皮症（太藤）は，なぜ独立疾患たりえるのか? Visual Dermatology．2013；12：518-23.**
- **宮地良樹，安部正敏（編）．ジェネラリスト必携！この皮膚疾患のこの発疹．東京：医学書院；2019．p49-50.**

References

1) 太藤重夫，古川福実，尾口 基．皮膚科紀要．1979；74：169-73.
2) Sugita K，Kabashima K，Nakamura M，Tokura Y．Acta Derm Venereol．2009；89：618-22.
3) Mutluer S，Yerebakan O，Alpsoy E，et al．J Eur Acad Dermatol Venereol．2004；18：480-3.
4) Terlikowska-Brzósko A，Paluchowska E，Owczarek W，Majewski S．Postepy Dermatol Alergol．2013；30：324-8.
5) Teraki Y，Inoue Y．Dermatology．2014；228：326-31.
6) Teraki Y，Taguchi R，Takamura S，Fukuda T．JAMA Dermatol．2019；155：979-80.
7) Komatsu-Fujii T，Nonoyama S，Ogawa M，et al．J Eur Acad Dermatol Venereol．2020；34：e739-41.

疾患編 21

結節性紅斑

● 佐藤 絵美／今福 信一

● 症例写真

図1）

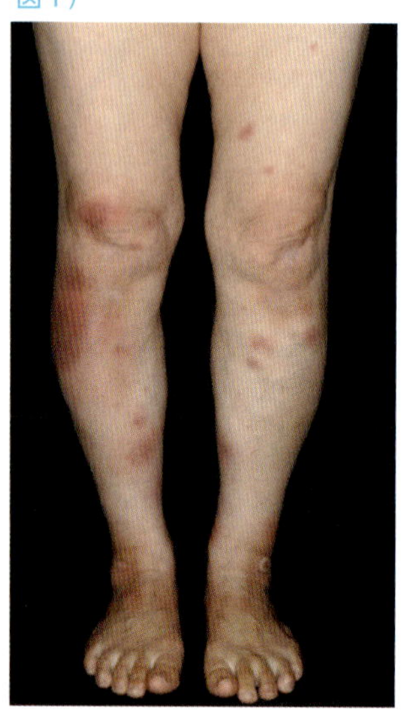

図2）

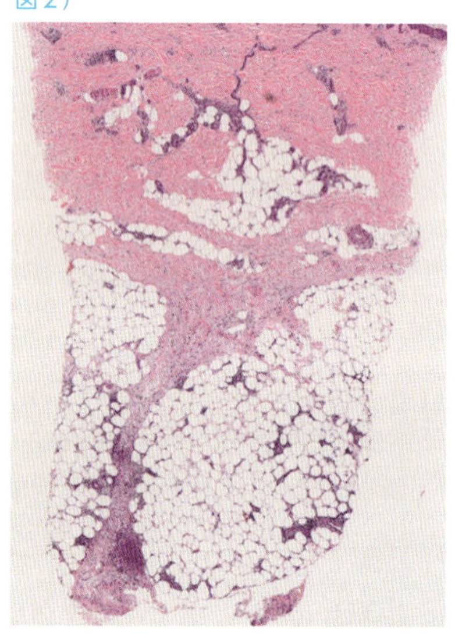

症例解説

31歳，女性。2週間前に1歳の子どもがアデノウイルス感染症と診断された。4日前から37度台の微熱と咽頭痛および倦怠感が生じ，ほぼ同時に両下肢ならび上肢に自発痛・圧痛と皮下硬結を伴う紅斑が多数出現し，歩行困難となり当科に紹介となった（図1）。

● 治療経過

初診時に好中球優位の炎症反応の上昇（CRP 7.18）を認めた。ASO，ASKは陰性でACEは正常値であった。2週間前に子どもがアデノウイルス感染症に罹患していたことから患者本人も罹患した可能性が高く，その後細菌による二次感染症を起こした可能性は否定できなかった。左下腿の紅斑より皮膚生検を施行した。病理組織では脂肪織隔壁の線維化および好中球，リンパ球の浸潤がみられ，結節性紅斑の確定診断となった（図2）。入院下での安静加療をすすめたが状況的に困難であった。なるべく自宅で安静に過ごすよう指示し，セフェム系抗菌薬およびロキソプロフェンナトリウム水和物を処方したところ，2週間で症状は完全に消退し，その後再燃はない。

私の工夫

結節性紅斑はおもに両下腿伸側に生じる有痛性の皮下硬結で，半数程度は原因不明である[1]。急性型と慢性型に分類されるが[2]，本症例は典型的な急性型の結節性紅斑で，セフェム系抗菌薬と非ステロイド性抗炎症薬のみで治癒した。急性型は溶血性レンサ球菌感染後に生じる症例が多く報告されているが，それ以外による感染症の報告も多い。発症は急激で発熱や関節痛などの全身症状は高度だが一過性で再燃しない。一方で慢性型の結節性紅斑はサルコイドーシス，炎症性腸疾患，ベーチェット病，スウィート病，悪性腫瘍，ハンセン病などの基礎疾患を有する患者に多く報告され，病変の経過が長く難治である。臨床症状から結節性紅斑を疑った場合は，まず詳細な病歴の聴取を行い感染症の既往や基礎疾患の有無を確認する。治療は基本的に**下肢の安静と挙上**だが，基礎疾患のある患者では**基礎疾患の状況を確認**する必要がある。疼痛に対しては非ステロイド性抗炎症薬が有効であるが，炎症が強く無効な場合はヨウ化カリウム，コルヒチン，ジアフェニルスルホン，免疫抑制薬，経口ステロイド薬を用いて治療を行う[3]。**免疫抑制薬や経口ステロイド薬で治療する際は感染症を除外する**必要がある。筆者は潰瘍性大腸炎が基礎疾患にあり，頻回に繰り返す難治な結節性紅斑を経験した。潰瘍性大腸炎の治療として広域 **JAK 阻害薬**であるトファシチニブクエン酸塩が消化器内科で開始されたところ，紅斑や関節腫脹が腹部症状より先行して改善した[4]。潰瘍性大腸炎には，近年 JAK1 選択的阻害薬であるウパダシチニブ水和物およびフィルゴチニブマレイン酸塩も保険適用されたため，これらも同様に潰瘍性大腸炎に併存する結節性紅斑に対して有効な可能性がある。また近年，ハンセン病に伴う難治な結節性紅斑に対して**アプレミラスト**が有効であった症例が複数報告されている[5,6]。アプレミラストが難治な結節性紅斑に対して有効な可能性があるため，今後さらなる報告を期待したい。

読むべき文献

- 加藤則人．結節性紅斑と類症（鑑別診断を含む）．日皮会誌．2008；118：2403-6.
- 山﨑雙次．玉置邦彦（総編集）．結節性紅斑．最新皮膚科学大系 第 4 巻 紅斑・滲出性紅斑 紫斑 脈管系の疾患．東京：中山書店；2003．p11-6.
- 神田奈緒子．高橋健造，佐伯秀久（編）．結節性紅斑．皮膚疾患最新の治療 2023-2024．東京：南江堂；2023．p74.

References

1) 加藤則人．日皮会誌．2008；118：2403-6.
2) 玉置邦彦（総編集）．最新皮膚科学大系 第 4 巻．東京：中山書店；2003.
3) 神田奈緒子．高橋健造，佐伯秀久（編）．皮膚疾患最新の治療 2023-2024．東京：南江堂；2023. p74.
4) Nakamura K，Sato E，Imafuku S．Dermatol Ther．2022；35：e15963.
5) Narang T，Kaushik A，Dogra S．Br J Dermatol．2020；182：1034-7.
6) Abril-Pérez C，Palacios-Diaz RD，Navarro-Mira MÁ，Botella-Estrada R．Dermatol Ther．2022；35：e15258.

疾患編 22

掌蹠膿疱症

● 橋本 由起

● 症例写真

図 1）

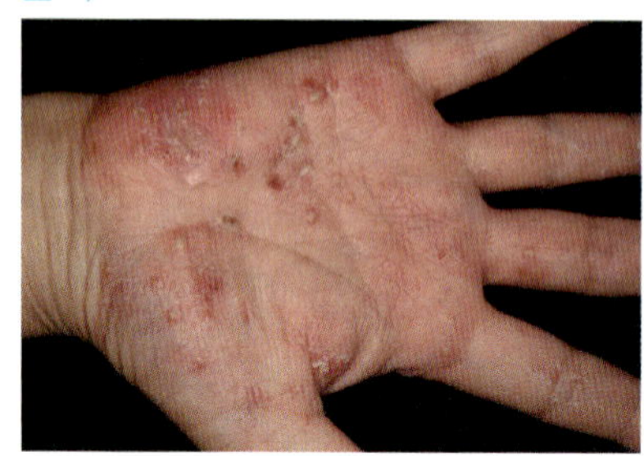

図 2）

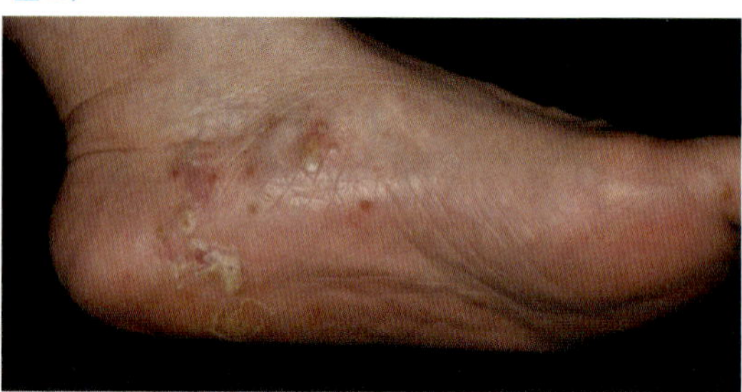

症例解説

50 代，女性。既往歴は高血圧，脂質異常症，B 型肝炎キャリア，真珠腫性中耳炎で当院耳鼻科で手術歴あり。家族歴は特記すべきことなし。初診 1 年前から掌蹠に皮疹出現し，近医皮膚科で掌蹠膿疱症と診断され外用治療を行っていたが改善がないため，当院耳鼻科から紹介となり当科初診。初診時手掌と足底に膿疱と紅色丘疹を伴う鱗屑を付す紅斑を認めた。また肘関節痛と肩関節痛も認めた。

● 治療経過

皮膚生検施行し掌蹠膿疱症と診断した。診断後からエトレチナート 10mg/ 日，メトトレキサート 6mg/ 週の内服など行うも皮疹は改善せず，初診 6 カ月後シクロスポリン 100mg/ 日の内服に変更し，掌蹠の皮疹は改善傾向であった。しかし肘関節痛と肩関節痛は改善せず初診 9 カ月後グセルクマブを導入した。その後掌蹠の皮疹は膿疱再燃なく，紅斑も消失し，肘関節痛と肩関節痛も改善した。

私の工夫

掌蹠膿疱症（palmoplantar pustulosis；PPP）は手掌と足底，あるいは，そのいずれかの部位に新旧の無菌性膿疱を多発する疾患である[1]。膿疱に混じて水疱を同時期にみることがあり，消長を繰り返しながら慢性の経過をたどる[1]。厚生労働省のレセプトデータによると，日本では約 14 万人の患者がいると推定されている[2]。男性に比べて**女性患者が多く，中年あるいはそれ以降に発症のピーク**がある。また**高い喫煙率**が特徴である。PPP と診断するための主要項目は，①手掌と足底，あるいは，そのいずれかの部位に新旧の無菌性膿疱を多発する，②病変を繰り返し，慢性の経過をたどる，③乾癬，接触皮膚炎，汗疱・異汗性湿疹，手・

足白癬，好酸球性膿疱性毛包炎や菌状息肉症を除外できる[1]の3つである。参考となるその他の特徴は，「**膿疱形成を繰り返すうちに紅斑，鱗屑を伴う病変を形成する，爪病変や掌蹠外皮疹を伴う**ことがある，前胸壁の疼痛をはじめとする骨関節症状を伴うことがある（掌蹠膿疱症性骨関節炎：pustulotic arthro-osteitis；PAO），多くの症例で病巣感染を有する，中年女性に好発し喫煙者が多い」である。

PPPの治療は，まず**発症契機や悪化因子の除去を優先することが大切**である。具体的には，①**禁煙指導**，②歯性病巣が発見されれば**歯科治療**を依頼する，③経過から病巣扁桃が強く疑われる例，ほかに発症契機がないが膿疱の多発例，骨関節炎の活動性が持続する例では**扁桃摘出術**（適応についてはリスクとベネフィットを勘案し，皮膚科医が決定するのが望ましい）を考慮する，④副鼻腔炎があれば耳鼻科へ，歯性副鼻腔炎では歯科へ治療を依頼する[1]。PPPの歯性病巣の多くが，通常では治療の対象にならない無症候性の病変であるため，**無症候性の歯性病巣**でもPPPおよびPAOの発症契機，重症化や遷延化の原因になり得ることを患者と歯科に説明し，**歯科治療の必要性について理解を得ることが重要**となる[1]。病巣治療中および病巣治療後の対症療法は，①外用療法：ステロイド外用薬，活性型ビタミンD_3外用薬，保湿剤，角化治療薬など，②紫外線療法：ナローバンドUVB，エキシマライト，PUVA，UVA1，③全身の免疫抑制をきたさない内服療法：皮膚症状にはエトレチナートなど，関節症状にはNSAIDs，コルヒチン（保険適用外），ビスフォスホネート（保険適用外），顆粒球吸着療法（保険適用外）など，④全身性の免疫抑制効果を有する全身療法：皮膚症状と関節症状に対してシクロスポリン（保険適用外），アプレミラスト（保険適用外），**生物学的製剤**（グセルクマブ，リサンキズマブ，ブロダルマブ，TNF阻害薬〔保険適用外〕），内服副腎皮質ステロイド（短期），メトトレキサート（保険適用外），サラゾスルファピリジン（保険適用外）などがある[1]。病巣治療終了後，病巣に関連する免疫学的炎症の低減に数カ月，皮膚症状や骨関節症状の改善にも1～2年を要するため，病巣治療後6カ月は全身の免疫抑制をきたさない治療を優先し，6カ月を過ぎた頃より改善の兆しがみられれば，さらに6カ月の経過を追う。グセルクマブの皮膚症状に対する有効性および安全性[4]も，病巣治療後6カ月以上を経過した症例におけるデータである。全身療法の1つとして生物学的製剤はPPPに有効で，PAOの関節炎にもある程度効果があるが，有効性や効果発現のスピードには個人差がある。

読むべき文献

- 照井 正（編）．掌蹠膿疱症の治療－あの手この手．Visual Dermatology．2012；11：1015-99．
- 山本俊幸（編）．乾癬・掌蹠膿疱症－病態の理解と治療最前線．東京：中山書店；2020．
- 照井 正，小林里実，山本俊幸，他．掌蹠膿疱症診療の手引き2022．日皮会誌．2022；132：2055-113．

References

1）照井 正，小林里実，山本俊幸，他．日皮会誌．2022；132：2055-113．
2）Kubota K，Kamijima Y，Sato T，et al．BMJ Open．2015；5：e006450．
3）Yamamoto T，Hiraiwa T，Tobita R，et al．Int J Dermatol．2020；59：441-4．
4）Terui T，Kobayashi S，Okubo Y，et al．JAMA Dermatol．2019；155：1153-61．

疾患編 23

掌蹠膿疱症性骨関節炎

● 辻 成佳

● 症例写真

図 1）

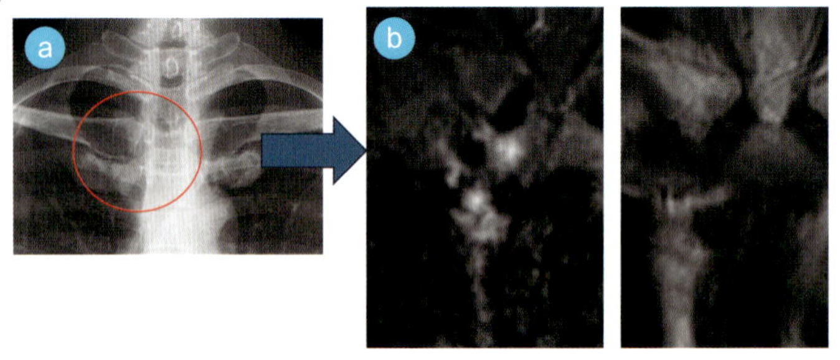

a：単純 X 線。胸鎖関節・第 1 肋骨胸骨結合部。右胸鎖関節・第 1 肋骨胸骨結合部に骨びらん・骨新生を認める。
b：MRI。右胸鎖関節・第 1 肋骨胸骨結合部。STIR（左）：同部に高信号像。T1WI（右）：同部に低信号像。

図 2）

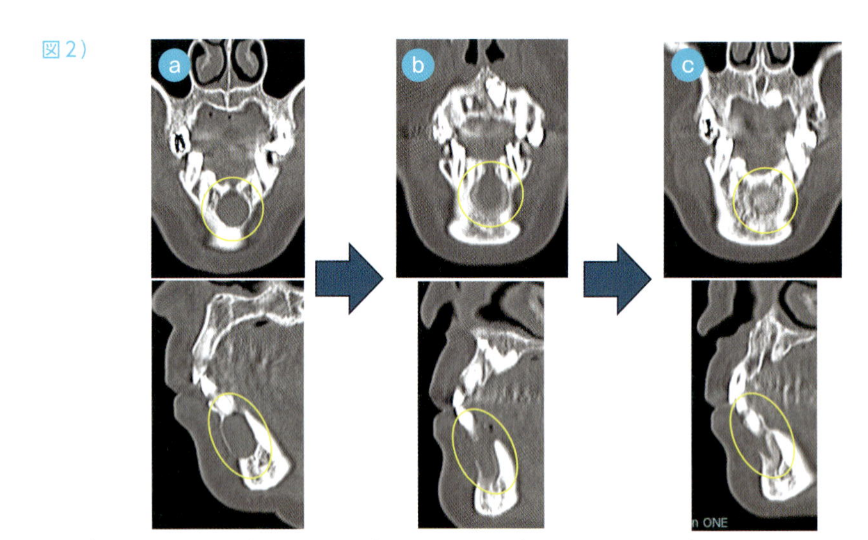

デンタル CT：下顎（両 1，2 歯根部）巨大歯根囊胞（冠状断像・矢状断像）。
a：術前。歯根囊胞デブリードマン手術前，下顎中央に 2cm の巨大歯根囊胞を認める。ASDAS 2.4。
b：術後 6 カ月。歯根囊胞手術部に仮骨形成を認める。ASDAS 1.4。
c：術後 12 カ月。同部の仮骨形成がさらに増加し，囊胞部がほぼ改善している。ASDAS 0.6。

症例解説

57 歳，女性。45 歳ごろから手掌・足蹠に掌蹠膿疱症を発症した。56 歳から右優位の前胸壁部の強い疼痛が 3 カ月ごとに出現するようになった。既往歴に扁桃炎はないが，歯性病巣感染により，30 歳時に右下第 1 歯歯根囊胞の治療あり。家族歴は特記すべきことなし。

●治療経過

当院に紹介受診後，皮膚科にて掌蹠膿疱症（palmoplantar pustulosis：PPP）の確定診断。PAO 診断ガイダンス 2022[1] を参考に，掌蹠膿疱症性骨関節炎（pustulotic arthro-osteitis：PAO）の診断となる。その後，病巣感染巣の検索を行い，下顎巨大歯根嚢胞を確認した。扁桃刺激試験は陰性であったが、前胸壁痛は visual analog scale（VAS）にて 5 ～ 8 と強く，ankylosing spondylitis disease activity score（ASDAS）2.4 と高疾患活動性であり，非ステロイド性抗炎症薬（NSAIDs）頓服にて対応していた。PPP の皮膚症状は palmoplantar pustulosis area severity index（PPPASI） 3 とコントロールされていた。

歯科口腔外科にて巨大歯根嚢胞のデブリードマンを施行し，骨新生を促すための副甲状腺ホルモン（PTH）製剤を開始した（投与は 12 カ月間）。臨床症状は手術 2 週間後，疼痛 VAS 1 ～ 2 と著明に改善した。その後 6 カ月で疼痛 VAS 0 ～ 1，PPPASI 0 と軽快した。12 カ月後には疼痛 VAS 0，PPPASI 0，ASDAS 0.6（寛解）となった。下顎の歯欠損部にはインプラントの埋め込みを予定している。

私の工夫

①**初診時に病巣感染巣の検索・評価を行う**。(a) 歯性病巣感染，抜髄（歯神経抜去）の既往の確認，画像確認（オルソパントモグラフィーもしくはデンタル CT）。(b) 病巣扁桃，小児期の扁桃炎の既往確認，近年の扁桃炎の既往確認。上記がない場合は，扁桃刺激（誘発）試験を行い病巣扁桃の有無を確認する。(c) そのほか，副鼻腔炎・胆嚢炎・虫垂炎などの病巣感染巣の報告がある。初診時に病巣感染巣が確認できない場合においても，臨床症状の改善が認められない場合は 1 年ごとに病巣感染巣の問診や必要に応じて再検索を行う。

②**禁煙の徹底**。禁煙の治療重要性を受診ごとに説明し，禁煙外来を紹介する。

③前胸壁部の疼痛に対して，(a) NSAIDs を頓服（疼痛が持続する場合は継続投与）する。(b) 疼痛部位・関節に局所注射（ステロイド）を行う。しかし，繰り返しの注射は厳禁。

④**生物学的製剤の適応**について，(a) **基本的に病巣感染巣の治療を優先する**。(b) 病巣感染の治療を行っても改善しない（病巣感染治療後 6 ～ 12 カ月の経過観察が必要），ASDAS 2.1 未満（疾患活動性なしもしくは低疾患活動性）を満たさない。(c) 臨床症状が非常に強く，また画像上強直が進行する場合は，病巣感染治療と並行してもしくは先行して行う場合がある。

読むべき文献

- 日本脊椎関節炎学会（編）．掌蹠膿疱症性骨関節炎診療の手引き 2022．東京：文光堂；2022.
- Tsuji S，Okubo Y，Kishimoto M，et al. Modified pustulotic arthro-osteitis diagnostic guidance 2022 - Modified Sonozaki criteria - Secondary publication. Mod Rheumatol. 2024；34：1076-8.
- Kishimoto M，Taniguchi Y，Tsuji S，et al. SAPHO syndrome and pustulotic arthro-osteitis. Mod Rheumatol. 2022；32：665-74.

Reference

1）Tsuji S，Okubo Y，Kishimoto M，et al. Mod Rheumatol. 2024；34：1076-8.

疾患編 24

壊疽性膿皮症

● 葉山 惟大

● 症例写真

図1）

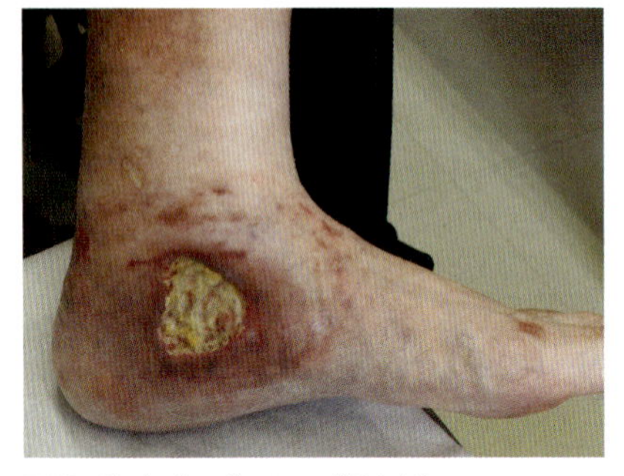

下腿の潰瘍（アダリムマブ投与前）

図2）

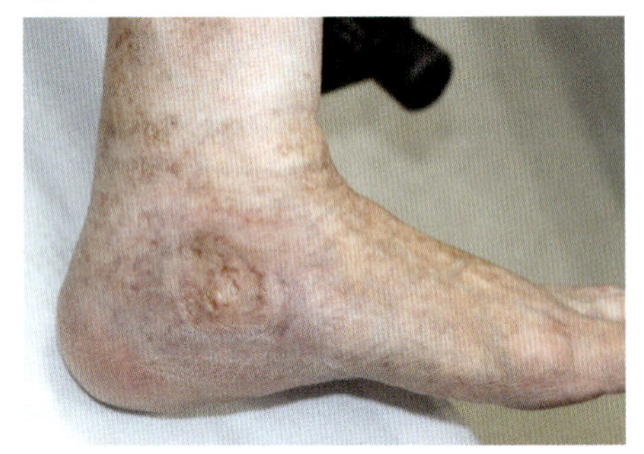

アダリムマブ投与後

症例解説

46歳，女性。既往歴，家族歴は特記すべきことなし。初診約2年前より左足に潰瘍が出現した。近医にて抗潰瘍薬を外用されるも改善しないため当科に受診した。

● 治療経過

潰瘍部より皮膚生検を行い，皮下組織に多数の好中球の浸潤がみられ，血管炎を疑う所見はなかった。臨床症状と皮膚病理学的所見より壊疽性膿皮症と診断した。プレドニゾロン（PSL）0.5 mg/kgから開始したが，内服開始後8週間で潰瘍面積の縮小がみられなかったため，アダリムマブの投与を開始した。アダリムマブの投与後から潰瘍の面積は縮小し，投与開始後約1年で潰瘍はほぼ消退した。

私の工夫

壊疽性膿皮症は急速に拡大する増殖性・壊死性の潰瘍であり，おもに下腿に生じる。潰瘍型，膿疱型，水疱型，増殖型，ストーマ周囲型の5型が，主たるサブタイプとして分類される[1)]。複数のサブタイプが混じることもある。炎症性腸疾患や血液腫瘍の合併症として有名であるが，3～10人/100万人という低い有病率である。2022年に日本皮膚科学会より『壊疽性膿皮症診療の手引き2022』が策定された[1)]。

2024年現在，国際的に統一された診断基準はないが，von den Driesch Pが

1997年に提唱した概念がよく使われている[2]。

壊疽性の膿皮症の診断基準（文献1より引用改変）

大項目をすべて満たす。

・青白い深掘性，無菌性で慢性の潰瘍
・潰瘍を形成する他の要因が否定できる

小項目のうち2つ以上を満たす。

・潰瘍辺縁からの生検組織で好中球の浸潤
・基礎疾患（炎症性腸疾患，関節リウマチ，血液疾患）の存在
・免疫抑制薬に対する速やかな治療反応性

免疫抑制薬に対する治療の反応性が診断基準に入っているため，**感染症などの鑑別が重要である**。病理組織学的所見は診断に必須ではないが，悪性腫瘍や血管炎の鑑別のために行う。皮膚生検は潰瘍の中心部ではなく辺縁部から行い，所見が多彩な場合（潰瘍と膿疱を混じるなど）は複数箇所から行ってもよい。血管炎との鑑別が困難な場合は末梢血ANCAが参考となる。また**炎症性腸疾患や血液腫瘍の合併が多いので，既往歴も参考になる**。

顔面や体幹など下肢以外に潰瘍が生じる場合もあるので注意を要する。

治療は軽症であればステロイド外用で改善することもあるが，経口ステロイドを内服することが多い。軽症から中等症の場合PSL 0.5mg/kgを開始する。重症の場合はPSL 1.0mg/kgを使用する。**効果がない場合はシクロスポリンなどの免疫抑制薬を追加するが，生物学的製剤を検討してもよい**。わが国でアダリムマブのみが保険適用となっている。『壊疽性膿皮症におけるアダリムマブの使用手引き』では適用となる患者像として免疫抑制薬を含む既存の治療薬に抵抗性を示す症例，副腎皮質ステロイド薬漸減中に再燃した症例，炎症性腸疾患や関節リウマチの合併がある症例などが挙げられている[3]。

電子添文には「本剤による治療反応は，通常投与開始から26週以内に得られる。26週以内に治療効果が得られない場合は，本剤の治療計画の継続を慎重に再考すること。」と記載されているため，26週時で症状の改善がみられないときは診断を含め治療方針を再検討すべきである。

生活指導として下肢の安静，外傷の回避などを指導する。**潰瘍が上皮化した後でも少しの外傷を契機に悪化することがある（Pathergy）ので，患者自身にも理解してもらうことが重要である**。

読むべき文献

- 山本俊幸，山﨑研志，山中恵一，他．壊疽性膿皮症診療の手引き2022．日皮会誌．2022；132：1415-40.
- 山本俊幸，山﨑研志，山中恵一，他．壊疽性膿皮症におけるアダリムマブの使用手引き．日皮会誌．2021；131：479-89.

References

1）山本俊幸，山﨑研志，山中恵一，他．日皮会誌．2022；132：1415-40.
2）von den Driesch P. Br J Dermatol. 1997；137：1000-5.
3）山本俊幸，山﨑研志，山中恵一，他．日皮会誌．2021；131：479-89.

疾患編 25

サルコイドーシス

● 井川 健

● 症例写真

図 1）

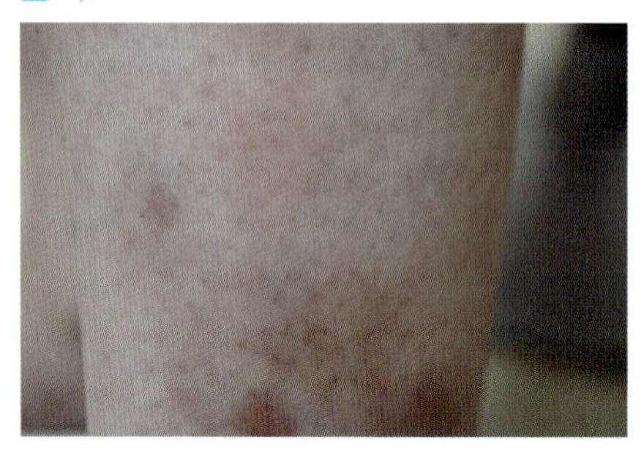

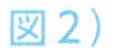

図 2）

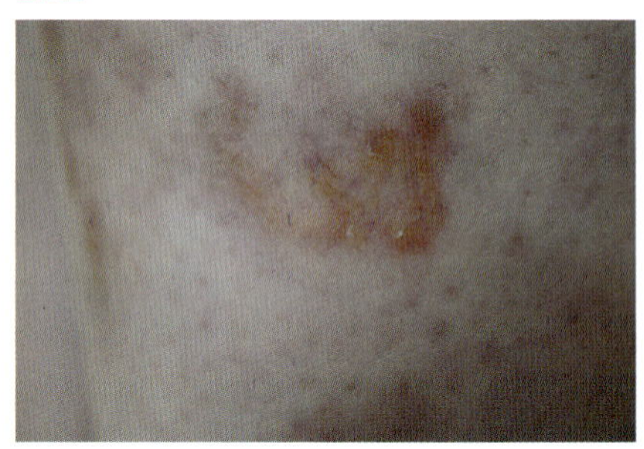

症例解説

46 歳，女性。7〜8 年前から断続的に両下腿に紅斑出現（図 1，2）。下腿に浮腫はなく，淡い境界不明瞭な紅斑があり，浸潤を深いところで触れる。それに混じて, 中央が黄色調に萎縮するような紅斑局面もみられる。自覚症状は乏しく，圧痛がごく軽度程度である。近医外科で循環不全を疑われて弾性ストッキングの着用をしたこともあるが，とくに変化はなく，自然に消退，出没を繰り返しているようである。特記すべき既往歴，併存疾患などなく，内服中の薬剤なし。

● 治療経過

臨床所見よりサルコイドーシスやリポイド類壊死症などを疑って皮膚生検を施行し，組織学的に非乾酪壊死性類上皮細胞肉芽腫を確認し，サルコイドーシスと診断した。採血上特記すべき異常所見を認めず（ACE，sIL-2R，自己抗体，KL-6，T-spot など含めて），また，胸部単純 X 線写真にて両肺門リンパ節腫脹，そのほか特記すべき所見を認めなかった。心電図，心エコーなどもとくに異常所見を認めず，眼科的にも異常所見はみられず，多臓器病変の存在はこの時点で示唆するものはなかった。

もともと自然消退を繰り返している経過もあり，ステロイド薬，ヘパリン類似物質含有軟膏の外用をしつつ経過をみたところ，ゆっくりとではあるが消退傾向を示し，増悪，再燃はなかった。

私の工夫

サルコイドーシスは**さまざまな臓器が障害される**全身性肉芽腫性疾患である。若年者から高齢者までに発症する。侵される臓器がさまざまであるため，発病時の**臨床症状は多彩**であり，さらに，臨床経過も患者個々により多彩となることが特徴の１つである。肺門縦隔リンパ節，肺，眼，皮膚において所見（自覚症状の有無は別にして）がみられることが多いが，それ以外にも神経，筋，心臓，腎臓，骨，消化器など全身のほとんどの臓器が侵され得る。

健康診断のときに撮った胸部Ｘ線検査によって，**肺門縦隔リンパ節の腫脹**を指摘されるなど，自覚症状がなく発見されることも多いが，障害される臓器によるさまざまな症状を自覚することによって発見されることもある。***Cutibacterium acnes*（アクネ菌）**，結核菌などの微生物に対する過剰な免疫反応が基盤にあるという報告はあるものの，本当の意味での原因はいまだ不明とされている。

皮膚病変については，本疾患の確定診断（組織診断群）のために必要となる，組織学的な肉芽腫反応の証明において重要であり，われわれ皮膚科医も本疾患の診断，治療にかかわることが多い。皮膚病変自体がもちろん治療対象となるが，根治療法はなく対症療法となり，現実的には全症例において著効するような治療法はない。症状が軽微で自然改善が期待される，あるいは症状の変化がない場合には，患者との相談になるが無治療で経過観察でもよい。外用ステロイド薬（塗布，貼付），抗アレルギー薬（トラニラストなど）内服，時に抗菌薬内服（テトラサイクリン系抗菌薬）を try してもよい。他臓器障害がある場合は，より積極的な治療介入が行われ，その障害の程度によってステロイド薬の全身投与，メトトレキサートやアザチオプリンなどの免疫抑制薬の投与もなされる。皮膚症状がこれら全身治療によって改善することも多いが，皮膚症状の改善と全身症状の改善が乖離する場合もあり，定期的な観察と局所治療を継続していく必要もある。

読むべき文献

- 日本サルコイドーシス / 肉芽腫性疾患学会．サルコイドーシス診療の手引き 2020．https://www.jssog.com/journal（閲覧：2024-9-10）

疾患編 26

汗孔角化症

● 久保 亮治

● 症例写真

図1）

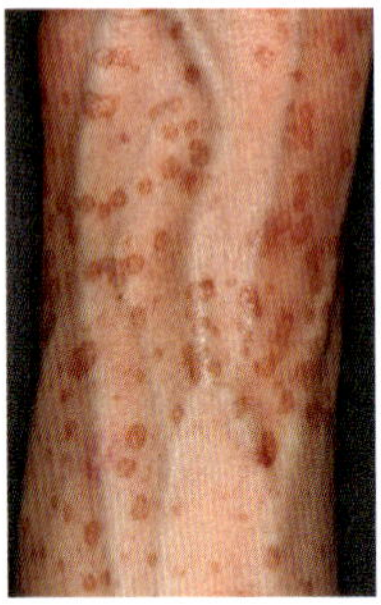

図2）

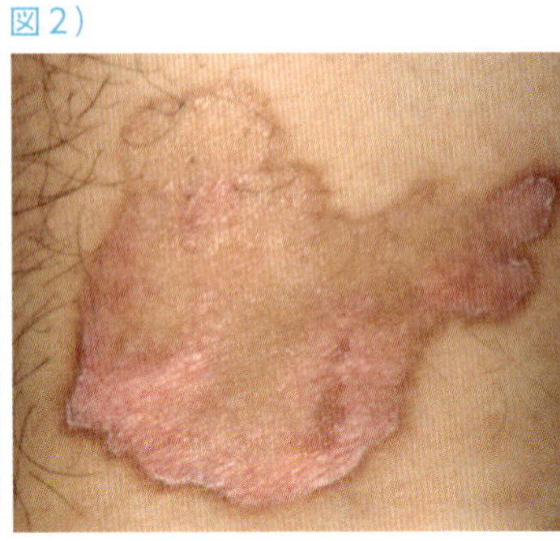

図3）

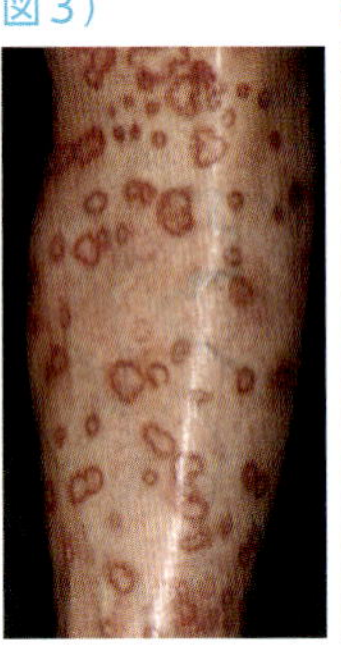

図4）

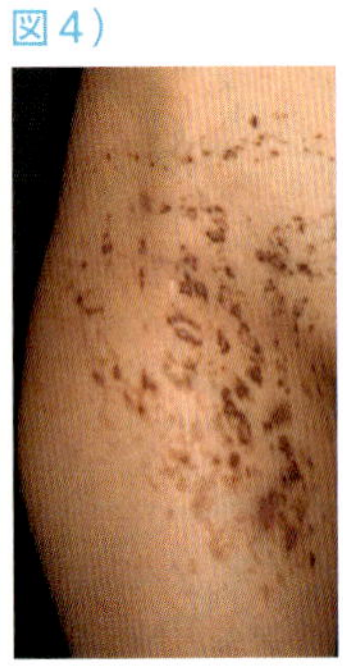

症例解説

症例1（図1）：43歳，女性。既往歴なし，家族歴なし。高校生頃より露光部を中心に直径5mm大までの環状皮疹が多発し増数してきた。かゆみに対してナローバンドUVB照射を行われたところさらに増数した。
症例2（図2）：32歳，男性。既往歴なし，家族歴なし。幼少期より手首内側に過角化と色素沈着を伴う辺縁に縁取られた角化性紅色局面が単発であり，徐々に拡大してきた。
症例3（図3）：78歳，男性。既往歴なし，家族歴なし。75歳頃より前腕と下腿を中心に大豆大までの環状皮疹が多発。辺縁に強い紅潮と激しいかゆみ，色素沈着を伴った。
症例4（図4）：20歳，女性。既往歴なし，家族歴なし。幼児期より右腹部，右腰部，右大腿に淡い環状皮疹が多発。思春期頃より徐々に色素沈着が強まってきた。夏にかゆみが強い。

● 治療経過

症例1：診断は播種状表在性光線性汗孔角化症（DSAP）。血液にて*FDPS*の病的バリアントをヘテロ接合性に認めた。かゆみ，炎症はなく，皮疹辺縁の角化は軽度。顔にも皮疹が多発しており，顔と前腕の皮疹に対して炭酸ガスレーザーによる改善を図っている。

症例2：診断は単発のミベリ型（古典型，局面型）汗孔角化症。病変部表皮特異的に，*FDFT1*プロモータ領域の両アレル高メチル化と発現消失を認めた。血液を用いた遺伝学的検査では異常なし。

症例3：診断はDSAP。血液にて*MVK*の病的バリアントをヘテロ接合性に認めた。かゆみにクロタミトンクリーム外用が短時間のみ奏効した。1年以上の長期間にわたり1%アトルバスタチン/2%コレステロール軟膏（院内製剤）の外用を行い皮疹辺縁の炎症が改善。

症例4：診断は線状汗孔角化症。血液を用いた遺伝学的検査で*MVD*の病的バリアントをヘテロ接合性に認めた。数年にわたり1%アトルバスタチン/2%コレステロール軟膏（院内製剤）の外用を行い，かゆみと色素沈着が改善。

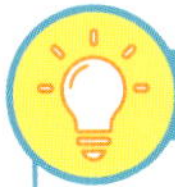

私の工夫

汗孔角化症には遺伝性のものと非遺伝性のものがある。

遺伝性の汗孔角化症は，メバロン酸経路の連続した5つの酵素反応を司る酵素（*MVK*，*PMVK*，*MVD*，*FDPS*，*FDFT1*）をコードする遺伝子のいずれかの病的バリアントをヘテロ接合性に有することによる常染色体顕性（優性）遺伝性疾患である。

非遺伝性の汗孔角化症は，*FDFT1*に胎生期に生じたエピゲノム変異が発症要因のものが多いと考えられ，単発のミベリ型汗孔角化症，帯状に分布する線状汗孔角化症，または身体の一部に局所的に多発する汗孔角化症の臨床像をとる。

汗孔角化症の皮疹はいずれかの原因遺伝子の両アレル欠損細胞がクローン性に増殖して円形の領域を占めたものと考えられる[1,2]。

治療は対症療法が主体となる。かゆみと外観への対処が最も求められる。

かゆみは新生皮疹に強く難治である。ステロイド外用や活性型ビタミンD_3製剤の外用，クロタミトン外用，抗アレルギー薬の内服などが試される。エトレチナート内服は皮疹の平坦化だけでなくかゆみの軽減を得られることが期待できるため，催奇形性などの副作用に注意したうえで試す価値の高い治療法である。

メバロン酸経路の上流の酵素，HMG-CoA還元酵素を阻害するスタチンの外用が各国で試みられており，治療効果が複数報告されている[3,4]。筆者らは自費診療の院内製剤としてIC取得のうえ，1%アトルバスタチン/2%コレステロール軟膏による外用治療を行い，とくに***FDFT1*が原因の汗孔角化症の複数例で治療効果を確認し，報告した[5]。今後，原因遺伝子ごとにスタチン外用の治療効果を評価する必要がある。**

皮疹の新生を予防するために紫外線曝露を避けるべきであるが，紫外線以外の要因によっても両アレル欠損細胞が出現するメカニズムがあるため，完全な発症予防は難しい。今後の研究発展が待たれる。

読むべき文献

- 久保亮治．汗孔角化症：明らかになり始めた分子病態．皮膚病診療．2020；42：650-5.

References

1) Atzmony L，Khan HM，Lim YH，et al．JAMA Dermatol．2019；155：548-55.
2) Kubo A，Sasaki T，Suzuki H，et al．J Invest Dermatol．2019；139：2458-66.e9.
3) Santa Lucia G，Snyder A，Lateef A，et al．JAMA Dermatol．2023；159：488-95.
4) Sertznig P，von Felbert V，Megahed M．J Eur Acad Dermatol Venereol．2012；26：404-12.
5) Saito S，Saito Y，Sato S，et al．Am J Hum Genet．2024；111：896-912.

疾患編
27

毛孔性紅色粃糠疹

● 乃村 俊史

● 症例写真

図1）

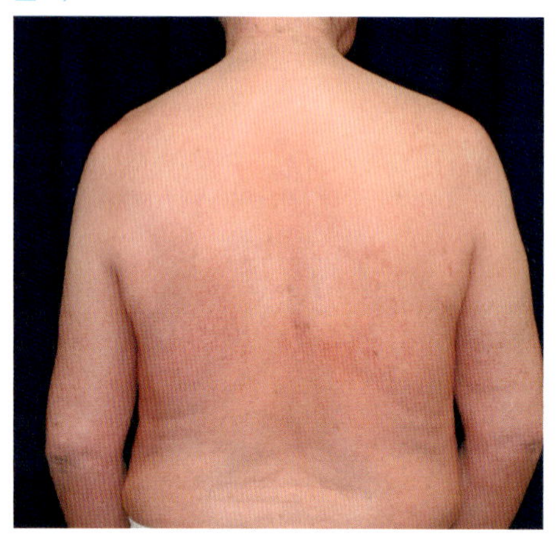

図2）

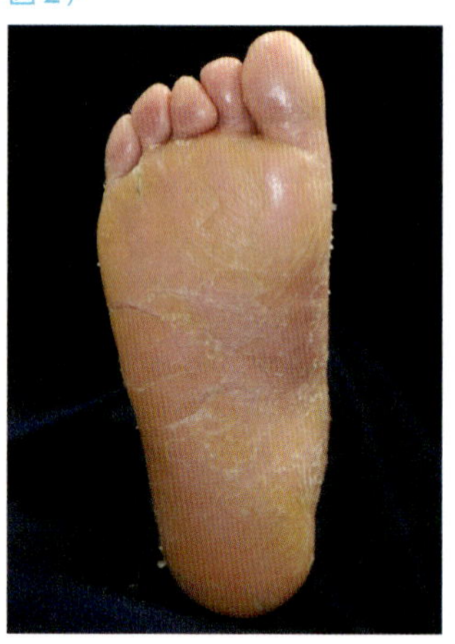

症例解説

60歳，男性。生下時から全身に紅斑と鱗屑があり，先天性魚鱗癬様紅皮症と臨床診断されていた。10代半ばから北海道大学病院皮膚科で経過をみられており，40代前半のときに頸部の有棘細胞癌[1)]，40代後半のときに左大腿部の悪性黒色腫[2)]を発症した。その後，魚鱗癬の診断目的に筆者の外来を紹介受診した。診察時，紅皮症を呈しており（図1），掌蹠にびまん性の過角化を認めていた（図2）。頭髪や眉毛がやや疎で，眼瞼外反や手指関節の変形を伴っていた。

● 治療経過

確定診断をつけるために全エクソーム解析を行ったところ，*CARD14*遺伝子にヘテロ接合性のミスセンス変異（c.356T>C，p.Met119Thr）を同定し，魚鱗癬ではなく，毛孔性紅色粃糠疹5型であることが判明した[3)]。筆者の外来を受診した時点で，すでに30年間以上エトレチナートを内服していたが，薬効はきわめて限定的であった。そこで，ウステキヌマブ45mgの投与に変更したが，効果はやはり限定的であった。ウステキヌマブ90mgに増量後も皮疹は持続しており，きわめて難治性の経過をたどっている。

私の工夫

毛孔性紅色粃糠疹は 6 つの型に分けられ，そのうち 5 型は *CARD14* 遺伝子変異により発症し常染色体顕性遺伝形式を示す病型である[4)]。*CARD14* 遺伝子変異によって引き起こされる病変は，乾癬や毛孔性紅色粃糠疹，そして紅皮症まで多彩であり，臨床診断が難しいことが多い。**近年では，これらの病変をまとめて CARD14-associated papulosquamous eruption (CAPE) と呼称されることがある**[5)]。今回の症例で同定された *CARD14* 遺伝子のミスセンス変異は NF-κB 活性化能が高く[3)]，また臨床的にも病原性がきわめて高い変異と考えられ，通常は奏効することの多いエトレチナートの内服はまったく無効であった。最近，**CAPE に対してウステキヌマブをはじめとした生物学的製剤の有効性が症例報告レベルではあるが複数報告されており**[5-10)]，本症例でもウステキヌマブの投与に切り替えた。しかし残念ながら，本症例ではウステキヌマブ 45mg も 90mg もいずれも無効であり，今後は本症に他に有効性が示されている生物学的製剤，たとえば，リサンキズマブ[11)]やイキセキズマブ[12)]への変更も検討されるべきと考えられた。

読むべき文献

- Craiglow BG, Boyden LM, Hu R, et al. CARD14-associated papulosquamous eruption: A spectrum including features of psoriasis and pityriasis rubra pilaris. J Am Acad Dermatol. 2018；79：487-94.
- Fuchs-Telem D, Sarig O, van Steensel MA, et al. Familial pityriasis rubra pilaris is caused by mutations in CARD14. Am J Hum Genet. 2012；91：163-70.
- Jordan CT, Cao L, Roberson ED, et al. Rare and common variants in CARD14, encoding an epidermal regulator of NF-kappaB, in psoriasis. Am J Hum Genet. 2012；90：796-808.
- Jordan CT, Cao L, Roberson ED, et al. PSORS2 is due to mutations in CARD14. Am J Hum Genet. 2012；90：784-95.

References

1) Arita K, Akiyama M, Tsuji Y, et al. Br J Dermatol. 2003；148：367-9.
2) Natsuga K, Akiyama M, Kato N, et al. J Invest Dermatol. 2007；127：2669-73.
3) Miyauchi T, Suzuki S, Takeda M, et al. Am J Hum Genet. 2021；108：1026-39.
4) Takeichi T, Sugiura K, Nomura T, et al. JAMA Dermatol. 2017；153：66-70.
5) Craiglow BG, Boyden LM, Hu R, et al. J Am Acad Dermatol. 2018；79：487-94.
6) Eytan O, Sarig O, Sprecher E, van Steensel MA. Br J Dermatol. 2014；171：420-2.
7) Lwin SM, Hsu CK, Liu L, et al. Br J Dermatol. 2018；178：969-72.
8) Nielsen RM, Gram SB, Bygum A. BMJ Case Rep. 2021；14：e235287.
9) Kiszewski AE, De Almeida HL Jr. Dermatol Ther. 2022；35：e15939.
10) Nogueira M, Reis J, Abreu M, et al. Pediatr Dermatol. 2023；40：1104-6.
11) Kołt-Kamińska M, Osińska A, Kaznowska E, Reich A. Dermatol Ther. 2023；13：2431-41.
12) OuYang X, Zhang D, Wang X, et al. Clin Exp Dermatol. 2022；47：2069-71.

疾患編 28

扁平苔癬

●辻 学

●症例写真

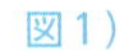

図1）

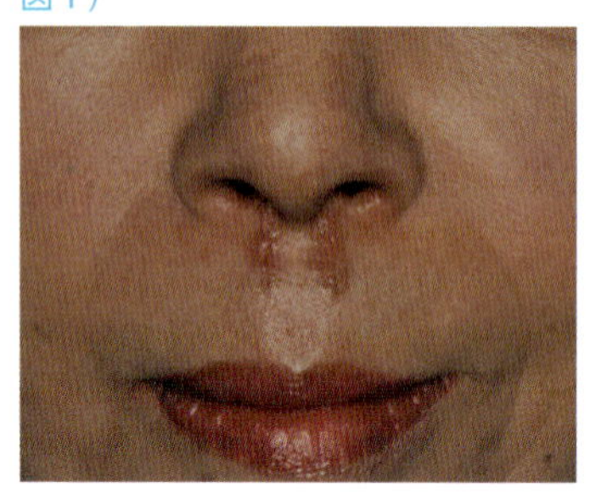

図2）

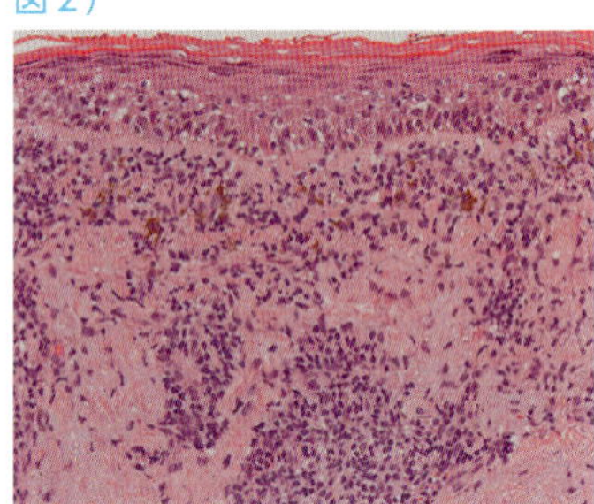

図3）

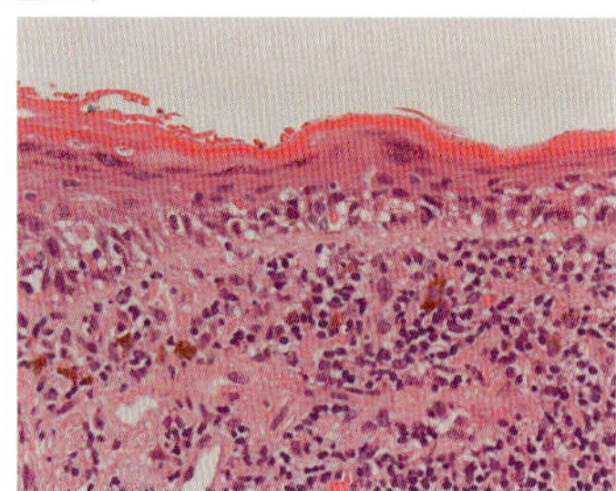

図4）

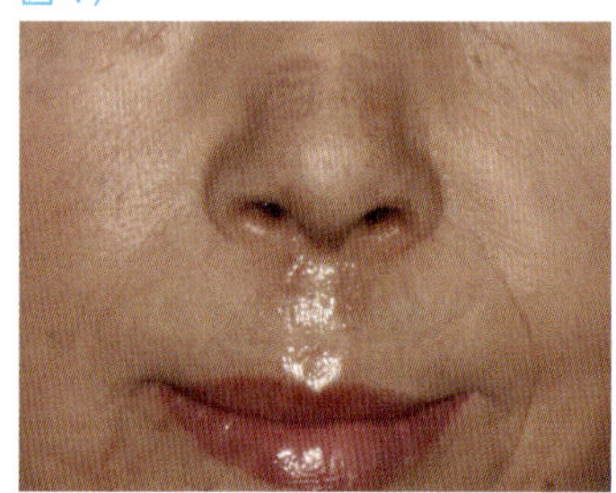

症例解説

68歳，女性。既往歴，家族歴に特記事項なし。約1年前に白唇部に瘙痒を伴う紅斑が出現した。徐々に拡大し，近医を受診した。ステロイドを外用するも軽快せず，当科に紹介。初診時，白唇部の一部に色素沈着を伴う線状の紅斑を認めた（図1）。

●治療経過

線状の皮疹であることから，外力に伴って病変を生じる扁平苔癬（Lichen Planus：LP），環状肉芽腫などを疑った。問診では，美容器具による慢性の機械的刺激があることが明らかとなった。病理組織像では，顆粒層の肥厚，表皮突起の鋸歯状の延長，表皮ー真皮境界部に帯状のリンパ球浸潤，液状変性（図2），表皮細胞の個細胞壊死（図3）を認め，LPと診断した。前医からのステロイドの長期外用が効果不十分であったため，タクロリムス軟膏を開始した。しかし，刺激感が強く外用が困難であった。そこで，JAK阻害薬であるデルゴシチニブ軟膏を使用したところ，外用3カ月後には皮疹はほぼ消退した（図4）。

私の工夫

LP は，瘙痒を伴う躯幹四肢に紫紅色調の丘疹を形成する慢性の炎症性皮膚疾患である。LP の病理組織像では，表皮直下の帯状のリンパ球浸潤と表皮細胞の細胞死が特徴である[1)]。LP の原因は不明であるが，発症に関与する免疫機構としては，T 細胞の活性化とそれに対する表皮細胞の免疫反応が関与することが示されている。LP の病変部では，CD8T 細胞の数が増加し，角化異常を伴う表皮細胞に近接して存在する。これらから，CD8T 細胞による表皮細胞の細胞傷害が LP の中心的なメカニズムであると考えられている[2)]。

さらに，最近の研究では，LP において**IFN-γが重要な働きをする**ことが示されている。IFN-γは，自然免疫と適応免疫の両方において幅広く炎症を促進するサイトカインである。IFN-γ受容体の下流には，JAK―STAT 経路があり，そのなかでも**LP においては JAK1/2 の活性化が強く関与する**[2)]。これらの知見から，近年 LP に対する JAK 阻害薬の有効性が期待されている。バリシチニブは，JAK1/2 の活性化を阻害する経口 JAK 阻害薬であり，海外ではバリシチニブが LP の爪病変や口腔内病変に有効であった症例報告があり[3,4)]，現在，第Ⅱ相の臨床試験（NCT05188521）が行われている[5)]。

外用 JAK 阻害薬では，JAK1/2 阻害薬であるルキソリチニブリン酸塩が LP の治療に有効であることが報告されている[6)]。日本でアトピー性皮膚炎の治療に使用可能な**デルゴシチニブは，Pan-JAK 阻害薬であり，JAK1/2 の活性化を阻害する**[7)] ことから，同じく LP に対する効果が期待される。LP は慢性の経過をとることが多く，ステロイド外用が長期となった場合には，かえって副作用としての皮膚萎縮，毛細血管拡張が危惧される場合がある。とくに，顔面などの場合には，**外用 JAK 阻害薬による治療**を考慮してもよいかもしれない。ただし，デルゴシチニブは LP の治療には適用外であることは注意する必要がある。

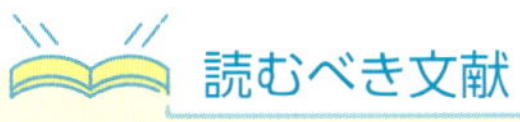

読むべき文献

- Shao S, Tsoi LC, Sarkar MK, et al. IFN-γ enhances cell-mediated cytotoxicity against keratinocytes via JAK2/STAT1 in lichen planus. Sci Transl Med. 2019；11：eaav7561.
- Hwang A, Kechter J, Do T, et al. Oral Baricitinib in the Treatment of Cutaneous Lichen Planus. medRxiv. 2024. doi:10.1101/2024.01.09.24300946. [Preprint]
- Brumfiel CM, Patel MH, Severson KJ, et al. Ruxolitinib Cream in the Treatment of Cutaneous Lichen Planus: A Prospective, Open-Label Study. J Invest Dermatol. 2022；142：2109-16.e4.

References

1) Weston G, Payette M. Int J Womens Dermatol. 2015；1：140-9.
2) Shao S, Tsoi LC, Sarkar MK, et al. Sci Transl Med. 2019；11：eaav7561.
3) Pünchera J, Laffitte E. JAMA Dermatol. 2022；158：107-8.
4) Moussa A, Colla T, Morrison B, Sinclair R. Australas J Dermatol. 2022；63：276-7.
5) Hwang A, Kechter J, Do T, et al. medRxiv. 2024. doi：10.1101/2024.01.09.24300946. [Preprint]
6) Brumfiel CM, Patel MH, Severson KJ, et al. J Invest Dermatol. 2022；142：2109-16.e4.
7) Chovatiya R, Paller AS. J Allergy Clin Immunol. 2021；148：927-40.

疾患編 29

慢性苔癬状粃糠疹(PLC)

● 山本 礼／森田 明理

● 症例写真

図 1）

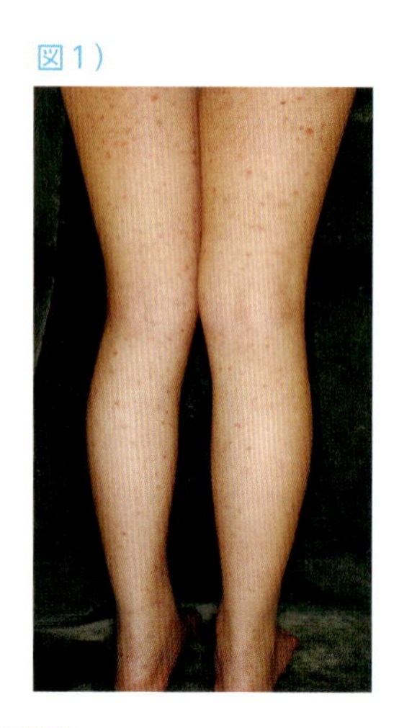

図 2）

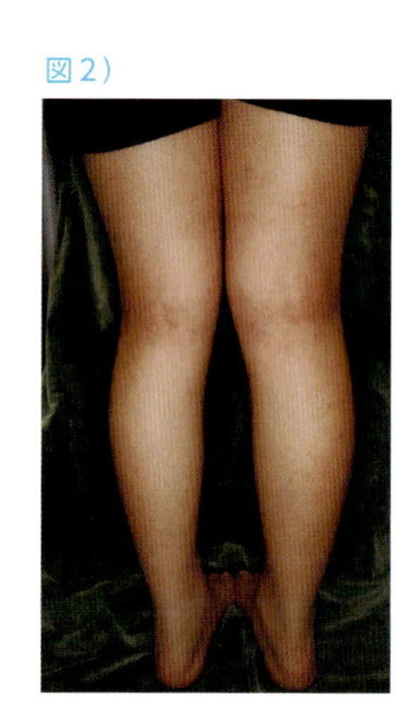

症例解説

12 歳，女性。既往歴，家族歴は特記事項なし。X 年 11 月に発熱，咽頭痛などの感冒症状があり，X 年 12 月より体幹四肢に 5 ～ 10mm 大の白色の鱗屑を付着する紅色丘疹が出現した（図 1）。ステロイド外用薬を処方されるが，効果が乏しく X+1 年 4 月に当科を紹介受診。

● 治療経過

皮膚生検にて，基底層の液状変性，真皮浅層の浮腫と血管周囲性リンパ球浸潤を認め，慢性苔癬状粃糠疹と診断し，ナローバンド UVB 治療を開始した。全身型照射機器にて 0.2J/cm^2 で開始し，週に 1 回の照射を行い，20％ずつ照射量を増量し，症状が改善傾向となった照射量で継続した。10 回照射にて，皮膚症状は色素脱失を残して消退し，終了とした（図 2）。照射終了後 3 カ月後の再診時に皮膚症状の再燃は認めず，終診となった。

私の工夫

苔癬状粃糠疹は，1894 年に初めて報告された[1,2)]。その後，1899 年に慢性型のものが慢性苔癬状粃糠疹（pityriasis lichenoides chronica：PLC）と命名され[3)]，急性痘瘡状苔癬状粃糠疹（pityriasis lichenoides et varioliformis acuta：

PLEVA）がPLCから分離されたのは，1916年のことである[4]。PLCの発症に男女差はなく，小児から高齢者まであらゆる年齢に発症するが，好発年齢は10〜20代である[5]。PLCは経過が緩徐になる傾向があり，病変は最初に紅斑，丘疹で赤褐色の色調を呈し，中心部に微小な鱗屑が付着する。丘疹は自然に平坦化し，数週間かけて退縮する。皮疹は新旧が混在し，しばしば増悪と軽快を繰り返し，全経過には数年を要することもある。皮疹の分布としては，通常は体幹，四肢近位部に発現する傾向があり，広範囲に皮疹が生じることも多い。一般的にはステロイド外用治療への反応性が乏しく，抗生剤内服やジアフェニルスルホン（DDS）などの内服も行われることがあるが，奏効しないことが多い。あるレビューによると**ナローバンドUVBがファーストラインとして推奨**されている[6]。筆者の治療の工夫としては，PLCの診断がされた患者に対しては，**10歳以上であれば紫外線治療を行い，10歳未満であれば日常生活で日光浴をすすめる**ようにしている。PLCに対する紫外線療法の報告では，とくにナローバンドUVB療法の有効性を示すものが多い。PLCの患者25名にナローバンドUVBを照射し，92％で50％以上の改善を認めたというものや[7]，8名のPLC患者をナローバンドUVBで治療し，87.5％で奏効したという報告もある[8]。また，小児においても9名のPLCの患者にナローバンドUVBが照射され，66.6％で効果があったと報告されている[9]。PLCに対する紫外線治療の効果のメカニズムは明らかにはなっていないが，ランゲルハンス細胞や真皮のT細胞の減少，NK細胞活性の低下など，免疫調整による効果が提唱されている[7]。具体的な照射方法は，0.2〜0.3J/cm^2で開始し，週に1〜2回の照射が望ましい。照射ごとに20％ずつの増量を行い，紅斑が生じるか，もしくは，症状が改善傾向となる照射量で固定し照射を継続する。最大照射量は1.5J/cm^2を超えないようにしている。本症例のように著効する症例や，効果が乏しい症例などさまざまである。著効する症例では数回で効果を実感できるため，そのような症例では継続することが望ましく，再発率も低い傾向があると考える。

読むべき文献

- Bellinato F, Maurelli M, Gisondi P, Girolomoni G. A systematic review of treatments for pityriasis lichenoides. J Eur Acad Dermatol Venereol. 2019；33：2039-49.
- Ersoy-Evans S, Hapa AA, Boztepe G, et al. Narrowband ultraviolet-B phototherapy in pityriasis lichenoides chronica. J Dermatolog Treat. 2009；20：109-113.
- Aydogan K, Saricaoglu H, Turan H. Narrowband UVB (311 nm, TL01) phototherapy for pityriasis lichenoides. Photodermatol Photoimmunol Photomed. 2008；24：128-33.
- Pasić A, Ceović R, Lipozencić J, et al. Phototherapy in pediatric patients. Pediatr Dermatol. 2003；20：71-7.

References

1) Neisser A. Verh Dtsch Dermatol Ges. 1894；4：495-9.
2) Jadassohn J. Verh Dtsch Dermatol Ges. 1894；4：524-9.
3) Juliusberg F. Arch Dermatol Syphilol. 1899；50：359-74.
4) Mucha V. Arch Dermatol Syph. 1916；123：586-92.
5) 玉置邦彦（総編集）．最新皮膚科学大系 第7巻．東京：中山書店；2002．p175-7.
6) Ersoy-Evans S, Hapa AA, Boztepe G, et al. J Dermatolog Treat. 2009；20：109-113.
7) Aydogan K, Saricaoglu H, Turan H, Photodermatol Photoimmunol Photomed. 2008；24：128-33.
8) Pasić A, Ceović R, Lipozencić J, et al. Pediatr Dermatol. 2003；20：71-7.
9) Bellinato F, Maurelli M, Gisondi P, Girolomoni G. J Eur Acad Dermatol Venereol. 2019；33：2039-49.

環状肉芽腫

● 植田 郁子

● 症例写真

図 1）

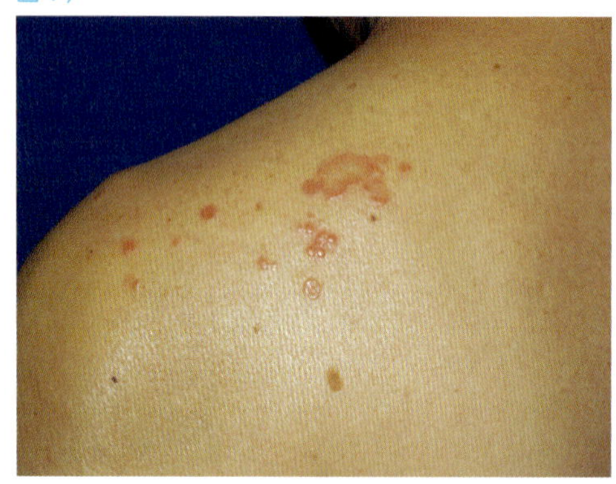

図 2）

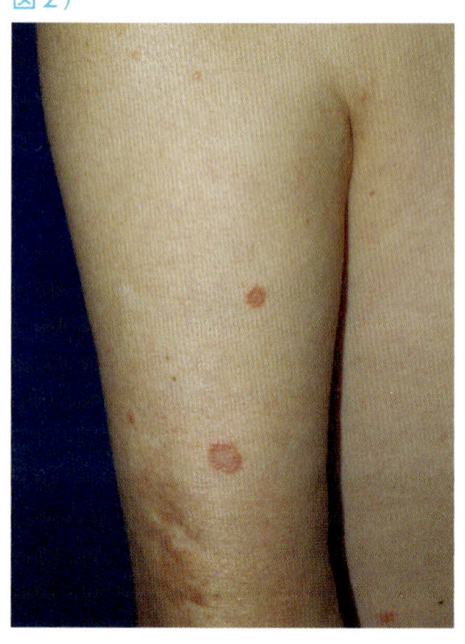

症例解説

75 歳，男性。既往歴として，2 型糖尿病，器質化肺炎，前立腺癌がある。X 年 3 月上旬から体幹に瘙痒を伴う紅斑と小結節が出現したため，当科を受診した。体幹は上背部を中心に（図 1），また上腕および下腿の伸側に辺縁がやや堤防状に盛り上がる環状の紅斑と紅色小結節が散在していた（図 2）。

● 治療経過

2 型糖尿病は X−2 年より，前立腺癌は X−1 年に診断され治療していた。環状肉芽腫のほかに，サルコイドーシス，環状弾性線維融解性巨細胞肉芽腫，リポイド類壊死症，リウマトイド結節，皮膚結核および非結核性抗酸菌症などの感染性肉芽腫など，種々の肉芽腫性疾患を鑑別するため皮膚生検を施行した。真皮の膠原線維間に細胞浸潤を認め，真皮内に変性した膠原線維と，淡青色に染まるムチンと考えられる沈着物があり，その周囲を組織球とリンパ球が取り囲むように浸潤している。いわゆる柵状肉芽腫の病理組織像を呈した。環状肉芽腫と診断し，ステロイド外用を行い皮疹は消退した。

私の工夫

環状肉芽腫は**真皮の変性した膠原線維に対して生じる原因不明の慢性炎症性疾患**である。皮疹の分布により広範囲に分布する汎発型と，汎発型以外の限局型に分類される。**全身的要因として糖尿病，悪性腫瘍，HIV，C型肝炎ウイルス，自己免疫性疾患などの基礎疾患や薬剤によるものがあり，局所的要因として日光照射，虫刺症，外傷，機械的刺激など**が報告されている。通常自覚症状を伴わず，正常皮膚色ないし淡紅色で光沢のある硬い丘疹や結節が堤防状に隆起し，**中央が陥凹し環状を呈する定型疹と，穿孔型，皮下型，局面型といった非定型疹に分類**される[1]。また発症年齢の分布に関しては，50歳以上の中高年者と，0～10歳の幼小児に多くみられる[1]。鑑別診断を十分に検討し，診断を皮膚生検で確認することが重要である。確立した治療法はないが，皮膚生検により自然消退する症例もみられるため，皮膚生検による確定診断後，まずは経過観察をする。とくに**小児例では病型を問わず自然消退することが多い**ため，経過観察の後に治療法を検討することがすすめられる[2]。環状肉芽腫と関連することがある，糖尿病，悪性腫瘍，HIV，C型肝炎ウイルス，自己免疫性疾患などの基礎疾患の有無を精査し，合併がある場合には，その合併症の治療を行う。生検施行後の経過観察や副腎皮質ステロイドの外用による治療で消退しない症例において，トラニラスト内服やナローバンドUVB療法による治療が有効である。それでも抵抗性の場合に検討される治療としてはジアフェニルスルホン（DDS），ヒドロキシクロロキン硫酸塩，メトトレキサート，スルファサラジン，さらにはアプレミラストや生物学的製剤（TNF阻害薬），JAK阻害薬などが報告されている[3]。治療のベネフィットと副作用などのリスクのバランスを十分検討する必要がある。

読むべき文献

- 古江増隆（編）．診る・わかる・治す 皮膚科臨床アセット：14 肉芽腫性皮膚疾患 サルコイドーシス・他の肉芽腫．東京：中山書店；2013.
- 安藤正幸，四元秀毅（監）．サルコイドーシスとその他の肉芽腫性疾患．東京：克誠堂出版；2006.
- Piette EW，Rosenbach M. Granuloma annulare: Clinical and histologic variants, epidemiology, and genetics. J Am Acad Dermatol. 2016；75：457-65.
- Piette EW，Rosenbach M. Granuloma annulare: Pathogenesis, disease associations and triggers, and therapeutic options. J Am Acad Dermatol. 2016；75：467-79.

References

1) 伊藤幸恵，籏持 淳，北村洋平，他．皮膚臨床．2009；51：749-51.
2) 久保田由美子，古賀哲也，利谷昭治．西日本皮膚科．1997；59：562-5.
3) Joshi TP，Duvic M. Am J Clin Dermatol. 2022；23：37-50.

疾患編 31

汗管腫

● 菊地 克子

● 症例写真

図 1）

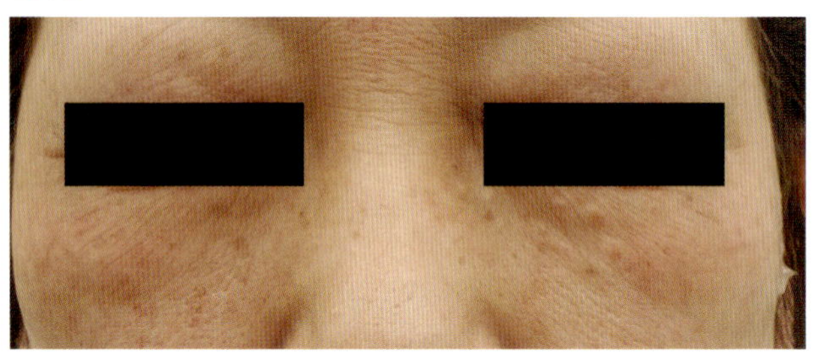

図 2）

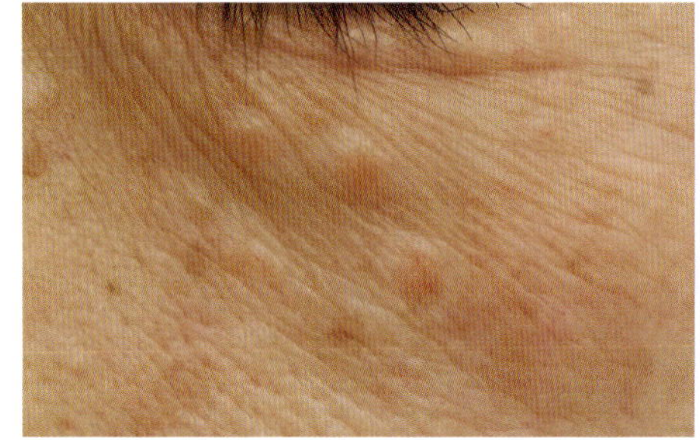

図 3）

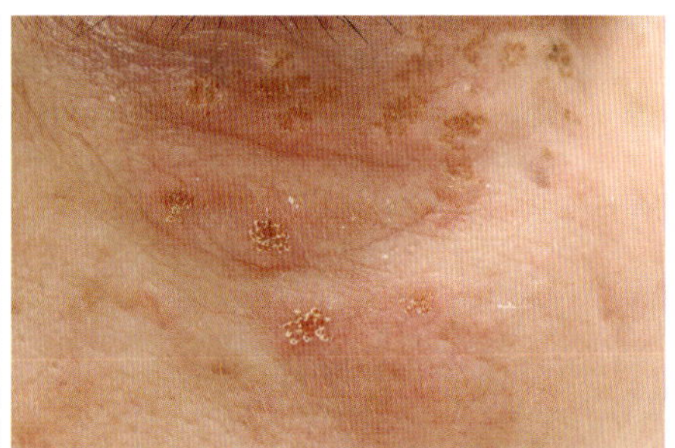

症例解説

62 歳，女性。家族歴，既往歴に特記すべきことなし。数年来，左右下眼瞼に常色～淡褐色の無症候性の皮疹を認めた（図 1，2）。治療を希望して当院を受診。

● 治療経過

臨床的に汗管腫と診断し，炭酸ガスレーザー照射療法での治療を開始した。リドカインテープ貼付で前処置後，丘疹や局面内の隆起の目立つ部分を平らにするようなイメージで，炭酸ガスレーザー（CO_2 エスプリ）の SP2 あるいは 1(SP1；繰り返し照射数 200 パルス / 秒，平均出力 0.7 W，SP2；繰り返し照射数 400 パルス / 秒，平均出力 1.4 W) で照射し，局面状になった部分は SP2（照射出力約 1.4 W) モードで 0.05 秒の single 照射を用いてフリーハンドのフラクショナル照射を行った（図 3）。レーザー照射療法の治療間隔は 1 ～ 2 カ月程度あけ，患者の満足感が得られるまで 6 回繰り返した。

私の工夫

汗管腫は，顔面の眼瞼や躯幹に好発する汗管由来の良性皮膚腫瘍である。個疹は直径 1 ～ 2 mm 程度の扁平隆起性黄褐色小丘疹であるが，融合して局面を形成することもある。躯幹に多発する型を eruptive syringoma ともいう。炭酸ガスレーザーは顔面の色素細胞母斑や良性の小腫瘍の治療に用いられ，汗管腫も炭酸ガスレーザーの治療対象となる[1]。汗管腫の病理組織ではオタマジャクシ様外観を形成する腫瘍細胞が真皮上中層にみられる。真皮炭酸ガスレーザーでの治療は，病変の完全除去ではなく，病変のボリュームを減らし目立ちにくくする治療であることをあらかじめ患者に伝えておく必要がある。照射にあたり，疼痛対策として**リドカインテープ**を用いている。リドカインテープは電子添文ではレーザー処置の 1 時間前に貼付するとあるが，**2 ～ 3 時間前の貼付**のほうがより徐痛効果が高いようである。リドカイン・プロピトカインクリームを用いてもよい。徐痛が不十分であれば，1% リドカインの浸潤麻酔を行う。その場合，注射後に病変が不明確となるので，注射前に照射する病変部をマーキングする。眼囲の病変では，コンタクトシェルで眼球を保護し照射する。局面状になっている場合は，広い面積を深く削ると創治癒が遷延し瘢痕を生じる危険があるため，**隆起の強い部分を狭い範囲で照射・蒸散**し照射部間に健常表皮を残すか，剣山状の間引き照射である**フラクショナル照射**[2,3]を行っている。照射後は，浅い潰瘍になるので，**油脂性軟膏と非固着性ガーゼ**あるいは，**創傷被覆材で wet dressing** を行い創治癒させる。上皮化後は紅斑，引き続いて炎症後色素沈着が生じるので，**サンスクリーン剤で紫外線防御を徹底**させる。炎症後色素沈着予防のため，**上皮化後にトラネキサム酸含有の外用剤（医薬部外品）**を使うこともある[4]。患者の満足感が得られるまで，照射を 1 ～ 2 カ月ごとに繰り返し治療している。

頸部や躯幹は炭酸ガスレーザーでの治療後に瘢痕になりやすいので，安易に行わないほうがよい。

読むべき文献

- **大慈弥裕之，山田秀和，橋本一郎，他．美容医療診療指針（令和 3 年度改訂版），第 3 節 イボ・ホクロ（脂漏性角化症，表皮母斑，母斑細胞母斑）に対するレーザー治療【追加】．日本美容外科学会会報．2022；44：99-105.**

References

1) 大慈弥裕之，山田秀和，橋本一郎，他．日本美容外科学会会報．2022；44：69-170.
2) 根本 治．Visual Dermatology．2014；13：1292-6.
3) 菊地克子．*MB Derma*．2022；328：59-66.
4) 横山ひかり，加王文祥，山本有紀．Aesthetic Dermatology．2023；33：441-7.

疾患編 32

穿孔性皮膚症

● 国本 佳代

● 症例写真

図1）

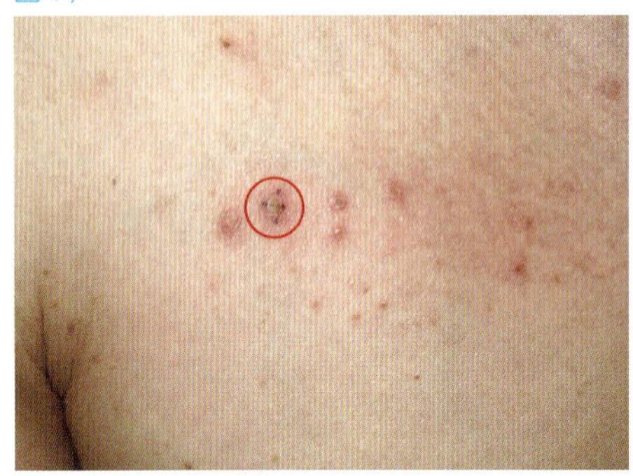

図2）

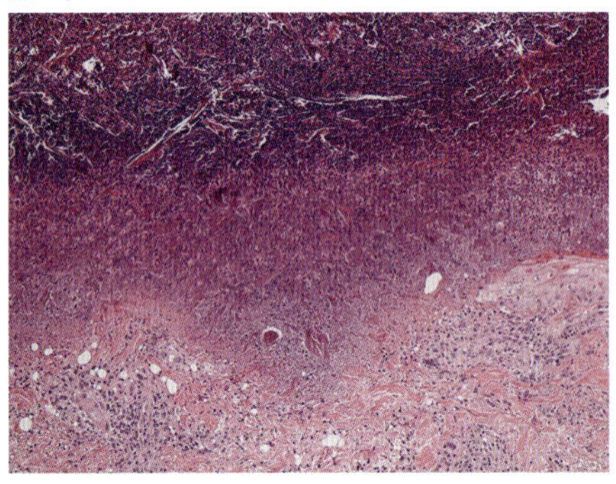

症例解説

64歳，男性。既往歴，家族歴に特記すべき事項なし。X年9月頃より全身に瘙痒感が出現し，近医にて抗ヒスタミン薬の内服とストロンゲストクラスのステロイド外用薬を長期に外用するも難治とのことで当科受診。体幹，四肢に中央に黄色の固着性物質を伴う丘疹が散在し，激しい瘙痒を訴えていた（図1）。

● 治療経過

結節性痒疹を疑ったが，皮膚生検（図1のマーキング部）では，検体中央は潰瘍形成と高度の膿状滲出物とともに多数の膠原線維束の排出像を認め（図2），後天性穿孔性皮膚症と診断した。血液検査では糖尿病や腎疾患はみられなかった。抗ヒスタミン薬の増量とクロベタゾールプロピオン酸エステルの外用と外用方法の指導を行ったが症状は改善せず，紫外線療法を提案したが通院回数に同意を得られず施行できなかった。頭皮に膿疱を伴う皮疹があったため，ミノサイクリン（200mg/日）を追加したところ瘙痒と皮疹は改善し，内服2カ月で中止したが寛解を維持している。

私の工夫

穿孔性皮膚症の臨床像は，固着性物質を含有した中心臍窩性の丘疹であり，**病理組織学的所見で経表皮的に変性した真皮成分が外部に排出される像を特徴とす**

る。18 歳以上に発症し表皮からおもに膠原線維が排出されるものを後天性反応性穿孔性膠原線維症，角質が排出されるものをキルレ病，毛包から膠原線維が排出されるものを穿孔性毛包炎，弾性線維が排出されるものを蛇行性穿孔性弾性線維症と診断する。いずれの疾患でもケブネル現象や瘙痒がみられる[1)]。後天性反応性穿孔性膠原線維症，キルレ病，穿孔性毛包炎いずれも**糖尿病と慢性腎疾患を高率に合併する**ことが知られており，臨床像，病理組織像が類似し同一症例で混在していることもあるため，後天性穿孔性皮膚症としてまとめられることが多い。鑑別疾患としては結節性痒疹，結節性類天疱瘡，毛包炎，虫刺過敏症などが挙げられ，とくに結節性痒疹とは臨床的に区別することは困難である。中心に壊死を伴うような結節性痒疹は穿孔性皮膚症と同一であるとの報告もある[2)]。

後天性穿孔性皮膚症の発症機序については明らかとなっていないが，糖尿病やそれに伴う腎症を中心とした慢性腎疾患の合併が多いことから糖尿病を背景とした発症機序について検討されている。高血糖や酸化物のため皮膚真皮のコラーゲンやエラスチンが非酵素的な糖化を受け，終末糖化産物を生じ，これに修飾された膠原線維が経表皮排泄をきたす要因と考えられている[3)]。

日本皮膚科学会の診療の手引きによれば，**合併する疾患がある場合にはその治療 (推奨度 C1) と副腎皮質ステロイド外用薬 (推奨度 C1)，紫外線療法 (推奨度 C1) が提案されている**[1)]。しかし，一般に難治であり，これらの治療を行っても難渋することが多い。症例報告ではあるが，テトラサイクリン系の抗菌薬やエトレチナート，アロプリノール内服などの効果が報告されている[4)]。なかでもテトラサイクリン系抗菌薬は腎機能障害患者でも用量調整が不要であり投与しやすい。テトラサイクリン系抗菌薬の薬理作用は不明な点が多いが，**抗炎症作用や MMP(matrix metalloproteinases) の抑制効果**があるとされる[5)]。また，アロプリノールの奏効例も散見され，キサンチンオキシダーゼを阻害することによる活性酸素の抑制効果や，尿酸値の低下による末梢血流の改善が酸化ストレスを減少させるなどの機序が推定されている[6)]。

難治例に対してはこれらの薬剤による治療を考慮してもよいと考えられるが，一般的ではない。より多くの症例を検討する必要がある。

読むべき文献

- 川上民裕，秋山真志，須賀 康，他．穿孔性皮膚症（perforating dermatosis）の診療の手引き．日皮会誌．2020；130：2007-16.
- 佐藤貴浩，横関博雄，室田浩之，他．痒疹診療ガイドライン 2020．日皮会誌．2020；130：1607-26.
- Fujimoto E，Kobayashi T，Fujimoto N，et al．J Invest Dermatol．2010；130：405-14.

References

1) 川上民裕，秋山真志，須賀 康，他．日皮会誌．2020；130：2007-16.
2) Kestner RI，Ständer S，Osada N，et al．Acta Derm Venereol．2017；97：249-54.
3) Fujimoto E，Kobayashi T，Fujimoto N，et al．J Invest Dermatol．2010；130：405-14.
4) Karpouzis A，Giatromanolaki A，Sivridis E，Kouskoukis C．J Dermatol．2010；37：585-92.
5) Ryan ME，Usman A，Ramamurthy NS，et al．Curr Med Chem．2001；8：305-16.
6) Doehner W，Schoene N，Rauchhaus M，et al．Circulation．2002；105：2619-24.

疾患編 33

ヘイリーヘイリー病・ダリエ病

● 要藤 歩美／牧野 輝彦

● 症例写真

図 1）

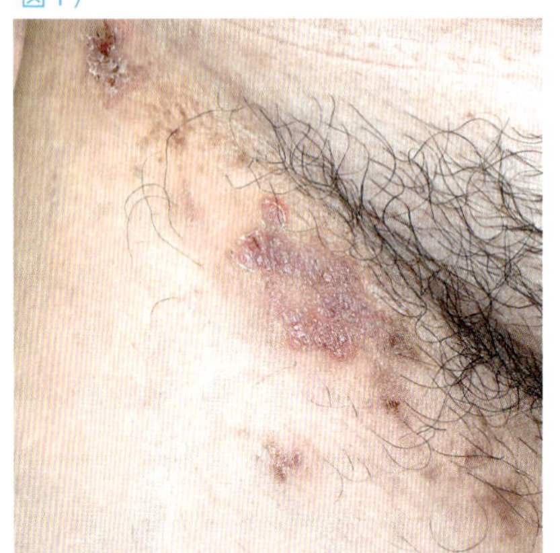

図 2）

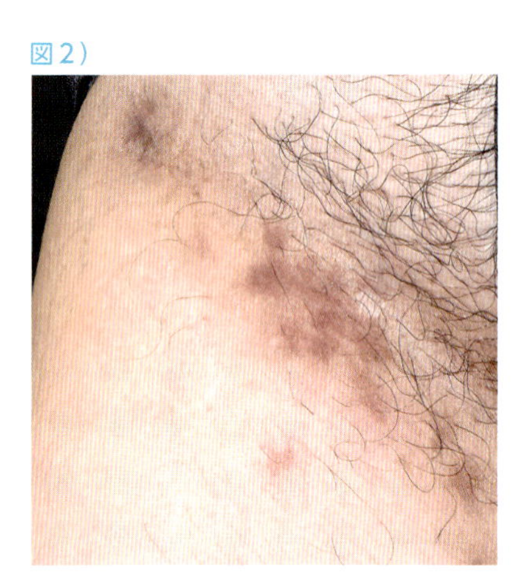

症例解説

35 歳，女性。既往歴に特記事項なし。家族歴として母にヘイリーヘイリー病あり。初診 3 年前より腋窩に瘙痒を伴う落屑性紅斑とびらん，痂皮を自覚，その後鼠径部，乳房下にも同様の皮疹が出現した。ステロイド外用治療を行うも改善しないため当科紹介受診となった。

● 治療経過

当科初診時, 両腋窩, 鼠径部, 乳房下に鱗屑を伴う紅斑, びらんがみられ（図 1），病理組織検査では表皮基底層直上の裂隙形成と有棘層の棘融解を認めた。遺伝子検査を施行し *ATP2C1* 遺伝子に病的バリアントが検出，ヘイリーヘイリー病と確定診断した。ステロイド外用薬や抗菌外用薬による治療を行うも改善傾向がみられなかったため当院の臨床倫理委員会の承認のもと phosphodiesterase 4（PDE4）阻害薬であるアプレミラストを投与した。投与 2 週間後にはびらんは上皮化し紅斑は色素沈着となった（図 2）。投与 6 週間後に内服終了とし，皮膚症状の悪化時にのみ短期間アプレミラストを投与するものの概ねコントロール良好な状態で維持している。

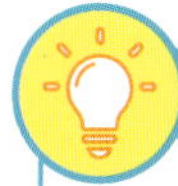

私の工夫

ヘイリーヘイリー病とダリエ病はいずれも皮膚のカルシウムポンプ病であり，ヘイリーヘイリー病はSPCA1をコードする*ATP2C1*遺伝子の変異[1)]，ダリエ病はSERCA2をコードする*ATP2A2*遺伝子の病的バリアントで生じる[2)]。さらにヘイリーヘイリー病の皮膚病変の形成にはハプロ不全に加え正常アレルからの遺伝子発現の低下も必要とされ，細菌・真菌感染症や外的刺激による炎症の関与が推測されている[3)]。両疾患とも，おもにステロイドや免疫抑制薬による局所療法や全身療法などが行われるが難治例も多い。本稿ではヘイリーヘイリー病に対する治療の工夫について述べる。

ヘイリーヘイリー病の皮膚病変では前述の通り炎症に起因する正常アレルからの*ATP2C1*遺伝子の発現低下の関与が示唆されているため，治療においては**局所の炎症の制御が重要**となる。生活上の注意点として**高温多湿の環境や機械的刺激，紫外線曝露を避けるように指導**する。また，抗菌薬や抗真菌薬などによる局所感染症の制御も重要となる。炎症反応の抑制のためステロイドや免疫抑制薬が用いられ，重症例ではこれらの全身療法を要するが感染症の併発や長期使用による副作用などが懸念される。近年，ヘイリーヘイリー病に対するアプレミラストの有効例の症例報告が散見される[3-7)]。**アプレミラスト**は炎症性サイトカインの産生を抑制し，抗炎症性サイトカインの産生を増加させるため，強い免疫抑制なく炎症反応を軽減させ皮膚症状を改善すると推察される。さらに本剤には重篤な副作用が少なく長期投与も可能であり有用な治療法であると思われる。しかし，本薬剤のヘイリーヘイリー病への使用は保険収載されていないため各施設の倫理審査で許可を得る必要があること，患者に経済的な負担がかかること，本剤の効果が得られなかった症例の報告もあるなどの懸念点もある。そのため本薬剤の使用に際しては患者に十分な説明を行い，治療効果や副作用に関して適切に観察，評価することが重要である。

読むべき文献

- 牧野輝彦，要藤歩美．常深祐一郎，鶴田大輔（編）．3 ヘイリーヘイリー病の治療としてアプレミラストは使用可能か? WHAT'S NEW in 皮膚科学 2022-2023．東京：メディカルレビュー社；2022．p92-3.
- Yoto A，Makino T，Mizawa M，et al．Two cases of Hailey-Hailey disease effectively treated with apremilast and a review of reported cases．J Dermatol．2021；48：1945-8.
- 黛 暢恭，池田志斈．皮膚科セミナリウム 第10回 角化症，Darier病とHailey-Hailey病ーカルシウムポンプ異常疾患ー．日皮会誌．2006；116；21-5.

References

1) Engin B，Kutlubay Z，Çelik U，et al．Clin Dermatol．2015；33：452-5.
2) 黛 暢恭，池田志斈．日皮会誌．2006；116：21-5.
3) Yoto A，Makino T，Mizawa M，et al．J Dermatol．2021；48：1945-8.
4) Kieffer J，Le Duff F，Montaudié H，et al．JAMA Dermatol．2018；154：1453-6.
5) Di Altobrando A，Sacchelli L，Patrizi A，Bardazzi F．Clin Exp Dermatol．2020；45：604-5.
6) Siliquini N，Deboli T，Marchetti Cautela J，et al．Ital J Dermatol Venerol．2021；156：727-8.
7) Riquelme-Mc Loughlin C，Iranzo P，Mascaró JM Jr．Clin Exp Dermatol．2020；45：737-9.

疾患編 34

ムチン沈着症

● 梅林 芳弘

● 症例写真

図1）

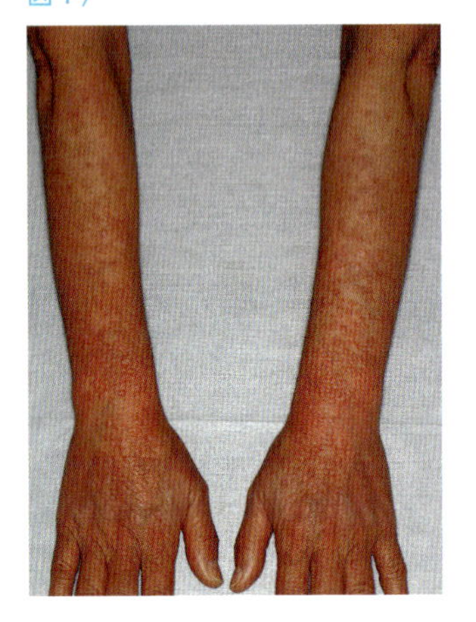

図2）

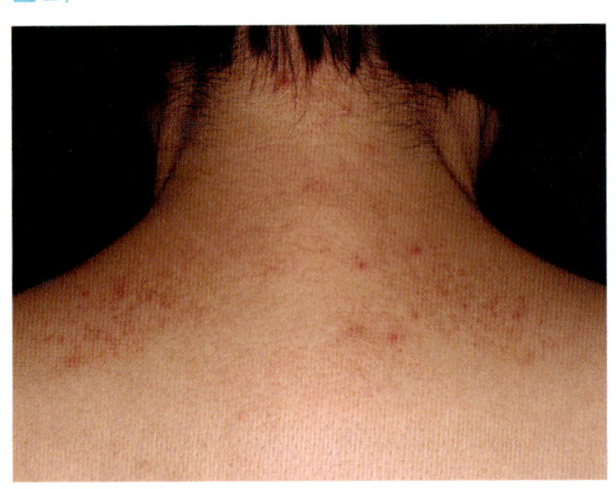

症例解説

59歳，女性。家族歴は特記すべきことなし。既往歴に高血圧。2年前から全身の瘙痒があり，前腕と項部に丘疹が出現してきた。来院時，両前腕から手背伸側（図1），項部から上背部（図2）に，数mm大の紅色丘疹が多発していた。前腕，項部の丘疹を生検した。病理組織学的にはいずれも同様の所見であり，真皮上〜中層の膠原線維間にムチンの沈着がみられた。表皮には著変がなかった。

※文献3と同一症例

● 治療経過

臨床像および組織像から，discrete papular lichen myxedematosus（DPLM）と診断した。ステロイドの外用で，瘙痒，皮疹とも軽快した。

私の工夫

ムチン沈着症は，皮膚にムチンが異常沈着する疾患の総称である。病理組織学的にムチン沈着が主となる**原発性皮膚ムチン沈着症**と，ムチン沈着が従である**二次性皮膚ムチン沈着症**に分ける。甲状腺疾患や膠原病に伴うムチン沈着症は前者の範疇に属する。

粘液水腫性苔癬（丘疹性ムチン沈着症）は，原発性かつ慢性に苔癬状丘疹・結節・局面を呈し，種々の程度の線維化と線維芽細胞の増生を伴うムチン沈着症の総称であり，汎発型と限局型に分かれている[1,2)]。汎発型粘液水腫性苔癬（硬化性粘液水腫）は，単クローン性ガンマグロブリン血症を伴って，時に致死的となる全身性の疾患である。

限局型粘液水腫性苔癬は，硬化や単クローン性ガンマグロブリン血症を欠くもので，DPLM，acral persistent papular mucinosis（APPM），cutaneous mucinosis of infancy，nodular lichen myxedematosus の4病型に分けられる[1,2)]。APPMは手背から前腕伸側を侵すもので，DPLMではその他の部位にも及ぶ。DPLMは，限局型粘液水腫性苔癬において，他の病型のどれにも属さないもの，と捉えることもできる[3)]。

以上の議論を踏まえると，本例は全身症状のない限局型粘液水腫性苔癬であって，前腕の皮疹のみであれば APPM でもよいが，項部にも及んでいるので DPLM と診断した。

原発性ムチン沈着症は，基礎疾患があれば，その治療を行う。基礎疾患がない場合，単発であれば，病理検査を兼ねて切除する。本例のように広範囲に及ぶ場合は，ステロイドを外用する[1,4,5)]。病変の数と広がりにより，両者を組み合わせ，またステロイド局注も選択肢に入れる。

本例は，治療前の TARC 値が高値であったが，治療に伴って低下し正常範囲内となった。湿疹が合併していた可能性もあるが，少なくとも生検部位の表皮には著変がみられなかったため，TARC が限局型粘液水腫性苔癬の病勢マーカーになる可能性も考えられた。

読むべき文献

- Rongioletti F. Griffiths C，Barker J，Bleiker T，et al eds. Rook's textbook of dermatology，10th Edition. New Jersey：Wiley Blackwell；2024. p57.1-57.19.
- 梅林芳弘. 宮地良樹（監）. 皮膚ムチン沈着症. 皮膚疾患診療実践ガイド 第３版. 東京：文光堂；2022. p531-3.
- 佐藤篤子. 佐藤伸一，藤本 学，門野岳史，椛島健治（編）. ムチン沈着症. 今日の皮膚疾患治療指針 第５版. 東京：医学書院；2022. p558-60.

References

1) Rongioletti F. Griffiths C，Barker J，Bleiker T，et al eds. Rook's textbook of dermatology，10th Edition. New Jersey：Wiley Blackwell；2024. p57.1-57.19.
2) 梅林芳弘. MB Derma. 2018；268：303-15.
3) 円山尚子，赤間智範，真鍋 求，梅林芳弘. 皮膚臨床. 2015；57：262-3.
4) 梅林芳弘. 宮地良樹（監）. 皮膚疾患診療実践ガイド 第３版. 東京：文光堂；2022. p531-3.
5) 佐藤篤子. 佐藤伸一，藤本 学，門野岳史，椛島健治（編）. 今日の皮膚疾患治療指針 第５版. 東京：医学書院；2022. p558-60.

帯状疱疹後神経痛

● 真柄 徹也

● 症例写真

図1）

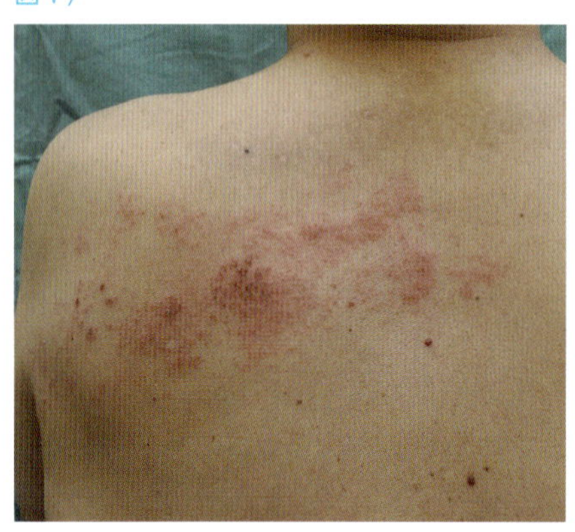

図2）

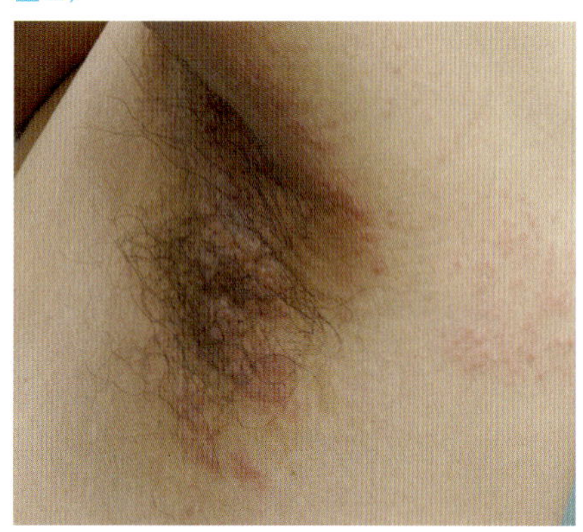

症例解説

60代，男性。既往歴は高血圧，家族歴は特記事項なし。左上背部，左腋窩に疼痛を伴う紅色丘疹が出現し，4日後に近医を受診，帯状疱疹と診断された。抗ウイルス薬による治療を開始したものの，同部位に強い疼痛が持続し，異常感覚を伴うため，発症7日後に当院受診した（図1，2）。腎機能は正常値であった。

● 治療経過

アセトアミノフェン1,600mg/日，ミロガバリンベシル酸塩5mg/日，ワクシニアウイルス接種家兎炎症皮膚抽出液4単位4錠/日にて治療を開始した。その後も夜も眠れないほどの疼痛が持続し，帯状疱疹後神経痛に移行する可能性が高いと判断し，ペインクリニックに紹介，神経ブロックを施行後，疼痛は消失した。

私の工夫 >>>>>

帯状疱疹発症後，3カ月以降も同部位に局所的な疼痛が残存している場合，帯状疱疹後神経痛（postherpetic neuralgia：PHN）と診断される[1]。PHNの発生率は，50歳以上の帯状疱疹罹患者の約2割[2]で，リスク因子には加齢や免疫抑制状態[3]，急性期の重症な皮疹，強い疼痛[4]が挙げられる。帯状疱疹発症初期の疼痛の主体は，神経組織以外の生体組織に対する実質的ないしは潜在的な障害によって生じる侵害受容性疼痛[5]であり，治療にはアセトアミノフェンが一般に用いられることが多い。非ステロイド性抗炎症薬（NSAIDs）も効果的であるが，腎障害が生じ，抗ウイルス薬の血中濃度上昇による脳症を引き起こす可能性があるため注意を要する。

PHN の主体はアロディニアや痛覚過敏を含む神経障害性疼痛であり，第一選択薬としてはアセトアミノフェンや NSAIDs ではなく，**Ca^{2+} チャネル $\alpha_2\delta$ リガンド**（プレガバリン，ミロガバリンベシル酸塩，ガバペンチン），**セロトニン・ノルアドレナリン再取り込み阻害薬**（デュロキセチン塩酸塩），**三環系抗うつ薬**（アミトリプチン塩酸塩，ノルトリプチリン塩酸塩，イミプラミン塩酸塩）が推奨されている[5]。ミロガバリンベシル酸塩はプレガバリンと比較して，鎮痛作用に関与する $\alpha_2\delta$-1 サブユニットに対する解離半減期が長く[6]，副作用も少ないとされている。しかしながら，傾眠，浮動性めまい，浮腫，体重増加などが生じる可能性があるため，とくに高齢者には就寝前に少量（ミロガバリンベシル酸塩 2.5 ～ 5mg/ 日）から開始し（腎機能に応じて要調整），自動車の運転などの危険を伴う作業には従事しないように伝えている。第二選択薬としては**ワクシニアウイルス接種家兎炎症皮膚抽出液**，**トラマドール塩酸塩**，第三選択薬としてはオピオイド鎮痛薬が挙げられている[5]。本症例では，異常感覚を伴っていたことから，神経障害性疼痛の要素もあると判断し，発症初期よりミロガバリンベシル酸塩とワクシニアウイルス接種家兎炎症皮膚抽出液を併用した。帯状疱疹発症初期の疼痛が強い場合には，PHN への移行を予防するために，早期より神経ブロック治療[7]や脊髄刺激療法[8]を行うことが有効とされており，ペインクリニックに紹介することを考慮する必要がある。しかしながら，これらの治療を集学的に行っても，痛みが完全に消失しない症例や QOL が改善しない症例もあり，ワクチンによる発症予防もきわめて重要である。

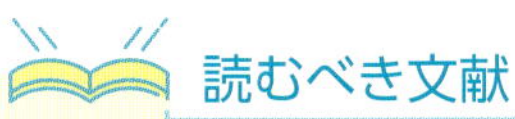

読むべき文献

- 一般社団法人日本ペインクリニック学会神経障害性疼痛薬物療法ガイドライン改訂版作成ワーキンググループ（編）．神経障害性疼痛薬物療法ガイドライン 改訂第 2 版． https://www.jspc.gr.jp/Contents/public/kaiin_guideline06.html（閲覧：2024-9-10）
- Shefner JM. UpToDate. Postherpetic neuralgia. https://www.uptodate.com/contents/postherpetic-neuralgia（閲覧：2024-9-10）

References

1) Sampathkumar P，Drage LA，Martin DP． Mayo Clin Proc． 2009；84：274-80.
2) Takao Y，Miyazaki Y，Miyazaki Y，et al． J Epidemiol． 2015；25：617-25.
3) Forbes HJ，Bhaskaran K，Thomas SL，et al． Neurology． 2016；87：94-102.
4) Dworkin RH，Boon RJ，Griffin DR，Phung D． J Infect Dis． 1998；178：S76-80.
5) 一般社団法人日本ペインクリニック学会神経障害性疼痛薬物療法ガイドライン改訂版作成ワーキンググループ（編）．神経障害性疼痛薬物療法ガイドライン 改訂第 2 版． https://www.jspc.gr.jp/Contents/public/kaiin_guideline06.html（閲覧：2024-9-10）
6) Domon Y，Arakawa N，Inoue T，et al． J Pharmacol Exp Ther． 2018；365：573-82.
7) Kim HJ，Ahn HS，Lee JY，et al． Korean J Pain． 2017；30：3-17.
8) Huang J，Yang S，Yang J，et al． Pain Physician． 2020；23：E219-30.

疾患編 36

梅毒

● 宮城 拓也

● 症例写真

図1）

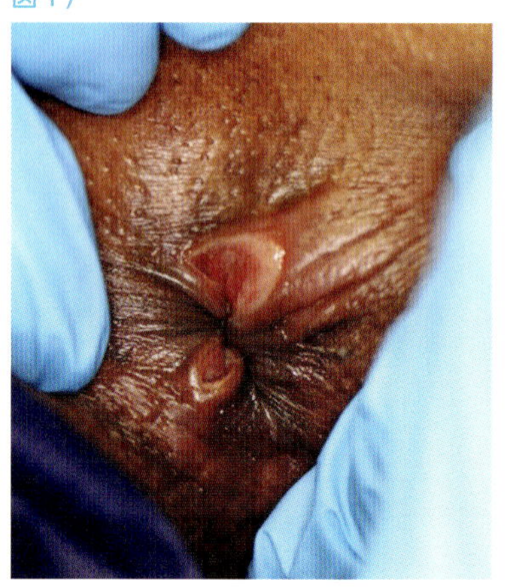

肛門の硬性下疳

図2）

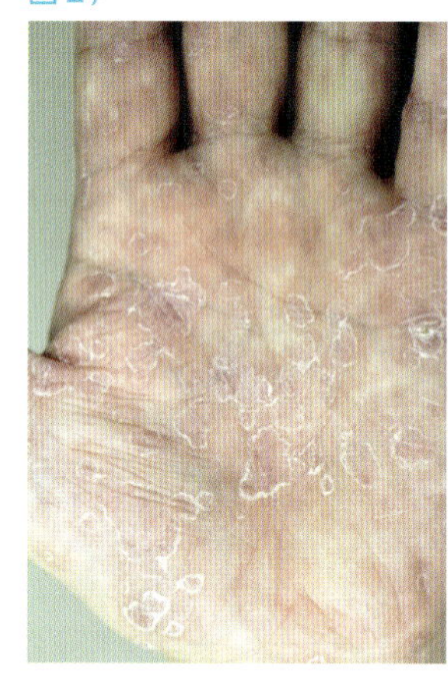

手掌の梅毒性乾癬

症例解説

40代，男性。特記すべき既往歴，家族歴なし。初診14年前に乾癬と診断され，半年前よりアプレミラストを内服しはじめたが，改善乏しく，生物学的製剤導入希望で当科初診。導入前のスクリーニングで梅毒トレポネーマ抗体（TPLA）21,600 T.U.，非トレポネーマ脂質抗体（RPR）540 R.U.であった。B・C型肝炎，HIVは陰性で，皮膚症状は乾癬のみであった。不特定者との性交渉歴は8年前で，後期潜伏梅毒と診断した。

● 治療経過

RPRを治療前の4分の1である135 R.U.を目標にアモキシシリン水和物2,000mg/日，プロベネシド1,000mg/日を開始した。梅毒の治療で，乾癬の皮膚症状の改善も期待していたが，PASIが5.8から10.8と悪化したため，リサンキズマブ150mgの皮下注を開始した。投与後3回でPASIは0.1となった。一方，梅毒は治療開始後7カ月後でもRPR 240 R.U.であったため，ミノサイクリン塩酸塩200mg/日に変更3カ月後（治療開始10カ月後），RPR 180 R.U.と低下したので治療終了した。リサンキズマブは継続し，梅毒治療終了8カ月後，治療目標であるRPR 135 R.U.まで低下していた。

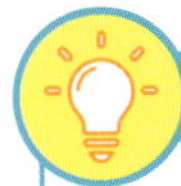

私の工夫

梅毒は「The Great Imitator（模倣の名人)」とも呼ばれ，診断が難しい。第１期梅毒では性器に硬結や潰瘍（図１)，所属リンパ節の腫大を生じ，第２期では梅毒性脱毛やバラ疹，粘膜疹，扁平コンジローマ，そして図２で示すような梅毒性乾癬を生じる。

2021年の新規梅毒感染者は，男性が20〜50代で満遍なく多いのに対し，女性は20代が突出して多い[1]**。これらの世代で性器，口，肛門に皮疹がある際は必ず梅毒を疑うべき**である。また，**硬性下疳は通常無痛性といわれるが，半数は有痛性**とする報告[2]もあるので，有痛性でも否定はできない。HSV抗原が陽性でも梅毒の共感染を除外すべきである。**第2期梅毒の50〜80%が掌蹠に皮疹がある**ので[3]，診断の一助となる。加えて，好発年齢の男女で非薬剤性の中毒疹をみた際は，念のため性風俗の使用や従事歴を問診していれば，梅毒を見逃す可能性は低くなると考える。

治療のポイントは服薬アドヒアランスを下げさせないことである。そのために治療前に必ずJarisch-Herxheimer反応を説明しなければならない。ベンジルペニシリンベンザチン水和物は広範な皮膚壊死などを生じるNicolau症候群というまれな合併症もあるので注意を要する[4]。後期潜伏梅毒はベンジルペニシリンベンザチン水和物筋注を週1回，3週間投与が推奨されているが，自験例ではプロベネシド，アモキシシリン水和物併用で治療した[5]。しかし約半年後に治療目標を達することができず，リサンキズマブ使用中のため，ベンジルペニシリンベンザチン水和物と同等の効果があるとされているミノサイクリン塩酸塩の内服に変更した結果，血清学的治癒が得られた[6]。

最後に，抗TNF-α抗体製剤使用中に偶発的に第２期梅毒を生じた症例報告が散見されるのみで[7]，自験例のように抗IL-23 p19抗体製剤を投与しながら治療した症例報告はない。あくまで，参考のために紹介した。

読むべき文献

- NIID 国立感染症研究所．梅毒．https://www.niid.go.jp/niid/ja/diseases/ha/syphilis.html（閲覧：2024-9-10)
- 西塚 至（企画)．特集 梅毒急増！性感染症対策最前線．公衆衛生．2024；88：253-332.

References

1) 伊東花江，山岸拓也．公衆衛生．2024；88：254-61.
2) Towns JM, Leslie DE, Denham I, et al. Sex Transm Infect. 2016；92：110-5.
3) Rompalo AM, Joesoef MR, O'Donnell JA, et al. Sex Transm Dis. 2001；28：158-65.
4) Phiri W, Musonda MS, Kyakilika K, et al. Pan Afr Med J. 2020；37：276.
5) 柳澤如樹，味澤 篤．Mod Media．2008；54：42-9.
6) Shao LL, Guo R, Shi WJ, et al. Medicine (Baltimore). 2016；95：e5773.
7) Asahina A, Ishii N, Tohma S. J Dermatol. 2012；39：199-201.

疾患編 37

ケルスス禿瘡

● 加倉井 真樹／出光 俊郎

● 症例写真

図1）

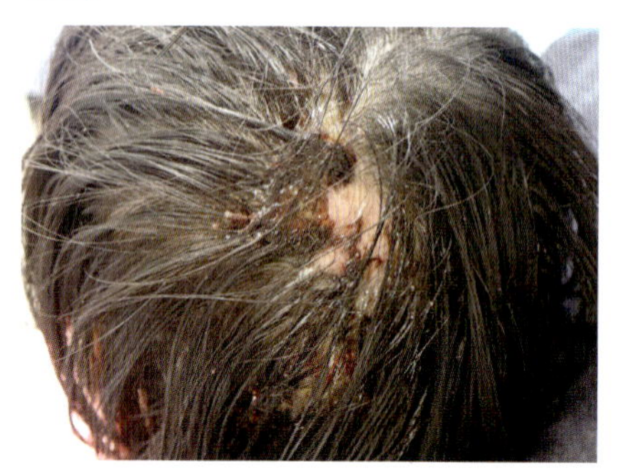

図2）

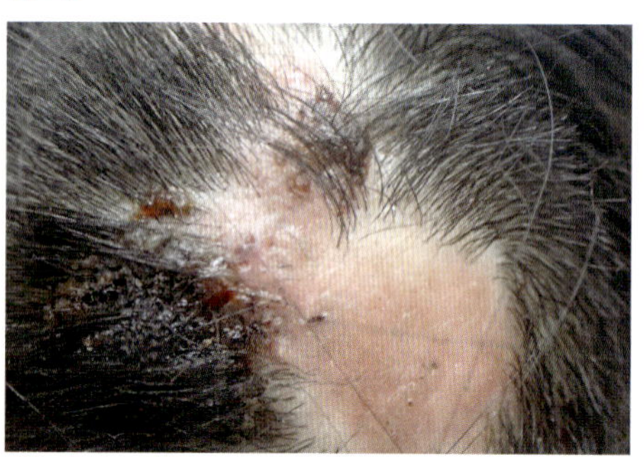

症例解説

4歳，在日パキスタン人。女児。家族歴に白癬はない。既往歴は特記すべきことなし。X年4月上旬から後頭部に紅斑が出現し，近医で抗菌薬内服治療を受けたが増悪し，5月下旬に当院を受診した。初診時，頭頂部から後頭部にかけて痛みを伴う脱毛斑があり，辺縁に膿疱，潰瘍，厚い血痂（図1，2）を認めた[1)]。

※文献1と同一症例

● 治療経過

毛髪のKOH直接鏡検で菌糸型菌要素を認め，真菌培養と菌の遺伝子解析結果より *Trichophyton rubrum* によるケルスス禿瘡と診断した。

イトラコナゾール内用液76mg（5mg/kg）/日を断続的に8週間内服した。瘙痒に対してレボセチリジン塩酸塩シロップ5mL/日内服を併用した。固着性の血痂を取り除くために亜鉛華単軟膏を塗布した。治療開始約9週間後より，脱毛斑から発毛がみられた。内服終了4週間後にさらにイトラコナゾールを2週間内服した。

私の工夫

頭部白癬の原因菌は，2000年以降は *T.tonsurans* が増加し，その他，*T.rubrum*，*M.canis*，*T.mentagrophytes*（*var.mentagrophytes*），*T.violaceum*，*Nannizzia*（*N.*）*gypsea* などが分離されるようになった[2)]。

2010年から10年間の当院における頭部白癬28例(再発例を含むとのべ39例)でも，約6割から *T.tonsurans* が分離された。また，症例のほとんどが20歳以下でとくに小児に多くみられた[3]。

ケルスス禿瘡において重要なことは診断することであり，まずは疑うこと，KOH直接鏡検ではカバーガラスを強く押して毛を潰さないように気をつける必要がある。また，KOH直接鏡検が陰性でも，真菌培養を施行し，1週間後には再診し，再度KOH直接鏡検を施行することも重要なことである。

ケルスス禿瘡は，易脱毛がみられるが，**抜けやすい毛は毛根に菌が多く存在するため，抜いてしまったほうがよいことを患者および家族に説明する。**

一般に頭部白癬は外用抗真菌薬を併用しないことが推奨されているが，**ケトコナゾールローションを使用している。**その際，外用薬だけでは治癒しないことを説明することも重要である。今回の症例では，血痂が厚く付着しており，それを取り除けるように亜鉛華単軟膏を外用し，毎日洗髪するように指導した。

ケルスス禿瘡は，抗真菌薬の6～8週間の内服が基本である[4]。小児が罹患することが多いが，錠剤の内服が困難な際は，保険適用はないがイトラコナゾール内用液を使用している。

近年，インドから持ち込まれたと推察されるテルビナフィン耐性白癬菌による体部白癬が日本でもみられており[5]，テルビナフィン耐性白癬菌がケルスス禿瘡を引き起こすこともあり得る。また，イトラコナゾールにも耐性を示す菌もあるため治療効果がみられない場合は注意が必要である.

ケルスス禿瘡では永久脱毛斑にならないかが心配される。毛包の毛隆起（バルジ領域）に存在する幹細胞が炎症細胞浸潤や物理的外力によって傷害を受け，毛包が消失して線維組織に置換されると不可逆性の脱毛となるが，ケルスス禿瘡の脱毛では一見，強い瘢痕性脱毛にみえてもバルジ領域へのダメージは少ないと推測される。ダーモスコピーで再生柔毛が確認されれば改善するので治療効果の説明に有用であり，患者本人や家族への説明にも説得力のある有用なツールと思われる[6]。

読むべき文献

- 望月 隆，坪井良治，五十棲健，他．日本皮膚科学会皮膚真菌症診療ガイドライン 2019．日皮会誌．2019；129：2639-73．
- 加倉井真樹，出光俊郎．エキスパートへの近道！間違えやすい皮膚疾患の見極め，頭部白癬を見極める．MB Derma．2022；320：7-16．

References

1) 加倉井真樹，原田和俊，梅本尚可，出光俊郎．皮膚臨床．2021；63：297-301.
2) 比留間淳一郎，比留間政太郎．MB Derma．2021；310：49-57.
3) 加倉井真樹，出光俊郎．MB Derma．2022；320：7-16.
4) 望月 隆，坪井良治，五十棲健，他．日皮会誌．2019；129：2639-73.
5) Kakurai M，Harada K，Maeda T，et al．J Dermatol．2020；47：e104-5.
6) 出光俊郎，内山真樹，加倉井真樹，他．日医真菌会誌．2023；64：112.

疾患編 38

扁平疣贅

● 渡辺 大輔

● 症例写真

図1）

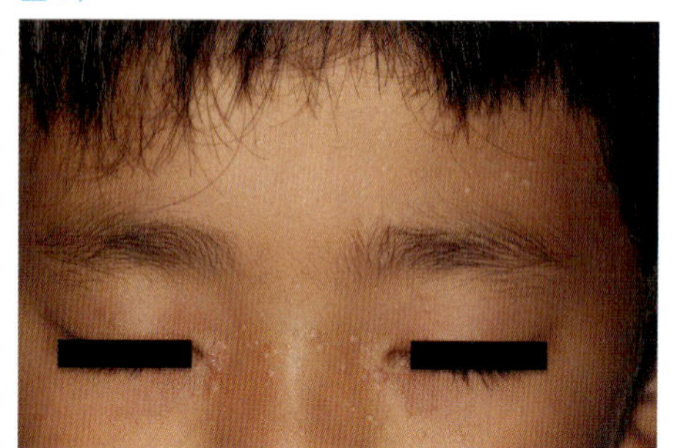

図2）

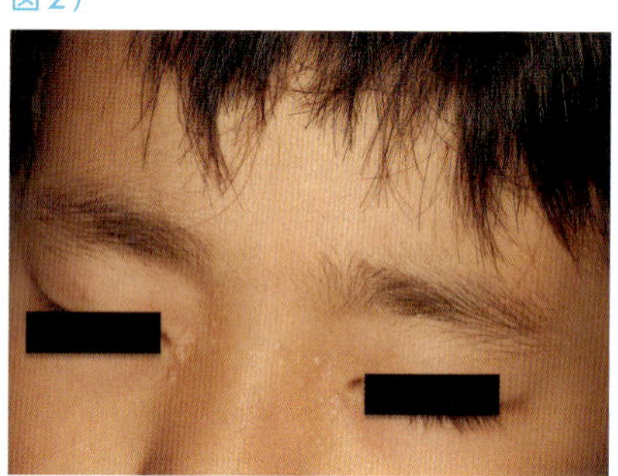

図3）

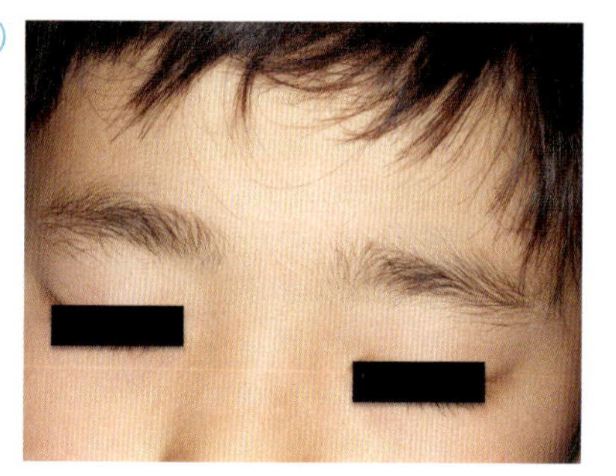

症例解説

8歳，男児。既往歴に特記すべきことなし。3年前（5歳時）より顔面に常色の小丘疹が多発してきた。近医でヨクイニン6錠/日内服，一部液体窒素による凍結療法を1年間行ってきたが難治のため当科初診。顔面に自覚症状を伴わない常色の小丘疹が多発，一部は癒合していた。皮疹は顔面全体にみられたが，とくに眼周囲，額部に集簇していた（図1）。

● 治療経過

扁平疣贅と診断し，ヨクイニン錠内服を継続したうえで10%サリチル酸ワセリン軟膏の外用を併用した。初診から4カ月後，若干の丘疹の減少が認められたものの，著明な改善はみられなかった（図2）。そこで，外用薬を活性型ビタミンD_3であるマキサカルシトール軟膏に変更したところ，変更3週間後より疣贅周囲に発赤が出現し，6週間後には顔面の疣贅は消失した（図3）。その後再発はない。

私の工夫

扁平疣贅は顔面，四肢や手背に多発する常色から淡褐色の扁平丘疹の像を呈し，学童から青少年に好発する疣贅の一亜型である。しばしば**ケブネル現象**とよばれる線状配列像を伴う。おもな原因ウイルスは**ヒト乳頭腫ウイルス**(human papillomavirus：**HPV**) 3，10 である。鑑別診断としては若年性黄色肉芽腫，汗管腫，尋常性痤瘡，脂漏性角化症や汗孔角化症などがある。わが国のガイドラインでは，尋常性疣贅の治療には，物理的治療法，化学的治療法，薬理学的治療法，内服療法などが記載されているが，扁平疣贅に対しては，**ヨクイニン**の内服が選択されることが多い。別府らの全国 155 施設における大規模市販後調査では，扁平疣贅 265 例に対する本剤の有効性は 78.5% であった[1)]。しかし自験例では効果が得られなかったため，治療の工夫としてヨクイニン内服に加え外用薬の併用を試みた。当初用いたサリチル酸外用は疣贅に対するエビデンスの高い外用療法である。尋常性疣贅に対しては 50% のサリチル酸絆創膏を病変部に貼付後，軟化した角質を摘除する処置を繰り返す。自験例では顔面ということもあり 10% サリチル酸ワセリンを用いた。しかし著明な改善効果はみられなかったため活性型**ビタミン D_3** 外用薬に変更した。同外用薬は尋常性乾癬や掌蹠膿疱症の治療に用いられるが，非 Ca 作用として表皮細胞の分化誘導作用や過増殖抑制作用，炎症細胞抑制作用，アポトーシス誘導作用や腫瘍細胞の増殖抑制作用などをもつ。疣贅に対する保険適用はないが，足底の難治性疣贅などに対しては，同薬を外用した後に，サランラップ® や 50%サリチル酸絆創膏を用いた 1 日もしくは半日密封療法を行う[2,3)]。自験例では顔面のため密封療法は行わなかったが，外用をサリチル酸ワセリンから同薬に変更したところ，約 3 週間で疣贅周囲の発赤がみられ，6 週後には完全消失した。ガイドラインにも記されているが，扁平疣贅を含むウイルス性疣贅の治療には，決定的なものがないため，1 つの治療法に固執せず，効果をみながらさまざまな治療法を試していくことが大切である。

読むべき文献

- 渡辺大輔，五十嵐敦之，江川清文，他．尋常性疣贅診療ガイドライン 2019（第 1 版）．日皮会誌．2019；129：1265-92.
- Zhu P，Qi RQ，Yang Y，et al．Clinical guideline for the diagnosis and treatment of cutaneous warts（2022）．J Evid Based Med．2022；15：284-301.

References

1）別府邦英，水橋悦子，山村博彦，徳岡康雄．医学と薬学．1996；36：69-90.
2）Egawa K，Ono T．Br J Dermatol．2004；150：374-6.
3）Imagawa I，Suzuki H．J Dermatol．2007；34：264-6.

疾患編 39

尋常性疣贅

◀動画
https://cjda75.m-review.co.jp/39.html

● 川瀬 正昭

● 症例写真

図 1）

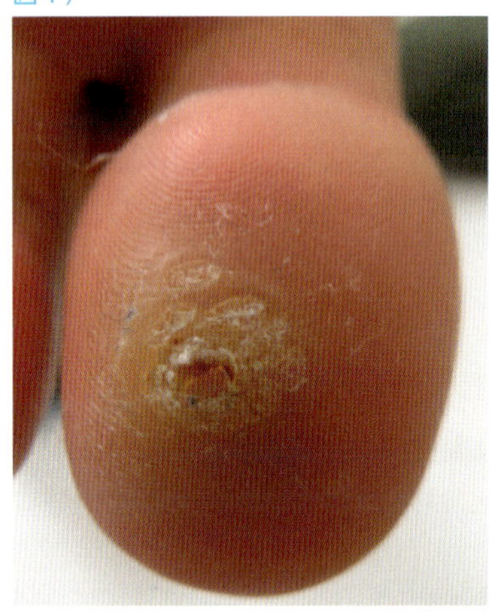

図 2）

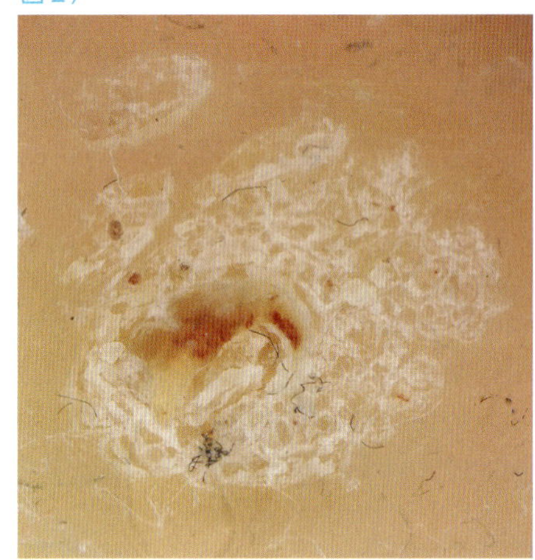

症例解説

31 歳，男性。X 年，左母趾に角化性丘疹が出現し徐々に増大した（図 1，2）。近医で液体窒素療法を 2 週間に 1 回施行していた。X+2 年に引っ越しで別のクリニックにて液体窒素療法を継続し，50％サリチル酸絆創膏やマキサカルシトール軟膏を絆創膏を使用して密封療法を行ったが治らないため X+5 年に当科を紹介受診した。

● 治療経過

臨床症状とダーモスコピーの点状出血の所見から尋常性疣贅と診断した。治療経過 5 年と難治性であり，江川清文先生考案のいぼ剝ぎ法を施行した。切除した病変部の病理組織所見から尋常性疣贅と確定診断した。いぼ剝ぎ法にて病変部摘除後下床をバイポーラで電気焼灼し皮膚潰瘍となったところをイソジン®シュガーパスタ軟膏，アクアセル® Ag アドバンテージなどで上皮化し，残余の尋常性疣贅を後療法として適用外使用の軟膏の密封療法と切削，液体窒素療法の併用で治癒した。

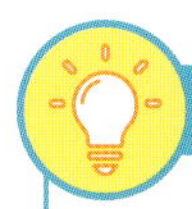

私の工夫

疣贅は，ヒト乳頭腫ウイルス（human papillomavirus：HPV）が表皮幹細胞に感染して生じる良性腫瘍である。HPV は健常皮膚に感染し得ず，微小外傷を通して初めて皮膚に侵入し，表皮深部に存在する幹細胞に感染すると考えられている。最近では江川が，毛包やエクリン汗腺が HPV の感染標的や潜伏感染部位である可能性を示唆している[1)]。日常多くみる尋常性疣贅は，主として HPV2/27/57型（α）の感染疣贅である。わが国のガイドライン作成のため，策定委員を中心に討議を重ね『**尋常性疣贅診療ガイドライン**』第 1 版として 2019 年度版[2)] が出された。『尋常性疣贅診療ガイドライン』のエビデンスでは液体窒素凍結療法・サリチル酸外用：推奨度 A，電気凝固・レーザー：推奨度 B 以外ほとんど C1 レベルである。絶対的な治療法がなく，また治療法の多くは保険適用がない。治療方針として，1 つの治療法に固執せず 3 カ月ごとに治療効果を評価し，随時次の治療法の選択肢を示し変更するローテーション治療をおすすめする。 尋常性疣贅治療は**疣贅の切削（削り）＋冷凍凝固治療**から治療を開始し，難治な場合は作用機序を考慮しながら推奨度の高い治療法から実施していく。次に行える方法[3)] としては**保険適用がない既存の外用薬**を用いた密封療法や**特殊療法**（試薬から作っているもの，保険適用外）の活用がある。保険適用外の治療を行う場合は説明と本人の同意をとって使用することが必要である。

このため実臨床で行っている治療の工夫としては，上記の方法を行っても難治性な足底疣贅に対して行う**いぼ剥ぎ法**である。いぼ剥ぎ法は江川が考案した外科的疣贅治療法[1,4,5)]で，局所麻酔下に眼科用曲剪刀を用いて疣贅組織を剥ぎとっていく方法である（保険適用内）。レーザーなども器械があれば有効であるが，器械がなくても手術できる環境があれば可能である。いぼ剥ぎ法も他の治療法と同様に再発することがあることは事前にきちんと説明する。

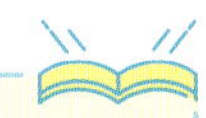

読むべき文献

- Sterling JC, Gibbs S, Haque Hussain SS, et al. British Association of Dermatologists' guidelines for the management of cutaneous warts 2014. Br J Dermatol. 2014；171：696-712.
- 渡辺大輔，五十嵐敦之，江川清文，他．尋常性疣贅診療ガイドライン 2019（第 1 版）．日皮会誌．2019；129：1265-92.
- Kwok CS, Gibbs S, Bennett C, et al. Topical treatments for cutaneous warts. Cochrane Database Syst Rev. 2012；2012：CD001781.
- 江川清文（編著）．疣贅（いぼ）のみかた，治療のしかた．東京：学研メディカル秀潤社；2017.

References

1）江川清文（編著）．疣贅（いぼ）のみかた，治療のしかた．東京：学研メディカル秀潤社；2017.
2）渡辺大輔，五十嵐敦之，江川清文，他．日皮会誌．2019；129：1265-92.
3）川瀬正昭．MB Derma．2023；342：17-25.
4）川瀬正昭．MB Derma．2019；288：49-56.
5）川瀬正昭．出光俊郎，山本直人（編）．皮膚外科基本テキスト．東京：文光堂；2018．p147-50.

骨髄炎

● 新原 寛之／林田 健志

● 症例写真

図1）

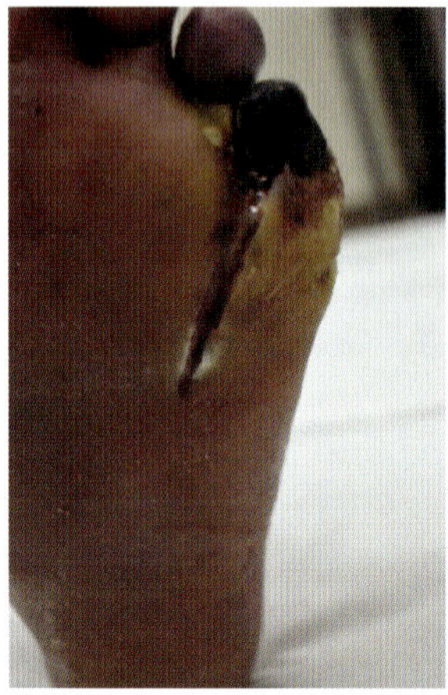

切開創部

図2）

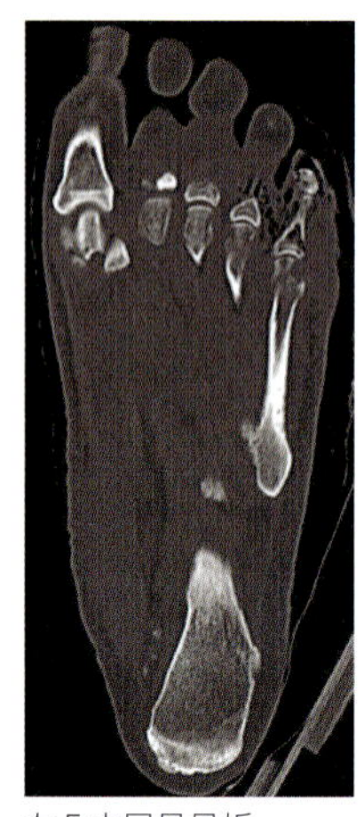

左5中足骨骨折

図3）

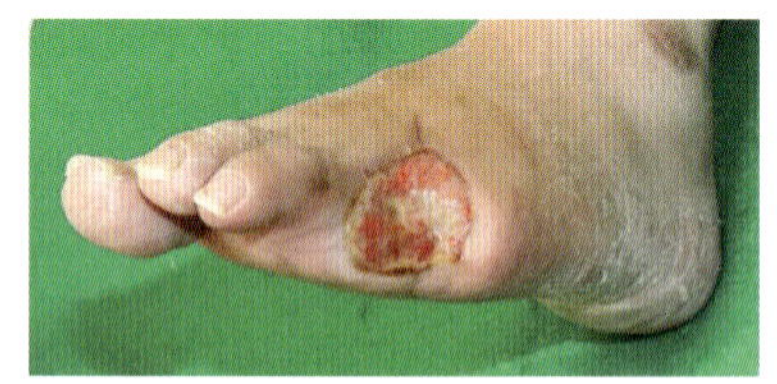

骨髄炎デブリードマン後

図4）

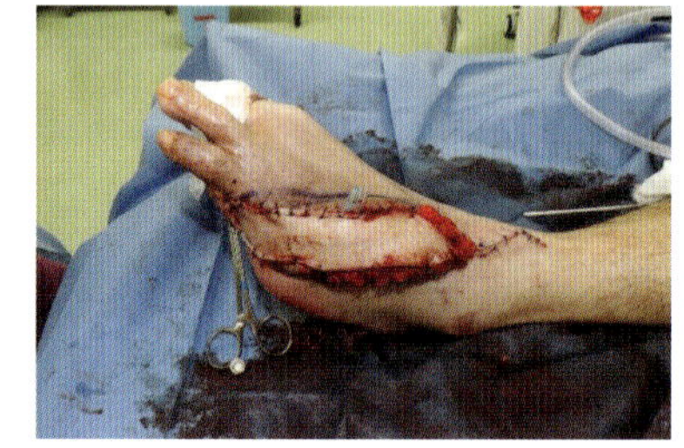

遊離皮弁にて創部被覆

症例解説

53歳，男性。糖尿病内服治療。糖尿病家族歴あり。X年7月から左足に発赤あり。就労過多で，疲労が蓄積していた。発赤に腫脹も伴い，糖尿病内科主治医にて当科紹介受診。

● 治療経過

左5趾球部足底の胼胝に亀裂所見あり，同部中心性に発赤，腫脹，熱感，疼痛があった。同部位から皮下への連続性の瘻孔形成あり。受診同日に緊急CT撮像したところ，胼胝皮下に炎症所見あり，胼胝からの皮下感染として局所麻酔下で皮膚切開処置を施行した（図1）。連日洗浄，培養検出菌感受性のある抗生剤投与を行うも，臭気持続，左5趾壊疽形成あり。再度CTでの評価で左4，5中足骨に骨破壊，溶骨変化があり（図2），骨髄炎合併が確認された。形成外科コンサルトにて骨髄炎部位の骨を含めたデブリードマンを施行，陰圧閉鎖療法（VAC）処置を行うも肉芽形成乏しく，形成外科依頼にて追加デブリードマンを施行した（図3）。血管柄付き遊離皮弁を用いて創傷部位を被覆し（図4），術後経過は良好である。

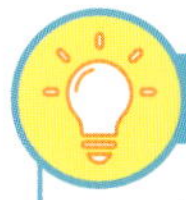

私の工夫

骨髄炎は骨に感染を生じた状態で，抗生剤が効きにくい。糖尿病患者の皮膚潰瘍の場合，潰瘍が難治化して，時に骨に到達して**骨髄炎を合併し**，抗生剤全身投与に抵抗性となることがある。

診断：皮膚潰瘍が難治化する場合，骨到達性となって骨髄炎を合併していないか精査が必要である。骨髄炎の診断について，**MRI**，骨シンチグラフィ，単純X線，PET，PET/CT，標識白血球シンチグラフィがあるが，感度86.2％，特異度80.6％のMRIが侵襲，精度からも撮像可能なら推奨される。本例は閉所恐怖症でMRIの強い拒否があったので，CT撮像とし骨髄炎を確認した。

治療：骨髄炎の治療原則は**感染骨（腐骨）の除去**であるが，感染骨除去前に2～3週間感受性のある抗菌薬を投与し，効果がみられる場合はもうしばらく継続してもよい。しかし，3～6週間以上の抗菌薬投与が有用であるとするエビデンスはない[1]。適切な抗菌薬選択のために，菌培養用の感染創部の骨標本の収集は必要である。潰瘍表面の細菌培養においても，スワブよりキュレットやメスを用いて組織採取を行ったほうが，黄色ブドウ球菌や緑膿菌を含めて優位に病原菌が検出されたとの報告がある[2]。最も重要な病原菌は黄色ブドウ球菌，β溶血性レンサ球菌など好気性グラム陽性球菌が主であるが，グラム陰性桿菌や嫌気性菌，これらが混合検出されることも多い[3]。細菌培養は壊死組織を除去した後に行うのが望ましく，可能な限り好気性と嫌気性の両方の培養を行う[4]。細菌が物質の表面に付着すると**バイオフィルム**を形成するが，抗菌薬の最小バイオフィルム破壊濃度（minimum biofilm eradication concentrationl：MBEC）は最小発育阻止濃度（minimum inhibitory concentration：MIC）の数倍から数百倍になるといわれており，**抗生剤加療抵抗性の一因**となっている[5]。さらに抗菌薬の軟部組織移行性は肺や尿路と比較して悪く，全身投与で**抗菌薬がMBECに達することは困難**である。保存加療以外は大切断になる比較的大きい骨の感染症では，骨・軟部組織の感染巣にチューブや骨髄針を留置し，高濃度の抗菌薬を持続注入し浸透・灌流させる局所への高濃度抗生剤投与が持続局所抗菌薬灌流療法（continuous local antibiotics perfusion：CLAP）として保険収載されており，リスクの高い骨軟部組織感染症，術後インプラント周囲感染に対して使用されている[6]。

読むべき文献

- 新倉隆宏，大江啓介．CLAPの臨床 慢性骨髄炎，感染性偽関節に対するCLAPの応用．Orthopaedics．2022；35：61-71．

References

1) Gariani K，Pham TT，Kressmann B，et al．Clin Infect Dis．2021；73：e1539-45．
2) Nelson A，Wright-Hughes A，Backhouse MR，et al．BMJ Open．2018；8：e019437．
3) Wheat LJ，Allen SD，Henry M，et al．Arch Intern Med．1986；146：1935-40．
4) Frykberg RG，Zgonis T，Armstrong DG，et al．J Foot Ankle Surg．2006；45：S1-66．
5) Schwarz EM，Arts JJC，Chen AF．J Orthop Res．2021；39：225-6．
6) 新倉隆宏，大江啓介．Orthopaedics．2022；35：61-71．

疾患編 41

伝染性膿痂疹

● 中川 誠太郎

● 症例写真

図1）

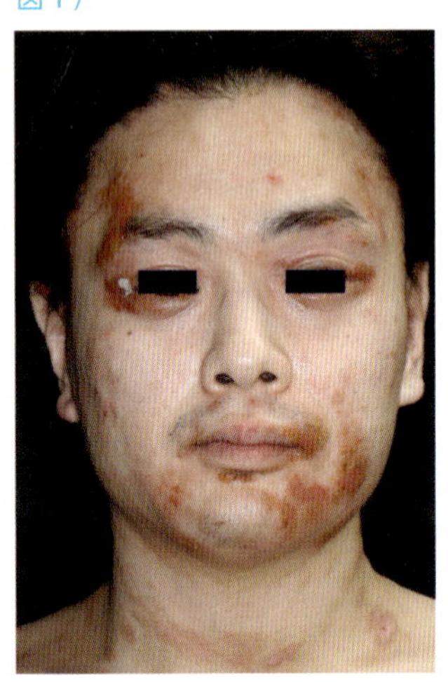

図2）

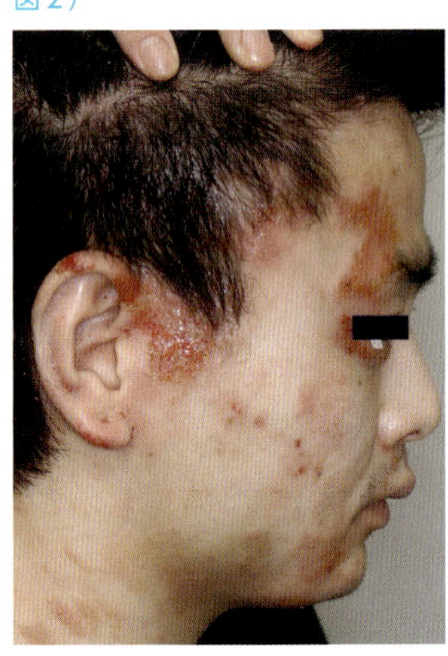

症例解説

26 歳，男性。既往歴にアトピー性皮膚炎（atopic dermatitis；AD），花粉症あり。家族歴に特記すべきことなし。幼少時から全身に湿疹があったが，X 年 1 月より悪化し顔を中心に滲出液を伴うびらんが出現。近医でベタメタゾン d-クロルフェニラミンマレイン酸塩など処方されるも改善なく，X 年 2 月当科紹介。痂皮を付着するびらんが耳や眼瞼，口唇周囲に多発し，耳後部のリンパ節腫脹も認めた（図 1，2）。

● 治療経過

AD に続発した痂皮性膿痂疹として治療開始。創部培養ではメチシリン感受性黄色ブドウ球菌（MSSA）が 3 +，および溶血性レンサ球菌（SDSE）1 +で陽性であった。セフェム系内服抗生剤を処方し，創部はシャワーで石鹸洗浄後，テトラサイクリン系外用薬の外用を指示した。滲出液の多い部位は亜鉛華軟膏の重層も追加した。AD も長年コントロール不良で掻破を繰り返していたため，抗ヒスタミン薬を併用し，ステロイド外用も早期より強化することで，皮膚症状は改善した。

私の工夫

伝染性膿痂疹は，びらん，膿性痂皮，水疱形成および紅斑を特徴とする表在性細菌感染症であり，小児における最も頻度の高い皮膚感染症である。水疱性膿痂疹の起炎菌は黄色ブドウ球菌（*Staphylococcus aureus*），痂皮性膿痂疹は80%が*Staphylococcus aureus*，残りの20%が化膿レンサ球菌（*Streptococcus pyogenes*）単独もしくは両者の混合感染であると報告されている[1]。*Staphylococcus aureus*はexfoliative toxinを産生し，デスモグレイン1を切断することで水疱・びらん形成を促し，*Streptococcus pyogenes*はSpeBと呼ばれるプロテアーゼを産生し，デスモグレイン1と3を切断することによってびらんを形成すると考えられている[2,3]。

治療は，皮疹が体の一部に限局する場合は抗生剤の外用のみでも治療可能なことが多く，皮疹が全身に広がる場合は抗生剤の全身投与が必要となるというのが基本的な考え方である。しかし，一部のシステマティック・レビューにおいて，抗生剤の内服よりも外用のほうが効果が高かったと解析されている[4]。このような結果を考慮すると，抗生剤の外用を数日間まず試し，外用加療が無効な例には地域や医療機関の感受性を参考にしたクラブラン酸カリウム・アモキシシリン水和物/アモキシシリン水和物やミノサイクリン塩酸塩，スルファメトキサゾール・トリメトプリム，セファレキシンなどの抗生剤の内服を行うという方法が合理的と考えられる。また近年，**市中感染型メチシリン耐性黄色ブドウ球菌（MRSA）や薬剤耐性*Streptococcus pyogenes*による伝染性膿痂疹の増加が問題**となっている。これらの耐性菌に有効であり，かつ耐性菌を作りにくいと考えられる**オゼノキサシン外用薬は現時点で最も有力な治療法の1つ**である[5]。

そして，伝染性膿痂疹は掻破によって悪化することから，瘙痒感を抑え，背景にある湿疹を改善させる目的で，**抗ヒスタミン薬の内服やステロイド外用薬を上記に併用することも時に有効**である。患者の背景や外来診察中の様子をみて，治療方法を工夫することが大切である。

読むべき文献

- 清水 宏．あたらしい皮膚科学 第3版．1. 伝染性膿痂疹．東京：中山書店；2018．p514-5.
- 宮地良樹，渡辺大輔，常深祐一郎（編）．エビデンスに基づくQ&Aでわかる皮膚感染症治療．東京：中山書店；2020.
- Lebwohl MG，Heymann WR，Coulson IH，Murrell DF．Treatment of Skin Disease 6th Edition．Amsterdam：Elsevier；2021.
- Rosen T，Albareda N，Rosenberg N，et al．Efficacy and Safety of Ozenoxacin Cream for Treatment of Adult and Pediatric Patients With Impetigo: A Randomized Clinical Trial．JAMA Dermatol．2018；154：806-13.

References

1) Gahlawat G，Tesfaye W，Bushell M，et al．Clin Ther．2021；43：986-1006.
2) Amagai M，Matsuyoshi N，Wang ZH，et al．Nat Med．2000；6：1275-7.
3) Sumitomo T，Mori Y，Nakamura Y，et al．Front Cell Infect Microbiol．2018；8：10.
4) Koning S，van der Sande R，Verhagen AP，et al．Cochrane Database Syst Rev．2012；1：CD003261.
5) Rosen T，Albareda N，Rosenberg N，et al．JAMA Dermatol．2018；154：806-13.

疾患編 42

静脈性皮膚潰瘍（診断）

● 中西 健史

●症例写真

図1）　図2） 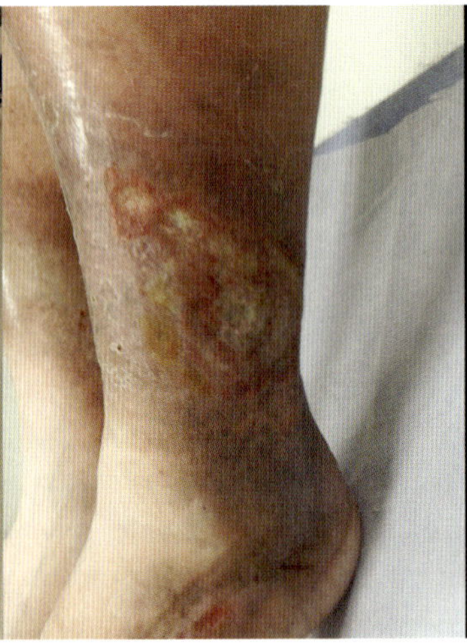　図3）

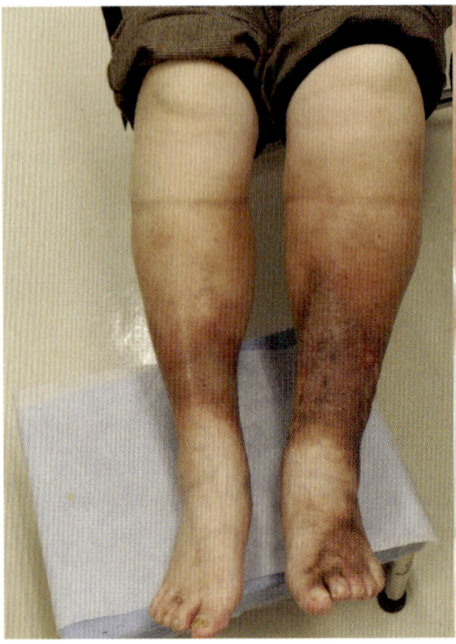

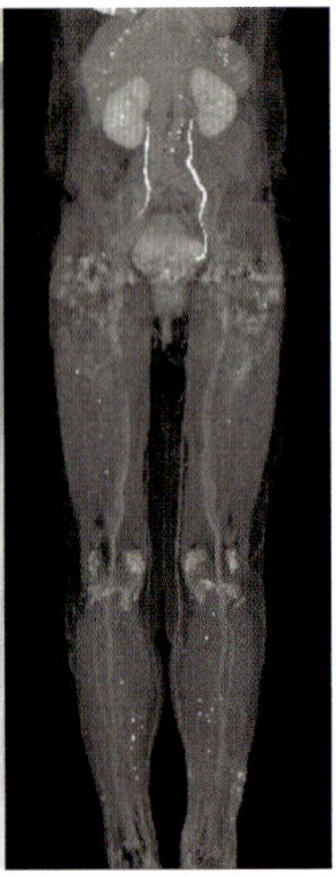

症例解説

64歳，女性。身長156cm，体重75kg。工場勤務で立ち仕事。初診の5年前より左下腿に難治性皮膚潰瘍を生じ，種々の外用薬を処方するも改善しないため，近医より紹介された。既往歴は，左側股関節人工骨頭置換術（57歳），右側股関節人工骨頭置換術（59歳）。

●治療経過

両下腿に全周性の色素沈着と板状硬結および熱感を認めた。左下腿内外側，前脛骨部，足背に真皮レベルの不整形潰瘍が存在していた（図1）。最も大きい外側の皮膚潰瘍は7×5cm程度で中央部は黄色の線維性壊死組織を付着していた（図2）。WBC 7,520/μL，CRP 1.22mg/dL，D-dimer 2.7μg/mL。前医でも使用されていたヨウ素カデキソマー軟膏を外用のうえ圧迫包帯で膝下まで巻くように指導し，月に1回できているか確認のため通院してもらったところ9カ月で治癒した。入浴に関しては制限を設けなかった。BMI 30.82，肥満度40.08％で内科を紹介したところ，単純肥満と診断されたが本人に治療意欲がなく，当科のみの通院となった。

私の工夫

静脈瘤による潰瘍は下腿内側 3 分の 1 に好発するが，自験例では全周性に病変を認めた。長期間静脈うっ滞性変化が続き，ヘモジデリン沈着と lipodermatosclerosis，皮膚潰瘍を生じた**静脈高血圧**の典型例と考えた。この両側性変化は，両側股関節の手術歴および単純肥満が影響したもので，左下腿に皮膚潰瘍を認めたのは，**May-Thurner 症候群**[1] によるものと推定した。

静脈うっ滞性病変の診断は静脈エコーが侵襲も少なく理想的であるが，医療機関によっては検査技師が不在で実施できないこともある。自験例では皮膚潰瘍を伴っていることからプローブを用いた検査は困難であり，造影 CT 検査に頼らざるを得なかった（図 3）。造影 CT には，うっ滞をきたす原因として体幹部の臓器や脈管の異常を発見できる点や，深部静脈血栓症による肺塞栓まで精査できるという利点がある。ただ，人工関節のような金属は，アーティファクトの原因となってしまうので一部観察できない部位ができてしまう。

自験例における診断は，「静脈血栓を認めない，肺塞栓はなかった」だけで，下肢の静脈還流速度や，波形の異常，不全交通枝や逆流，静脈径などの情報を得ることはできなかった。本稿のタイトルは「診断」の工夫になっているが，自験例のような limitation のある症例はいくらでもあるわけで，少ない情報から想像を働かせつつ治療の方針を立てることが現場では求められる。不全交通枝があればその治療が根治術となるが，対症療法に過ぎない圧迫療法だけでも治癒することがある。静脈高血圧による皮膚潰瘍は**圧迫療法**しか治療法がないので，患者へ圧迫包帯で巻くことの意味（下腿にうっ滞による水分を溜めさせない，静脈やリンパ管の弁不全を圧迫で補う）を説明し，成功体験を植え付けることが完治への唯一の道のりである[2,3]。疾患の成り立ちを理解せず，外用薬だけ処方する「適当治療」が蔓延しないことを望むばかりである。

読むべき文献

- 日本静脈学会（編）．新臨床静脈学．東京：メジカルビュー社；2019.

References

1) Poyyamoli S，Mehta P，Cherian M，et al．Cardiovasc Diagn Ther．2021；11：1104-11.
2) 孟 真．静脈学．2021；32：45-53.
3) 久道勝也．臨皮．2022；76：193-5.

疾患編 43

静脈性皮膚潰瘍（治療）

● 沢田 泰之

● 症例写真

図 1）

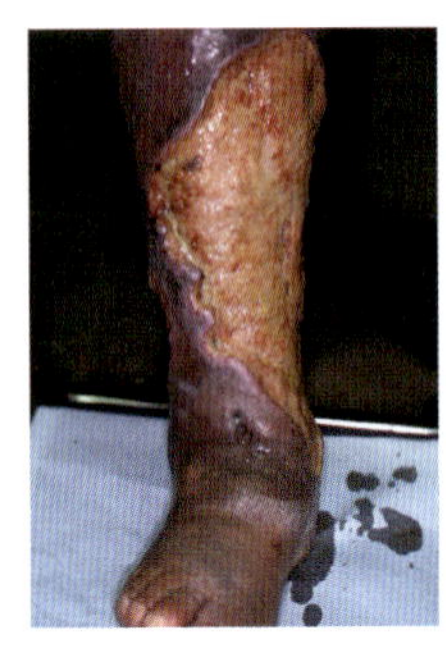

図 2）

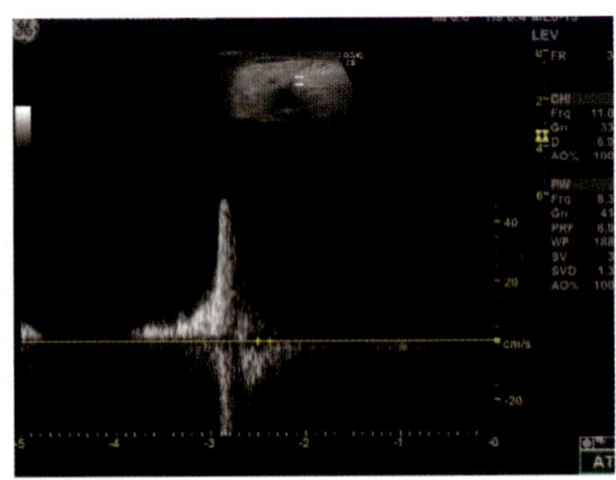

症例解説

58 歳，男性。既往歴，家族歴に特記すべきことなし。初診 10 年前より下肢の浮腫，潰瘍を形成。静脈性潰瘍の診断でストリッピング術を施行したが，軽快せず，血管外科より紹介となった。初診時右下腿ほぼ全周にわたる潰瘍（図 1）を形成し，感染を合併していた。

● 治療経過

下肢超音波検査，CT 血管造影法（CT angiography：CTA），心臓超音波検査を施行した。表在静脈では大伏在静脈はストリッピング術後で存在せず，小伏在静脈は拡張しているものの逆流はなかった。深部静脈では深部静脈血栓症はなかったが，下腿ヒラメ筋静脈洞の拡張があり，膝窩静脈で逆流を認めた（図 2）。CTA では下肢動脈の閉塞，狭窄などの末梢動脈疾患はなく，骨盤内占拠病変による腸骨静脈の圧迫，閉塞もなかったが，深部静脈の拡張を認めた。心臓超音波検査では心不全，右心負荷はなかった。以上より，深部静脈機能不全，すなわち血栓症後症候群と診断した。圧迫療法用の包帯にて圧迫療法後，植皮を行って治癒した。

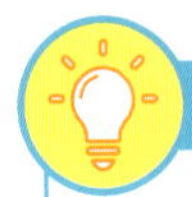

私の工夫

静脈性皮膚潰瘍を疑った場合，**筆者が行う検査は血液検査（凝固線溶系検査：D-dimer，プロテイン S，プロテイン C，アンチトロンビンⅢ活性，抗カルジオ**

リピン抗体，ループスアンチコアグラントなど），下肢静脈超音波検査，CTA，心臓超音波検査である。凝固系異常があれば深部静脈血栓症後の血栓症後症候群を疑った検査をより綿密に進めていく。下肢静脈超音波は立位で行い，大小伏在静脈では拡張と逆流を，深部静脈では血栓，拡張，逆流，雑音をみる。大小伏在静脈が 4mm 以上かつ逆流時間が 0.5 秒以上であれば，血管内焼灼術の適応となる[1)]。しかし，伏在静脈が 4mm 以上でも，逆流時間が 0.5 秒以下であれば，その伏在静脈は機能しており，手術を行うべきではなく，二次性静脈瘤を疑うべきである[2)]。深部静脈に拡張，逆流，雑音を認めたときも同様である。CTA では下肢の動脈相，静脈相，体幹の平行相をみる。動脈相では末梢動脈疾患の有無と静脈相の早期描出，動静脈瘻の存在の有無をみる。平行相では骨盤内，腹腔内の静脈を圧迫する病変の有無をみる。静脈相では伏在静脈，深部静脈の拡張と血栓症をみる。両側性で伏在静脈，深部静脈のいずれにも拡張を認める場合は右房圧の上昇が原因となっている場合がある。このために心臓超音波検査が必要となる。

治療は**一次性静脈瘤が原因となっている場合は血管内焼灼術，ストリッピング術を行う**。深部静脈の弁不全による血栓症後症候群の場合は圧迫療法しかない。潰瘍を形成するような重症の血栓症後症候群では 40mmHg 以上という非常に高い圧迫圧が必要となる[3)]。その場合，末梢動脈疾患があると虚血をきたし，潰瘍や壊疽を起こす場合がある。ABI 0.8 未満では適応を慎重に考慮する必要がある[4)]。実際には下腿潰瘍があって ABI を行うこと自体が難しく，**CTA の動脈相で主要血管の閉塞，狭窄を確認することが重要**である。**CTA で静脈相の早期描出があるときは動静脈瘻が疑われる**。超音波検査で部位を確認し，単発であれば結紮切離術を，多発であれば同部位の圧迫療法を行うと治癒する。通常の圧迫療法では治癒は難しい。肺高血圧，右心不全がある場合も両側静脈瘤が出現し，時に潰瘍化する。心臓の治療を行わなければ軽快せず，心不全の状態で圧迫療法を行うと静脈還流量が急激に増えて，心不全が悪化するのに注意が必要である。

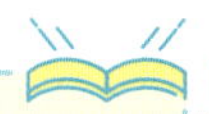

読むべき文献

- 前川武雄，伊藤孝明，出月健夫，他．創傷・褥瘡・熱傷ガイドライン（2023）—5 下腿潰瘍・下肢静脈瘤診療ガイドライン（第 3 版）．日皮会誌．2024；134：225-72.
- 日本静脈学会ガイドライン委員会（編）．下肢静脈瘤に対する血管内焼灼術のガイドライン 2019．東京：日本医事新報社；2019.
- 岩井武尚（監）．孟 真，佐久田斉（編）．新 弾性ストッキング・コンダクター 第 2 版 増補版．東京：へるす出版；2020.

References

1) 日本静脈学会ガイドライン委員会（編）．下肢静脈瘤に対する血管内焼灼術のガイドライン 2019．東京：日本医事新報社；2019.
2) 前川武雄，伊藤孝明，出月健夫，他．日皮会誌．2024；134：225-72.
3) 岩田博英．岩井武尚（監）．孟 真，佐久田斉（編）．圧迫療法を理解する．新 弾性ストッキング・コンダクター 第 2 版 増補版．東京：へるす出版；2020．p66-81.
4) Rabe E，Partsch H，Hafner J，et al．Phlebology．2018；33：163-84.

疾患編 44

膠原病の皮膚潰瘍

● 茂木 精一郎

● 症例写真

図1)

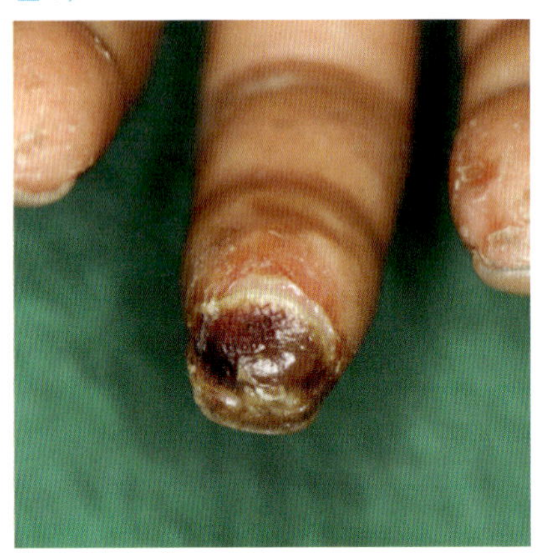

図2)

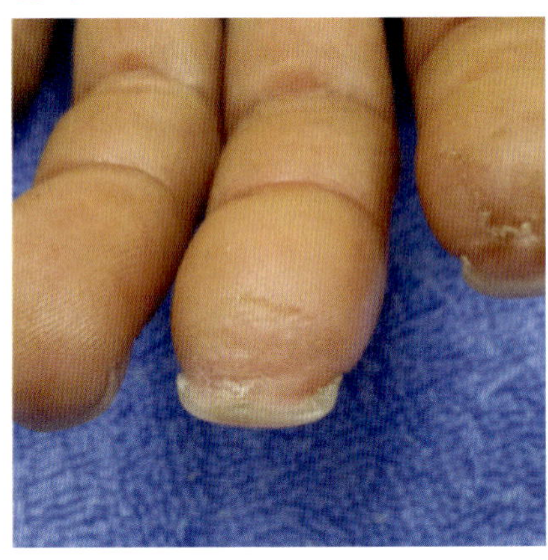

症例解説

48歳，男性。全身性強皮症にて外来加療を行っていたが，冬季の寒冷刺激によって指尖潰瘍が急速に進行した（図1）。レイノー現象や末梢循環障害に対しては，すでにベラプロストナトリウムとサルポグレラート塩酸塩の内服を行っていた。

● 治療経過

まず，再度，寒冷刺激を避けて温めるように生活習慣の改善を強く指導した。全身療法としてアルプロスタジル点滴とボセンタン内服を追加し，高圧酸素療法も併用した。スルファジアジン銀外用により壊死が除去されてきたため，トラフェルミンスプレーとプロスタグランジン（PG）E_1 軟膏に変更した。肉芽増生と周囲からの上皮化が始まり，潰瘍が縮小し，約2カ月で治癒に至った（図2）。肥厚性瘢痕もなく，機能的にも問題は認められていない。

私の工夫

強皮症に伴う末梢循環障害の治療として**生活習慣の改善（寒冷曝露を避け，保温を心がけること，禁煙を指導すること）**が重要である。冷蔵庫に手を入れるなど，気づかずに手を寒冷曝露させていることも多い。そこで筆者は，手袋や靴下，携帯用カイロの使用，こたつなどの暖房器具による保温をすすめるなどの具体的な生活指導を行っている。また，われわれの施設では，手首にサポーターを巻き，その**サポーターに携帯カイロを貼り付けて手首を温める工夫**を推奨している。

強皮症に伴う指尖潰瘍は難治例が多く，細菌感染により骨髄炎や関節炎を併発し，指趾切断に至ることや，敗血症を生じ生命予後にかかわることもあり，早期の適切な治療が重要である。

手指にレイノー現象やチアノーゼがみられる場合は，まず，カルシウム拮抗薬，PG 製剤の内服薬（リマプロスト，ベラプロストナトリウム），抗血小板薬（サルポグレラート塩酸塩，シロスタゾール）などを単剤ないし併用して用いる。それでも難治の場合や指尖潰瘍が生じた場合には，PGE_1 製剤のアルプロスタジルやリポ PGE_1 製剤の静脈注射とエンドセリン受容体拮抗薬（ボセンタン）を開始する。これらの治療によって，指尖潰瘍が改善した場合は，PG 製剤の静脈注射を中止するが，新たな手指潰瘍の発症予防作用をもつ**ボセンタンは可能な限り継続する**。ボセンタン内服は，保険適用では，新たな手指潰瘍の発症の抑制（予防）目的での使用となっているが，ボセンタン内服は現在有している潰瘍の治療効果も期待できる。副作用として，肝機能障害や末梢性浮腫が出現するため，慎重な観察が必要である[1,2]。

その他の治療法として，ホスホジエステラーゼ 5 阻害薬，スタチン，ニトログリセリン含有テープ貼付，交感神経ブロック，高圧酸素療法も選択肢となる。

ボツリヌス毒素局所注入療法による手指潰瘍の改善効果が相次いで報告されている[3,4]。まだ保険適用がないため，苦痛に悩んでいる多くの患者のためにも今後の適用拡大が切望される。最近では，強皮症の皮膚潰瘍に対する低出力体外衝撃波療法が全身性強皮症の難治性潰瘍への治療として薬事承認を取得しており，保険収載予定である。今後の新たな治療選択肢となり得る。

読むべき文献

- 浅野善英，神人正寿，川口鎮司，他．全身性強皮症 診断基準・重症度分類・診療ガイドライン．日皮会誌．2016；126：1831-96.
- 茂木精一郎．全身性強皮症．皮膚臨床．2022；64：1211-25.
- 茂木精一郎（編）．これ1冊！皮膚科領域における膠原病診療の極意．MB Derma. 2022；326：1-76.

References

1) 浅野善英，神人正寿，川口鎮司，他．日皮会誌．2016；126：1831-96.
2) Ishikawa M，Endo Y，Yamazaki S，et al．J Dermatol．2023；50：828-32.
3) Motegi S，Uehara A，Yamada K，et al．Acta Derm Venereol．2017；97：843-50.
4) Motegi S，Yamada K，Toki S，et al．J Dermatol．2016；43：56-62.

疾患編 45

リベド

●新井 達

●症例写真

図1）

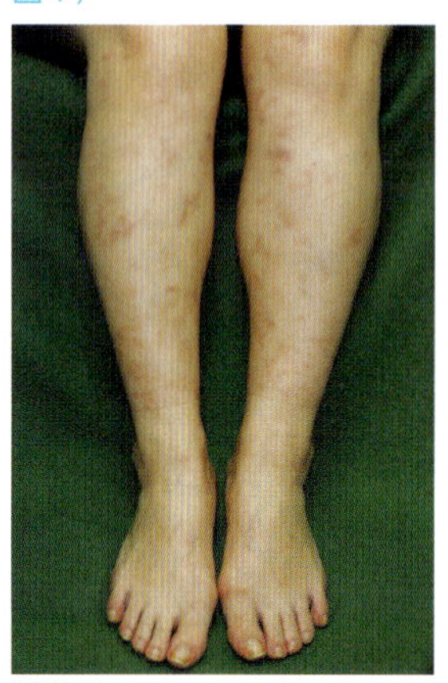

初診時

図2）

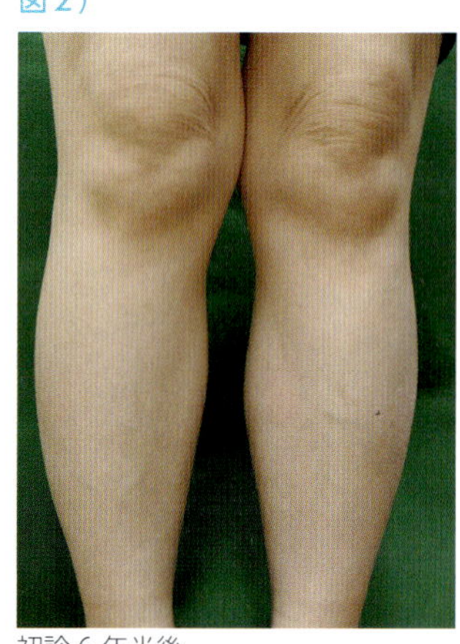

初診6年半後

症例解説

35歳，女性。初診3，4年前から下肢に自覚症状のない難治性皮疹を生じ，改善しないため当科を受診した。既往歴，家族歴に特記すべきことなし。両下肢に線状，もしくは分枝状の皮斑が多発している（図1）。

●治療経過

臨床的に分枝状皮斑，皮膚動脈炎を疑って，左下腿の分枝状の皮斑から皮膚生検を施行した。真皮皮下境界部の小動脈壁に内弾性板の破壊を伴うフィブリノイド壊死がみられ，赤血球の漏出と核破砕を伴う好中球の遊走を伴っていた。臨床検査では抗核抗体陰性，抗リン脂質抗体，MPO-ANCA，PR3-ANCA，HBs抗原はいずれも陰性であった。以上の所見から皮膚動脈炎と診断し，弾性ストッキング着用を指導した。サルポグレラート塩酸塩，シロスタゾール内服は効果なく，アスピリン100mg/日内服に変更後，皮疹は漸次改善を示した。経過良好にて，初診6年半後に中止（図2）。その後も再燃はない。

私の工夫

リベドは網状皮斑と分枝状皮斑に分類される。網状皮斑は寒冷刺激に代表される生理的要因，もしくはさまざまな全身的な要因（抗リン脂質抗体症候群

〔APS〕，結節性多発動脈炎〔PAN〕など）による環の閉じた網目状の皮疹を呈する。一方，分枝状皮斑は短い線状，もしくは樹枝状の皮疹を呈し，PAN や APS などの全身的要因，もしくは皮膚動脈炎，リベド血管症に伴って生じる。両者ともに下肢に好発するが，APS や PAN では背部も好発部位である。病理組織学的に網状皮斑は非特異的（真皮皮下境界部の小動脈壁の肥厚）なことが多いが，分枝状皮斑は炎症を伴う血栓もしくは血管炎像を認める。リベドの治療において難渋する病態は分枝状皮斑を呈する皮膚動脈炎であり，①しびれや潰瘍を伴う難治例，②潰瘍やしびれは伴わないが下肢の広範囲に分枝状皮斑を呈する軽症例，の 2 通りに分類[1]される。

リベド，とくに分枝状皮斑の治療は血管炎・血管症としての治療が重要である。自験例は上記②に該当する分枝状皮斑を呈した皮膚動脈炎である。皮膚動脈炎は PAN とは異なり，皮膚限局性の血管炎であり，循環障害の関与が指摘されている。このため，**日常生活指導として，患肢安静と弾性ストッキング着用を推奨する**[2,3]。また，小児の皮膚動脈炎では溶連菌感染に伴う扁桃腺炎の関与[4]や，成人例では歯性感染症に伴う本症の報告[5]もみられるため，**病巣感染の検索も重要**である。皮膚動脈炎において Anti-Streptolysin O（ASO）の測定を推奨する論文[6]もある。

皮膚動脈炎の治療は重症度によって異なるが，軽症例の初期治療には非ステロイド性抗炎症薬（NSAIDs），循環改善薬，抗血小板薬を用いることが多い[7]。循環改善薬はトコフェロールニコチン酸エステル，抗血小板薬はアスピリン，シロスタゾールなどが代表的である。当科では他剤無効でアスピリンが奏効した症例が複数例みられていることから，しびれや関節痛，皮膚潰瘍を伴わない軽症例の皮膚動脈炎では第一選択薬としている。

以上のことから難治なリベドに対する「私の工夫」として，①網状皮斑か分枝状皮斑かを診断する，②皮膚症状の原因を検索する，そして，組織学的に皮膚動脈炎であれば，③患肢の安静と弾性ストッキング着用を指導する，④アスピリンをはじめとする抗血小板薬投与を行い，皮膚潰瘍，発熱，関節痛などを伴う難治性病態であればプレドニゾロン内服など，治療法の再検討を行うこと，である。

読むべき文献

- 川上民裕，有村義宏，池田高治，他．皮膚血管炎・血管障害診療ガイドライン 2023―IgA 血管炎，クリオグロブリン血症性血管炎，結節性多発動脈炎，リベド様血管症の治療の手引き 2023―．日皮会誌．2023；133：2079-134.
- 出月建夫（編）．明日からはじめる下肢・足部潰瘍治療．MB Derma．2019；286：1-7.

References

1) Daoud MS，Hutton KP，Gibson LE．Br J Dermatol．1997；136：706-13.
2) Micheletti RG．Front Med (Lausanne)．2022；9：1059612.
3) Morgan AJ，Schwartz RA．Int J Dermatol．2010；49：750-6.
4) Fink CW．J Rheumatol Suppl．1991；29：14-20.
5) Lévêque L，Turcu A，Bielefeld P，et al．Rev Med Interne．2001；22：992-6.
6) Ozen S，Besbas N，Saatci U，Bakkaloglu A．J Pediatr．1992；120：206-9.
7) 川上民裕，有村義宏，池田高治，他．日皮会誌．2023；133：2079-134.

疾患編 46

凍瘡

● 神人 正寿

● 症例写真

図1）

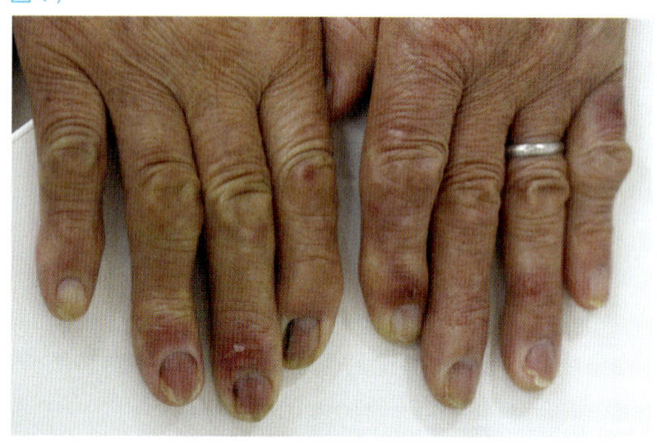

症例解説

83歳，女性。この数年，毎年冬に両手指の冷感と皮疹を生じる。既往歴および家族歴に特記すべきことはない。本年も急激に気温が下がった12月に同様の皮疹をきたし，また手持ちのベタメタゾン酪酸エステルプロピオン酸エステル軟膏が無効であったため当科を受診した（図1）。

● 治療経過

両手指の強い冷感と散在する爪甲大程度の暗赤色浮腫性紅斑で，さらには一部に水疱およびびらんの形成を伴っていたため強い炎症をきたした凍瘡と判断し，プレドニゾロン15mgを3日間投与した。また，カイロでの保温を指示した。1週間後の再診時には水疱部やびらんは残存するものの，紅斑はほぼ消失していた。

私の工夫

寒冷により手指・足趾や耳・頬などの末端部に瘙痒・灼熱感・疼痛を伴う皮疹で，俗に「しもやけ」として一般にもよく知られるcommon diseaseであることはいうまでもないが，一方で時に難治で治療に困る疾患の1つでもある。

従来からおもに学童期に紫紅色のうっ血・腫脹を生じる樽柿型（T型）と成人以降に丘疹や斑状紅斑を主体とする多形滲出性紅斑型（M型），さらには両者の混合型の3型への分類がよく知られており，やはり血流障害と炎症が本態と思われる。治療の選択肢としてはヘパリン類似物質やビタミンE，ジノプロストン，紫雲膏のような漢方，さらには副腎皮質ステロイドなどの外用，内服薬としてビタミンE，ブシ末，ジノプロストン，当帰四逆加呉茱萸生姜湯のような漢方など，そして瘙痒が強い場合には抗アレルギー薬が挙げられると思われる。**以前，和歌山県の皮膚科医に行ったアンケートでは副腎皮質ステロイド外用とビタミンE内服での治療が多かった**。そこにエキスパートの先生方や寒冷地の先生方から伺った方法論を加え，筆者は成人で**炎症が強い場合には副腎皮質ステロイド内服15mg/日3～5日間を考慮**するようにしている。

そして，生活指導として再発予防のために巻きぽか®などのカイロでの防寒をおすすめしている。さらに湿気を帯びた衣類の早めの取り替えや緩めの衣類での血流確保について注意喚起する。一方，春を迎えても難治な場合や好発年齢の学童期・高齢者以外に生じた場合は甲状腺機能低下症の存在やエリテマトーデス（凍瘡状ループス）・クリオグロブリン血症や，サルコイドーシス・自己炎症性疾患の鑑別が必要となる。近年は新型コロナウイルス感染症に伴う皮膚症状の1つとしての凍瘡様皮疹の存在を知っておくことも重要と思われる。

読むべき文献

- Hubiche T, Cardot-Leccia N, Le Duff F, et al. Clinical, Laboratory, and Interferon-Alpha Response Characteristics of Patients With Chilblain-like Lesions During the COVID-19 Pandemic. JAMA Dermatol. 2021；157：202-6.
- 上出康二．神人正寿，常深祐一郎（編）．凍瘡．皮膚科診療 秘伝の書．東京：南江堂；2022．p88-91.

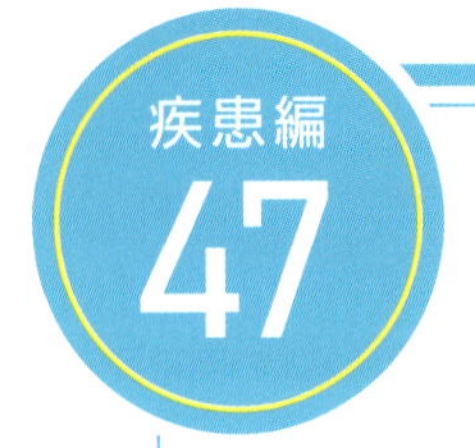

肝斑

● 豊澤 優衣／須賀 康

● 症例写真

図1）

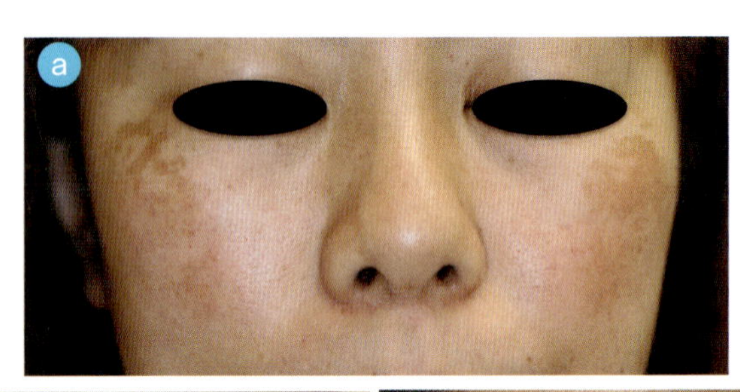

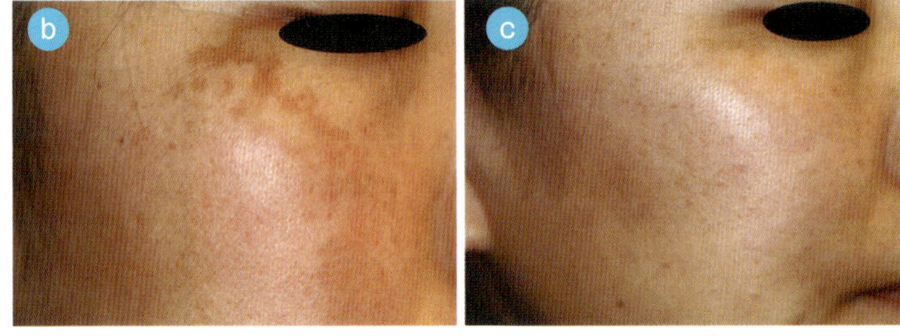

肝斑の臨床像。頬骨型の肝斑（a，b）とその治療後の皮疹の改善（c）

症例解説

40代，女性。顔面の両頬骨弓部に境界不鮮明なびまん性の褐色斑が左右対称性にみられる（図1a）。観察すると皮疹は眼の周囲を避けており，色素斑同士も不整形につながっている部分があったため（図1b），頬骨型（頬，鼻）の肝斑と診断した。

● 治療経過

①アスコルビン酸（200mg）・パントテン酸カルシウム錠（3mg）：3錠，分3，毎食後（保険適用外）

②トラネキサム酸カプセル（250mg）：3カプセル，分3，毎食後，皮疹の増悪時に3カ月間ほど使用（保険適用外）

③ハイドロキノン（1.9～5%，クリーム，ジェルなど）：1日1回塗布（保険適用外）

上記の内服，外用治療に加え，生活指導として日焼け止めを使用した徹底的な遮光，刺激を与えない洗顔・化粧・日焼け止めの使用方法を指導したところ，色素斑が目立たない安定した状態が維持できている（図1c）。

私の工夫

肝斑は後天性限局性のメラニン色素沈着症で，シミの一種である。更年期前の 30 ～ 40 代のアジア人女性の眼窩下部～両頬に好発し，左右対称性で褐色調の色素斑である[1)]。皮疹分布のパターンにより顔面中央型（頬，前額，鼻，上口唇，下顎），頬骨型（頬，鼻），下顎型（頬，下顎）の 3 つの臨床型に分けられるが，境界がはっきりしない subclinical なタイプもあるので注意する[2)]。紫外線への曝露が発生・増悪の誘因となるため，夏季に悪化し，冬季に改善する。女性ホルモンも色素細胞を活性化し，メラニン色素の過剰産生を生じる原因であり，妊娠，ピル内服などで発症し，閉経後には自然消退することも多い。洗顔などによる局所の機械刺激で色調が増悪する可能性にも留意する。鑑別としては，老人性色素斑，炎症後色素沈着，色素沈着型アレルギー性接触皮膚炎，後天性真皮メラノサイトーシスが重要である。Wood 灯検査やダーモスコピーで観察すると，皮疹が眼の周囲を避けて，色素斑同士が不整形につながっている部分があるのも特徴で，鑑別が可能となる。外用治療では美白剤が重要で，チロシナーゼ阻害作用のあるハイドロキノンが第一選択となるが[3)]，エンドセリン -1 伝達阻害効果のあるカミツレエキスなど作用点の異なる美白剤同士の併用も検討される[4)]。ただし，接触皮膚炎や組織黒変症の副作用に留意する。全身療法では，抗プラスミン作用や抗炎症作用のあるトラネキサム酸の内服が有用だが，血栓・塞栓症のある患者では，電子添文上は慎重投与のため注意が必要である[5)]。また，抗酸化作用のあるビタミン C や E の内服も有用である。本症は寛解，再燃を繰り返す疾患で，太陽光が最大の発生・悪化要因であるため，UVA，UVB，可視光線を幅広く防御できる日焼け止めを外用する。病変部では角層バリア機能不全があるため，洗顔時，外用時は機械刺激をできる限り回避する。ビタミン C やトラネキサム酸のイオン導入やマイクロニードリング治療の報告もみられる。なお，Q スイッチ Nd:YAG レーザーによる低出力頻回照射治療（レーザートーニング）を使用した論文も散見されるが，色調の悪化や脱色素斑が発生するため，熟練した医師以外は使用すべきではない[6)]。

読むべき文献

- 美容医療に関する調査研究班（編）．美容医療診療指針（令和 3 年度改訂版）．日本美容外科学会会報 2022 vol.44 特別号．東京：全日本病院出版会；2022．
- Neagu N，Conforti C，Agozzino M，et al．Melasma treatment: a systematic review．J Dermatolog Treat．2022；33：1816-37．
- 須賀 康．川田 暁（編）．第 3 章 シミの治療．美容皮膚科ガイドブック．東京：中外医学社；2017．p21-9．

References

1) Liu W，Chen Q，Xia Y．Clin Cosmet Investig Dermatol．2023；16：429-42．
2) Damevska K. Serbian J Dermatology Venereol. 2014；6：5-18.
3) Sarkar R，Gokhale N，Godse K，et al．Indian J Dermatol．2017；62：558-77．
4) 田中 浩．日香粧品誌．2019；43：39-43．
5) Kim HJ，Moon SH，Cho SH，et al．Acta Derm Venereol．2017；97：776-81．
6) Lai D，Zhou S，Cheng S，et al．Lasers Med Sci．2022；37：2099-110．

疾患編 48

尋常性白斑

● 鈴木 民夫

● 症例写真

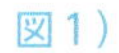

図 1）

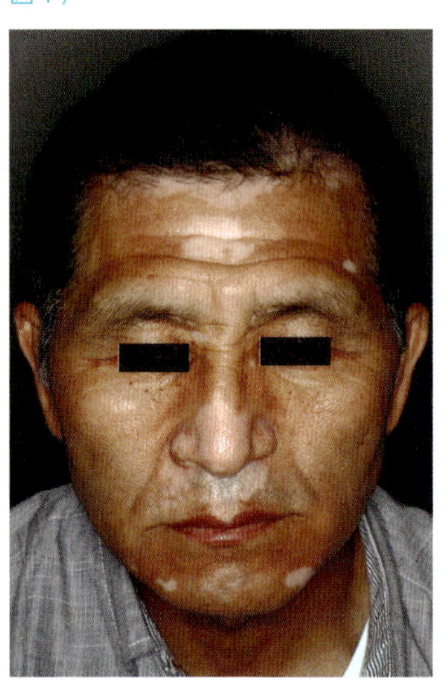

症例解説

60 歳，男性。既往歴，家族歴は特記すべきことなし。X－2 年前頃より顔面および頸部の白斑に気がつき，近医皮膚科で治療を受けていた。しかし，白斑が拡大してきたため，X 年 6 月に当科を紹介され受診した。初診時の検査結果は，甲状腺機能，血糖値，ACTH 値は正常範囲内であり，抗核抗体などの自己抗体はすべて陰性であった。

● 治療経過

初診より 3 カ月間，タクロリムス軟膏外用にて経過をみたが，白斑は拡大傾向であった。そのため，患者と相談のうえ，副腎皮質ホルモン製剤の全身投与を行った。まずはプレドニゾロン 20mg を 8 週間毎日内服投与したが，効果を認めず，新しい白斑が顔面頬部に出現した。そこで，ステロイドパルス療法（メチルプレドニゾロンコハク酸エステルナトリウム 500mg 点滴，3 日間）を 4 週間間隔で 3 回施行した。その結果，新しい白斑の出現はみられなくなった。白斑部の色素再生についてはその後 1 年あまりの間みられなかったため，ナローバンド UVB（NB-UVB）を 1 ～ 2 回 / 週の頻度で 103 回にわたって行ったところ，顔面，とくに鼻尖部の色素再生がはじまり，同部の白斑はおおよそ消退した。

私の工夫

尋常性白斑は，これまでに安全で有効性の高い治療法は確立されていない。最近では，白斑グローバル問題コンセンサス会議（VGICC）などから白斑診療ガイドライン[1,2]が公表されており，世界各地でそれぞれ標準治療の策定を目指した取り組みがなされている。

治療に際して，疾患活動性と白斑の部位と大きさを正しく評価することが必要である。疾患活動性の指標として，以下の状態の有無を観察する。①ケブネル現象，②粉雪状の脱色素斑，③３色パターン（病変境界部の色素脱失が不完全である状態）。これらの状態が認められるときは病勢があると判断される[1,2]。

治療法は，紫外線療法，外用療法，全身療法，手術療法などに分けられる。重要なことは各治療法の適応と限界を知ったうえで治療法を選択することである。漫然と継続することは避けるべきであり，３～６カ月ごとに治療効果を確認し，効果がないと評価した場合は別の治療法を追加，あるいは変更すべきである。早期かつ積極的な治療介入が予後改善のために不可欠である。また，**患者の QOL 障害の大きさを認識する**ことがきわめて重要である。そのうえで，患者が異なる治療選択肢の可能性を知り，欠点，リスク，および利点を含めて治療の選択肢を明確にし，患者と一緒に治療法と治療ゴールを決定していくこと（**共有意思決定支援**）が重要である[1,2]。

本症例の場合，進行が急速で強い病勢があるとの判断で，早期にステロイドの全身投与が必要と考え，ステロイドパルス療法を行い，病勢の進展を止めることができた。一方で，白斑部での色素再生が不十分と考え，そのあとに全身 NB-UVB を行い，一定の効果を得ることができた。現在，後頸部の色素再生がほとんどみられないため，今後，培養メラノサイト植皮術などの外科療法について患者と相談予定である。

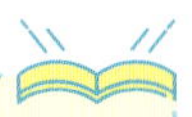

読むべき文献

- 佐野栄紀，鈴木民夫，井上紳太郎，片山一朗．白斑パラドックス：白斑にどうして紫外線発癌が少ないのか．日皮会誌．2021；131：1859-68.
- 井上紳太郎，鈴木民夫，佐野栄紀，片山一朗．白斑治療における JAK 阻害薬．日皮会誌．2023；133：2837-48.

References

1) van Geel N, Speeckaert R, Taïeb A, et al. J Eur Acad Dermatol Venereol. 2023；37：2173-84.
2) Seneschal J, Speeckaert R, Taïeb A, et al. J Eur Acad Dermatol Venereol. 2023；37：2185-95.

疾患編 49

限局性強皮症

● 山下 尚志

● 症例写真

図 1）

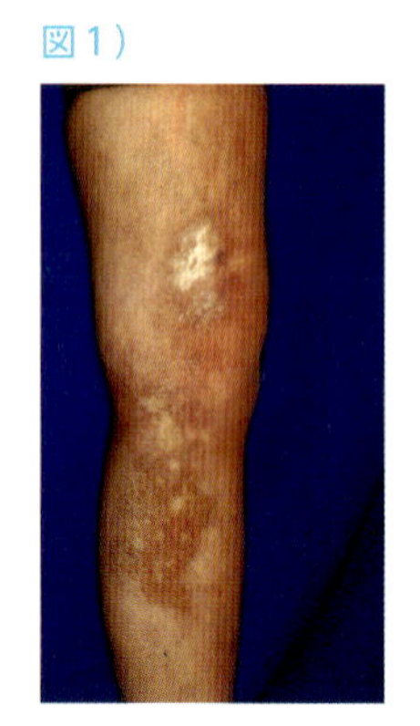

図 2）

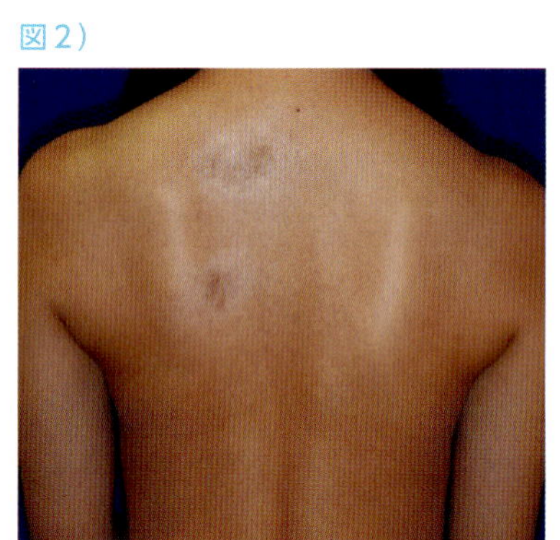

症例解説

20 歳，女性。初診 3 カ月前から左大腿に瘙痒感を伴う皮疹が出現。ベタメタゾン酪酸エステルプロピオン酸エステルを外用するも範囲が拡大したため，当院受診。受診時左大腿から下腿にかけて，また背部に手拳大の白色および色素脱・沈着を伴う硬化局面 (図 1， 2) を認めた。既往歴なし。膠原病の家族歴なし。

● 治療経過

患部からの皮膚生検で真皮全層にわたる膠原線維の膨化増生を認めた。MRI にて皮下組織までの炎症を認めた。皮膚エコーにて患部の血流増加，サーモグラフィーによって皮膚温の上昇を確認できた。以上のことから限局性強皮症の活動期と診断し，メチルプレドニゾロンパルス療法後，プレドニゾロン 20mg 内服による治療を開始した。若年女性であったためメトトレキサートの併用は控えた。その後皮疹の拡大がないことを確認し，UVA1 による光線療法を加えることで皮膚硬化と色素沈着の改善を認めた。

私の工夫

限局性強皮症は根治的治療が存在しないのが現状である。そのため，「**いかに早く発見するか**」「**いかに早く活動性の確認をとるのか（活動性がある皮疹の場合，治療を行うことによって進行を食い止めることができる）**」という点が臨床医としての腕の見せ所になる。

・いかに早く発見するか　～皮疹の分布のパターンに着目せよ～

限局性強皮症は体のあらゆる部分に発生する可能性のある疾患であるが，一方で出現パターンとしていくつかの発生しやすいパターンが存在する。それらを念頭におくと初見時の鑑別として挙がり，早期発見に役立つ。本稿ではLinear sclerodermaとPansclerotic morpheaの2つを紹介する。Linear sclerodermaは頭部や下腿に発生が多い。ブラシュコ線に沿った分布で，頭部では額から内眼角を通って鼻に抜けるパターン，側頭部から耳前部に抜けるパターン，下腿では大腿から下腿にかけてねじれるように抜けていくパターンが多い[1,2]。とくに頭部に発生すると脱毛として初期に確認されることも多く，**ブラシュコ線に沿ったパターン**を覚えておくとほかの脱毛疾患との鑑別に役立つ。Pansclerotic morpheaは皮膚硬化が四肢の伸側と体幹に出現し，進行性に頭頸部も含めた全身の皮膚を侵す。皮疹は**四肢のうち指趾を除く左右対称性に出るパターン**であり特徴的である[1]。これら**皮疹の分布パターンを理解しておくことで，皮膚硬化局面に出会った際に限局性強皮症かの判断に役立つ**。

・いかに早く活動性の確認をとるのか　～さまざまな角度から検索を行い，加えて合併症の有無に着目せよ～

限局性強皮症は**疾患活動性の有無で治療方針が異なってくるために，活動性の確認は重要**である[3,4]。急速に硬化が進む場合には判断しやすいが，数年かけて進行している病変は変化が乏しく気付きづらいことがある。**MRIや皮膚エコー，サーモグラフィーなどによる複合的な確認**が必要になる。簡便なものとして，月に1回程度なるべく同じ条件下で病変部の撮影をお願いするのも役に立つ。そのほか，患者の自覚症状も大切である。活動性がない病変部は通常痛みなどの自覚症状はない。一方，少しでも自覚症状がある場合には活動性が出てきている可能性が高い（単純な痛みではなく，「疼く感じ」という表現をされる方も多い）。診察時には自覚症状の有無について深く聞いてみるのがポイントである。また皮膚硬化の範囲の大小にかかわらず，合併症の有無の確認も必要である。高リン脂質抗体症候群関連抗体が30～67％の高頻度で陽性[5]になり，全身性エリテマトーデスや関節リウマチの合併も10％ほど認める[6]。頭頸部においては頭蓋内病変の確認も必要になる[7]。

限局性強皮症は皮膚科医が初診となることの多い疾患である。疾患を見抜き，合併症の有無の確認を行い疾患治療への道筋をつける大切な役割を担っている。

読むべき文献

- 浅野善英，藤本 学，石川 治，他．限局性強皮症 診断基準・重症度分類・診療ガイドライン．日皮会誌．2016；126：2039-67.
- 佐藤伸一（編）．強皮症の基礎と臨床：病態の解明から最新の診療まで．大阪：医薬ジャーナル社；2016.

References

1) Laxer RM, Zulian F. Curr Opin Rheumatol. 2006；18：606-13.
2) Soma Y, Kawakami T, Yamasaki E, et al. Acta Derm Venereol. 2003；83：362-4.
3) Li SC, Torok KS, Pope E, et al. Arthritis Care Res (Hoboken). 2012；64：1175-85.
4) Foeldvari I. Paediatr Drugs. 2019；21：461-7.
5) Sato S, Fujimoto M, Hasegawa M, Takehara K. Ann Rheum Dis. 2003；62：771-4.
6) Leitenberger JJ, Cayce RL, Haley RW, et al. Arch Dermatol. 2009；145：545-50.
7) Seese RR, Glaser D, Furtado A, et al. J Child Neurol. 2020；35：753-62.

疾患編 50

硬化性萎縮性苔癬

● 尾山 徳孝

● 症例写真

図1）

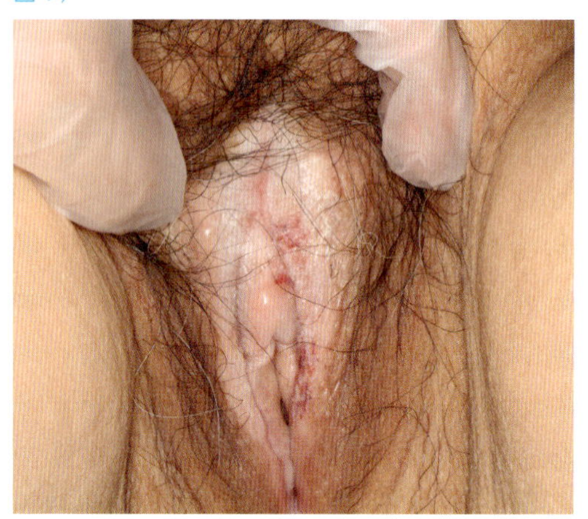

図2）

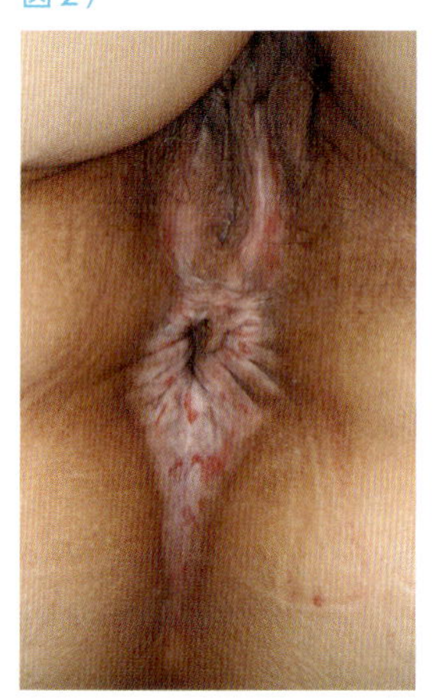

症例解説

48歳，女性。家族歴，既往歴に特記なし。30代頃より，外陰部から肛門周囲にかけての激痒が出現。近医で処方された外用ステロイド薬や抗真菌薬，抗アレルギー薬に治療反応性が乏しく，掻破行為に伴って同部にびらんや出血を繰り返す。

● 治療経過

硬化性萎縮性苔癬（以下，硬化性苔癬）を強く疑いながらも，扁平苔癬，固定薬疹，接触皮膚炎などを鑑別すべく，大陰唇の病変部皮膚より生検した。過角化と表皮突起の消失，角質の肥厚と表皮萎縮に加え，真皮上層にエオジン淡染性で均質化（homogenization）した膠原線維が増生するヒアリン化と毛細血管拡張を認め，硬化性苔癬と診断した。ストロンゲストクラスのステロイド外用薬による治療導入で炎症と瘙痒を抑えながら，ステロイドランクを減弱していく際の症状再燃に対して，タクロリムス外用や抗ヒスタミン薬を適宜併用することで，掻破の回数や瘙痒のピークは激減し，皮疹も改善している。

私の工夫

硬化性苔癬は女性の**外陰部**に好発し（男女比 1：9），とくに初経前の女児と閉経後の 2 相性に多い[1,2]。外陰部以外の病変を単独ないし併発する症例は疾患全体の 15 ～ 20%と少なく，とくに日本人では珍しいが，斑状強皮症（モルフェア）や円板状エリテマトーデスなど，皮膚萎縮や浸潤，過角化を伴う皮膚疾患を念頭に置いた鑑別を要する。白斑や水疱症のような自己免疫疾患や臓器特異的抗体が陽性を示す硬化性苔癬は，それぞれ全体の 2 割であり，なかでも甲状腺疾患が 12%，次いで白斑が 6% と多いため，これらの自己免疫疾患を視診ならびに血清学的にスクリーニングし，他科ともコンサルテーションしながら治療の必要性を評価する。また，本症の 5 ～ 7%の症例に合併する上皮系悪性腫瘍（ほとんどが有棘細胞癌）が最も予後に影響するため[3]，初診時や治療経過中にかかわらず，皮膚悪性腫瘍に準じた診察を心がける。

諸外国のガイドラインと同様に治療の第一選択はステロイド薬の外用であり[2]，年齢や性別を問わず，治療導入時にはストロンゲストクラスの強度を使用することが推奨される。自験例のように，治療初期での弱いステロイド外用を漫然と使用しても炎症を完全に鎮静化させられないことが多いうえに，医療機関の変更を繰り返しながら，症状が遷延化するケースも少なくない。ステロイド外用で炎症が落ち着いたのち，保湿剤を使用することで症状再燃までの期間を延長したり，ステロイド外用からの離脱が得られやすくなる[4]。症状の改善に伴ってステロイドランクを弱めながら，保湿剤と外用ステロイドを交互に使用する**プロアクティブ療法**は，患部皮膚の菲薄化や毛細血管拡張などのステロイド外用による副作用を回避し，病勢をコントロールできる可能性がある。わが国では保険適用がない**タクロリムス外用薬**も，諸外国では有効例の報告も多く，自験例のようにステロイド外用からの離脱を補助できる[5]。

読むべき文献

- 強皮症・皮膚線維化疾患の診断基準・重症度分類・診療ガイドライン作成委員会（編）．全身性強皮症・限局性強皮症・好酸球性筋膜炎・硬化性萎縮性苔癬の診断基準・重症度分類・診療ガイドライン．東京：金原出版；2017.

References

1）長谷川稔，石川 治，浅野善英，他．日皮会誌．2016；126：2251-7.
2）Neill SM，Lewis FM，Tatnall FM，et al．Br J Dermatol．2010；163：672-82.
3）Lee A，Bradford J，Fischer G．JAMA Dermatol．2015；151：1061-7.
4）Virgili A，Minghetti S，Borghi A，Corazza M．Br J Dermatol．2013；168：1316-24.
5）De Luca DA，Papara C，Vorobyev A，et al．Front Med (Lausanne)．2023；10：1106318.

疾患編 51

リポイド類壊死症

● 赤股 要

● 症例写真

図1）

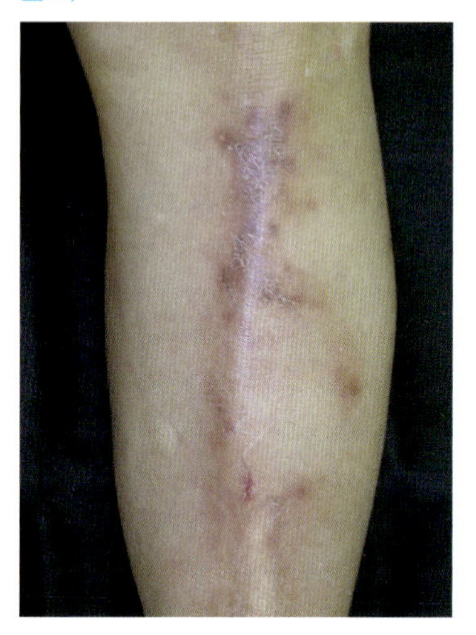

図2）

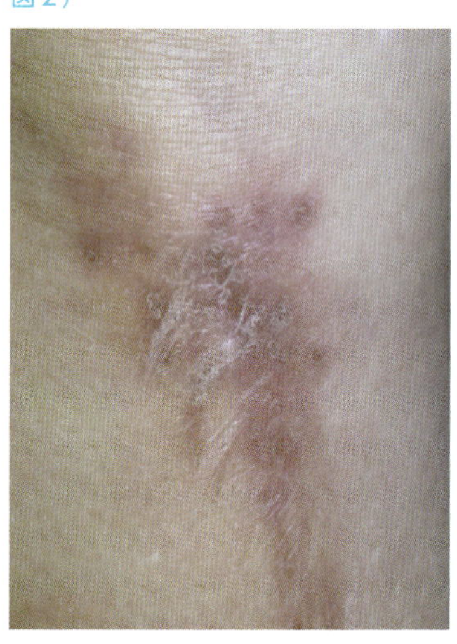

症例解説

83歳，女性。既往歴は膝関節症。かかりつけの整形外科で糖尿病の傾向と指摘されたことあり。家族歴は特記すべきことなし。X年6月より下腿伸側に痛がゆい紅斑局面が出現し，改善しないため，X年11月，かかりつけの整形外科より当科紹介受診。下腿伸側に境界やや明瞭で光沢を有する萎縮性紅褐色斑が島状に存在し，それらは融合傾向を示し局面を形成する。表面は鱗屑を付す部分もみられる。

● 治療経過

肉芽腫性疾患を疑い，皮膚生検を施行。表皮の萎縮を認めた。真皮内に類上皮細胞肉芽腫を多々認めた。また，皮下織には強い線維化と，真皮同様の肉芽腫の形成を伴う。採血にて空腹時血糖153mg/dL，HbA1cは6.8%であり，糖尿病も判明。組織学的にも類上皮細胞よりなる肉芽腫が多数みられた。臨床症状，合併疾患，組織上よりリポイド類壊死症と診断した。年齢も考慮し，ベリーストロングクラスのステロイド外用薬開始，糖尿病内科紹介。フォローしたところ外用にて軽快傾向を認めた。

私の工夫

リポイド類壊死症は女性に比率の高い[1]，おもに両下腿伸側の痛みのない**萎縮性局面**を呈する**肉芽腫**性疾患である。潰瘍などを伴うものの，大半は良性の経過をたどるが，難治例の一部では有棘細胞癌に進展する報告もみられ，注意が必要である。合併症としては**糖尿病**が多く[2]，ほかにサルコイドーシス，自己免疫性甲状腺炎，関節リウマチのような**膠原病**，潰瘍性大腸炎をはじめとする**炎症性腸疾患**などが挙げられる。もし初診でこの臨床像をみたら全身精査を考慮すべきである。

治療はまず**糖尿病**関連のリポイド類壊死症の場合は内科的治療により軽快することが知られている。皮膚科的治療としては，侵襲の少ないステロイド薬外用もしくはタクロリムス外用[3]，およびステロイド薬局所注射よりはじめるのがよいだろう。紅斑部位の改善は認めるが，萎縮した皮膚の消退までは至らないという問題が残ることも多い。潰瘍を伴う難治性の場合は密封療法など外用治療の工夫や，光線療法などの紫外線治療が必要となるときがある。また，病理像にて血栓が考えられる場合はアスピリンやジピリダモールなど循環改善薬により軽快する例もみられ，臨床・病理によって治療を考えるべきである。ほかにヒドロキシクロロキン硫酸塩[4]，カルシニューリン阻害薬の内服も治療報告がある。近年普及した生物学的製剤で，抗 TNF-α抗体の治療成績がよいと多く報告される[5]が，やはり日本では保険適用外がネックとなるだろう。今後も萎縮してしまった部位に対する新たな治療が望まれる。

クリニックレベルで治療するならば，first line はステロイド外用，局所注射，タクロリムス外用。Second line は光線療法と循環改善薬内服である。

読むべき文献

- Peckruhn M, Tittelbach J, Elsner P. Update: Treatment of necrobiosis lipoidica. J Dtsch Dermatol Ges. 2017；15：151-7.

References

1) Franklin C, Stoffels-Weindorf M, Hillen U, Dissemond J. Int Wound J. 2015；12：548-54.
2) Jockenhofer F, Kroger K, Klode J, et al. J Dtsch Dermatol Ges. 2016；14：277-84.
3) Harth W, Linse R. Br J Dermatol. 2004；150：792-4.
4) Durupt F, Dalle S, Debarbieux S, et al. Arch Dermatol. 2008；144：118-9.
5) Basoulis D, Fragiadaki K, Tentolouris N, et al. Metabolism. 2016；65：569-73.

疾患編 52

瘢痕性脱毛症

● 伊藤 泰介

● 症例写真

図1）

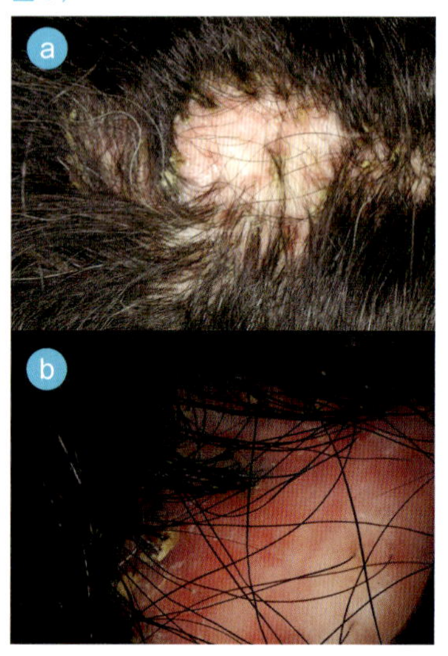

図2）

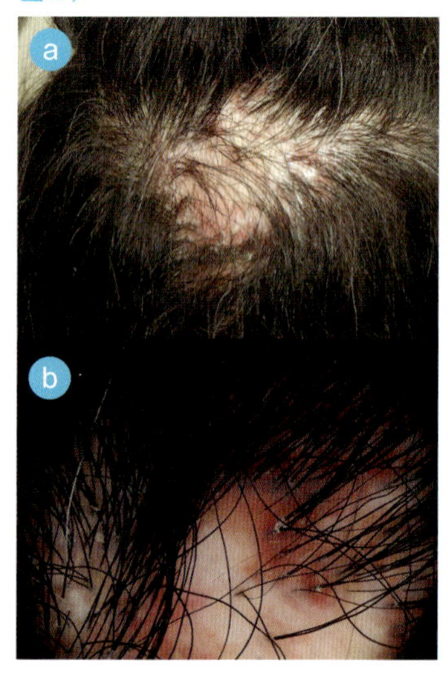

症例解説

45歳，女性。既往歴，家族歴に特記すべきことなし。初診の数年前より頭頂部に小脱毛斑を自覚し，徐々に拡大した。脱毛斑周囲に紅斑と痂皮を伴い脱毛中央部は瘢痕化がみられた。近医にてステロイド外用薬，カルプロニウム塩化物の外用治療を受けたが改善がみられず拡大傾向であったため，当院に紹介となった。初診時には長径7cm×短径5cmの楕円形の脱毛斑を頭頂部に認めた（図1a）。かゆみや滲出液を軽度自覚している。

● 治療経過

ダーモスコピー観察でtufted hairや毛孔消失が観察された（図1b）。臨床症状とダーモスコピー所見から禿髪性毛包炎と診断し，ミノサイクリン塩酸塩100 mg /日内服，ベタメタゾン酪酸エステルプロピオン酸エステル外用，4週ごとに脱毛部位へのトリアムシノロンアセトニド皮内注射を生理食塩水で2倍希釈したうえで開始した（5mg/mL）。当初2カ月ほどはあまり改善がみられなかったが，その後，脱毛範囲そのものの縮小や発毛はみられないが，徐々に紅斑，痂皮形成が軽快し，6カ月後も脱毛斑の拡大は認められず維持した状態であった（図2a）。なおtufted hairは継続していた（図2b）。

私の工夫

瘢痕性脱毛症には病理学的に好中球性，リンパ球性，混合性，その他の分類がある[1)]。このうち好中球性に分類される疾患は，本症例の禿髪性毛包炎や膿瘍性穿掘性頭部毛包周囲炎である。瘢痕性脱毛症はいずれも進行期における脱毛症状を回復させることは困難であり，**早期の診断と進行抑制が治療目標**になる。本症例でも，脱毛斑中央部の瘢痕部位に毛髪再生は期待できず，同様の病変の拡大を抑制することが治療目標であるため，患者にとって治療による目にみえた改善が自覚しにくく，治療継続の意義について常々伝える必要がある。**禿髪性毛包炎の診断には脱毛周囲と毛孔周囲の痂皮形成，中央部の瘢痕性病変のほか，ダーモスコピーにおいてtufted hair**，perifollicular scaling，perifollicular erythema，white and milky-red homogenous areas，follicular pustulesを確認することが診断の助けとなる[2)]。なお，tufted hairは禿髪性毛包炎のみならず膿瘍性穿掘性頭部毛包周囲炎，folliculitis (acne) keloidalis，central centrifugal cicatricial alopeciaなどでも観察される[3)]。**診断には病理組織が重要**である。真皮の線維化，複数の毛包が毛包漏斗部で融合する像がみられる[4)]。病理組織は横断面での観察が有用である。禿髪性毛包炎は**ブドウ球菌などへの過剰な免疫反応**が1つの原因であることから，頭髪は短いほうが改善しやすいとされる。また**治療は，好中球活性の抑制や細菌コントロール**目的でミノサイクリンなどテトラサイクリン系やロキシスロマイシンなどマクロライド系抗生物質の長期内服，炎症抑制のため，トリアムシノロンアセトニドの皮内注射などが有用である[5)]。

読むべき文献

- Uchiyama M. Primary cicatricial alopecia: Recent advances in evaluation and diagnosis based on trichoscopic and histopathological observation, including overlapping and specific features. J Dermatol. 2022；49：37-54.
- 内山真樹．新・皮膚科セミナリウム 脱毛症の新知見を診療に活かそう，原発性瘢痕性脱毛症の最新のマネジメント．日皮会誌．2019；129：7-16.
- 伊藤泰介．新・皮膚科セミナリウム 毛髪疾患を極める：最近の進歩と展望，脱毛症治療の工夫と展望．日皮会誌．2023；133：641-7.

References

1) Olsen EA，Bergfeld WF，Cotsarelis G，et al. J Am Acad Dermatol. 2003；48：103-10.
2) Miteva M，Tosti A. J Eur Acad Dermatol Venereol. 2013；27：1299-303.
3) Uchiyama M. J Dermatol. 2022；49：37-54.
4) Kasuya A，Ito T，Hanai S，et al. J Dermatol Sci. 2020；97：83-5.
5) Bunagan MJ，Banka N，Shapiro J. J Cutan Med Surg. 2015；19：45-9.

疾患編 53

女性型脱毛症

● 植木 理恵

● 症例写真

図 1）

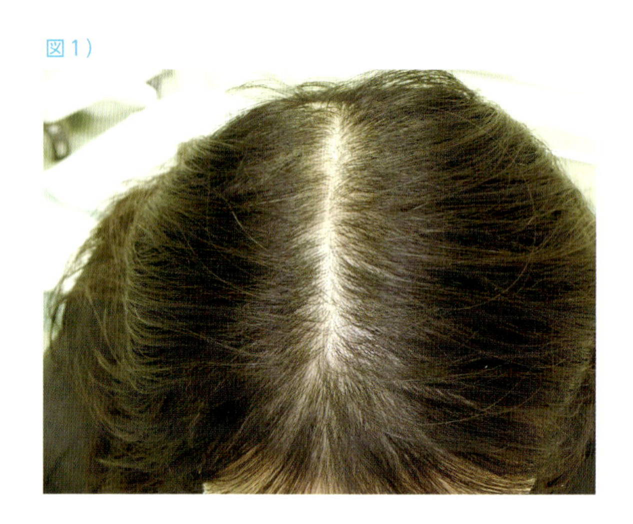

症例解説

60 歳，女性。既往歴として無呼吸症候群，脂質異常症にアトルバスタチンカルシウム水和物内服，胸痛にジルチアゼム塩酸塩内服。53 歳時に大量の不正出血のため入院加療後から脱毛を自覚。進行するため受診した。頭皮に紅斑，落屑，円形脱毛斑は認めず，易抜毛性を示さなかった。頭髪の分け目が軽度開大し，前頭部と頭頂部の密度低下と細毛化を認めた（図 1）。

● 治療経過

血液検査上，とくに併存する内臓疾患はなく，症状から女性型脱毛症と診断した。無呼吸症候群は未治療で睡眠不足を実感していた。BMI 28.6 で，内科医からは減量を指示されていたが，やる気はなかった。脱毛症状は未治療だったので，カルプロニウム塩化物外用液 1 日 2 回塗布を開始した。併せて，睡眠不足や脂質異常症の改善など健康の回復が髪の成長に好影響があることを説明し，無呼吸症候群は積極的な治療をすすめ，脂質異常症と軽度の肥満に対しては栄養指導をすすめた。3 カ月間，治療効果を観察することにしたが，治療開始 1 カ月後から前髪のハリが改善し，全体の抜け毛の減少を実感しはじめた。

私の工夫

女性型脱毛症診療では**①鑑別診断，②薬物治療，③日常のケア，④メンタルケア**が重要である[1,2]。**①鑑別診断；**甲状腺疾患，膠原病，多嚢胞性卵巣症候群，男性ホルモン産生腫瘍，貧血，薬剤性休止期脱毛症，湿疹続発性脱毛症などがとくに注意する併存疾患で，必要に応じて専門医へ紹介する。**②薬物治療；**診療ガイドライン[3]ではミノキシジル溶液外用が第一選択だが，副作用（初期脱毛）の不安，接触皮膚炎，保険診療を希望する場合などはカルプロニウム塩化物外用液を用いる。乾いた頭皮に1回1 mL（**手のひらに1 mLの水を出して塗布量を確認する**），1日1～2回塗布を指導する。ほかの市販育毛剤はフォトトリコグラム法など客観的評価方法を用いた治験を論文報告している商品を選ぶ。内服治療が自費診療で広まっているが，わが国では未認可で診療ガイドラインでは根拠不十分のため，使用はすすめていない。投与する場合は，海外論文を精読し[4,5]，血圧低下，不正出血，肝腎機能障害などの副作用が生じ得ることを患者に説明し，フォローアップも投与医師が責任をもっていただきたい。毛孔性扁平苔癬を女性型脱毛症と誤診し，血液検査を実施せずに未認可薬物を投与して急性腎不全を発症した症例を紹介されたことがある。**③日常のケア；**頭皮や頭髪の質にあったシャンプー剤や洗髪頻度を指導する。「うねり毛」と呼ばれる加齢変化に合わせたヘアケア製品が複数発売されている。偏食や小食，不規則な食生活などの場合は**食事指導**も役立つ。食の改善への取り組みは患者の満足度が比較的高い。ウィッグの使用や明るく髪を染めるなど**カモフラージュ**も皮膚障害が生じなければ妨げない。**④メンタルケア；**脱毛は更年期女性にとってストレス因子[6]である。脱毛の訴えとともに**頭皮痛**の訴えをしばしば受ける。神経過敏症状の1つと考えられ，睡眠不足や精神的ストレス（家族問題や老いへの不安など）が発症契機となる。頭皮痛にはプレガバリンがすすめられるが，加味逍遙散や抑肝散も役立つ。女性型脱毛症は自信喪失やうつ傾向を生じQOLが低下する。脱毛症状は必ずしも改善するわけではないため，訴えを傾聴し，つらい思いを受容して患者と信頼関係を結び，健康被害が生じないように髪を育てていただきたい。

読むべき文献

- 眞鍋 求，坪井良治，板見 智，他．男性型および女性型脱毛症診療ガイドライン 2017年版．日皮会誌．2017；127：2763-77.
- 植木理恵．脱毛症診療の極意：苦手意識を克服しよう！症例提示：さまざまな脱毛症の症例をみてみよう，1%ミノキシジル配合外用液が奏功しなかった女性のびまん性脱毛症の1例．Visual Dermatology．2023；22：1170-1.

References

1) Olsen EA．J Am Acad Dermatol．2001；45：S70-80.
2) 植木理恵．Visual Dermatology．2023；22：1170-1.
3) 眞鍋 求，坪井良治，板見 智，他．日皮会誌．2017；127：2763-77.
4) Randolph M，Tosti A．J Am Acad Dermatol．2021；84：737-46.
5) Sinclair RD．Int J Dermatol．2018；57：104-9.
6) 檜垣祐子．MB Derma．2018；273：71-6.

疾患編 54

褥瘡

● 磯貝 善蔵

● 症例写真

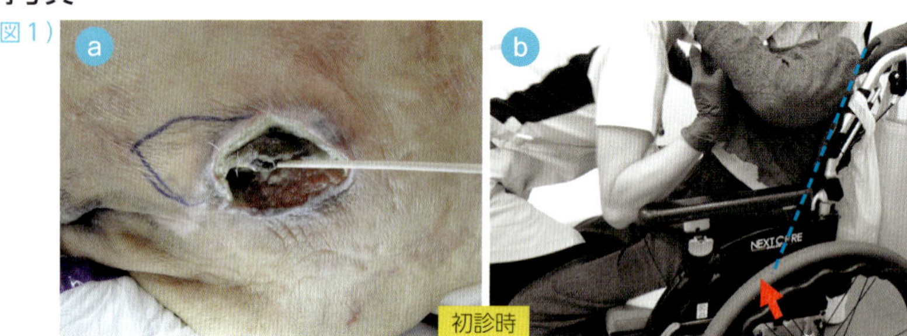

図 1)

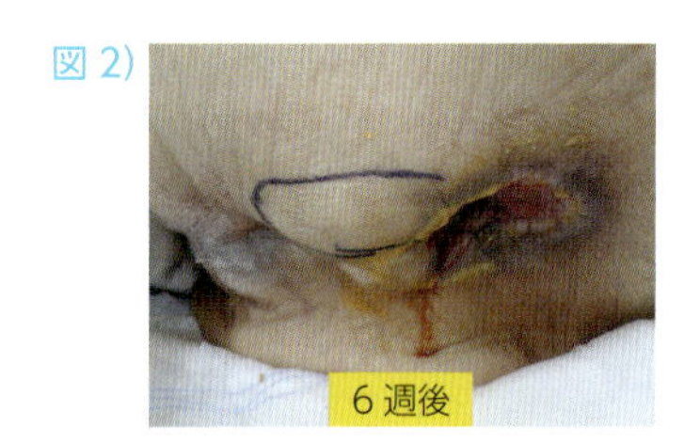

図 2)

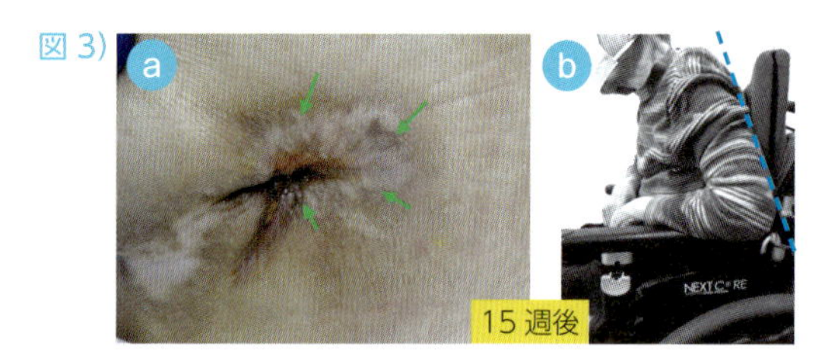

図 3)

症例解説

80 歳，女性。既往歴はパーキンソン病 (ホーン・ヤール重症度分類Ⅴ度)，関節リウマチ。普段は車いすで座っていることが多い。グループホーム入所中で近医（内科医師）の訪問診療を受けていた。食事は介助により全量摂取できていた。初診およそ 3 カ月前から仙骨～尾骨部にかけて褥瘡を認め，悪化してきたため当院紹介受診となった。初診時の写真（図 1a）を示す。Stage Ⅳの褥瘡で，壊死組織と悪臭を認め，左坐骨突起に向かって図 1a の線の範囲にポケット形成を認めた。ポケット内を観察すると壊死組織内に限局した感染を認めた。おもな検査所見：白血球 7,100/μL，ヘモグロビン 11.3g/dL，血小板 342 × 10^3/μL，CRP 8.7mg/dL，Alb 2.8 g/dL，TP 3.6 g/dL。後傾で車いすに座っていた（図 1b）。

● 治療経過

外来で軟化した黒色壊死組織をデブリードマンしたが，尾骨から左坐骨に向かってポケット形成があり，内部にも壊死組織を認めた。外来でのポケット切開などの観血的処置は難しいと判断して 1 週間入院とした。局所麻酔下にポケットを部分的に切開し，深部の壊死組織を除去したがポケットは残存していた（図 2）。その後は外来で洗浄と精製白糖ポビドンヨード外用とし，15 週後にはポケットが消失し，治癒に近い状態となった（図 3a）。

私の工夫

皮下組織に達する褥瘡の診療は複合的であり，多面的な視点が求められる。第一に壊死した組織を母地とした骨・軟部組織感染の対策が必要である。本例では数度に分けて壊死組織をデブリードマンした（図 1a，図 2）が，坐骨部は脂肪組織が豊富なため，体表から炎症所見が察知しにくいことも考慮する。ポケット内の壊死組織は治癒を阻害するだけでなく感染症の母地になりやすい。

同時に，**褥瘡発症・難治化要因を明らか**にする必要がある。本例は車いす上で後傾，かつ左下荷重になりやすいため（図 1b，青点線参照），仙尾骨から左坐骨に向かうポケットが遷延化したと考えた。一般にパーキンソン病は姿勢反射障害もあるためポジショニングが難しい[1]。本例では患者の好む姿勢をとると創部の位置（図 1b，赤矢印参照）に外力が加わることから推定した。外来受診には施設看護師が同伴し，体位，患者の動きと褥瘡の難治要因の関連を施設看護師と共有した。この関連性を考慮して施設において背部にクッションを挿入し，やや前傾となるように体位管理をすることで（図 3b，青点線参照），創部に外力が加わりにくくなり治癒を促進したと考えた。

施設での局所薬物治療は精製白糖ポピドンヨードを用いた。精製白糖ポピドンヨードは吸水性の外用薬であるため，深い褥瘡に瘢痕収縮を誘導することができる（図 3a，緑矢印参照）。**瘢痕形成**は機能的に好ましくないことが多いが褥瘡の場合には創変形[2]が抑制されるという利点がある。そのため，図 3a に示した瘢痕形成で創変形が緩和され，体位管理も相まってポケットが消失して治癒に導けた。

疾患治療では薬物や外科的介入は重要であるが，加えて最外層臓器である皮膚疾患は外部からの物理的侵襲を読み取る必要がある。本例では施設看護師との連携・チーム医療が重要であった。

読むべき文献

- 磯貝善蔵．褥瘡の鑑別診断と合併する感染症への対処法について．日本褥瘡学会誌．2023；25：73-8.
- 磯貝善蔵．田中マキ子（監），市岡 滋，磯貝善蔵，前重伯壮，栁井幸恵（編）．褥瘡のある人のポジショニング方法．ポジショニング学 体位管理の基礎と実践 改定第 2 版．東京：中山書店；2023．p196-9.
- 藤原 浩，入澤亮吉，大塚正樹，他．創傷・褥瘡・熱傷ガイドライン（2023）－2 褥瘡診療ガイドライン（第 3 版）．日皮会誌．2023；133：2735-97.

References

1）Kato M，Mizokami F，Takeda A，et al．J Tissue Viability．2022；31：557-9.
2）Mizokami F，Furuta K，Utani A，Isogai Z．Int Wound J．2013；10：606-11.

疾患編 55

乳児湿疹

● 山本 貴和子

● 症例写真

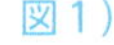

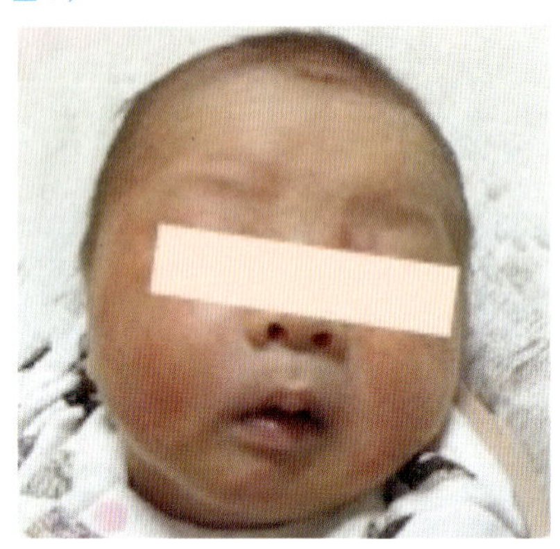

症例解説

生後 2 カ月，男児。周産期異常はなし。父は重症アトピー性皮膚炎（atopic dermatitis：AD），兄は重症 AD，多種食物に対する食物アレルギー，気管支喘息，鼻炎の既往がある。生後 1 カ月頃より顔面に紅斑および丘疹が出現（図 1）。出生時より体全体に乾燥を認めていた。母に確認すると，顔を擦る動作がみられるようになったという。

● 治療経過

乳児湿疹ではあるが，そのなかでも AD の診断基準を満たすと説明を行った。湿疹の治療は，保湿剤の連日塗布と湿疹部位に対してステロイド外用薬によるリアクティブ療法を開始した。しかし，リアクティブ療法では寛解維持ができなかったため，その後もう一度，ステロイド外用薬による寛解導入後に，ステロイド外用薬によるプロアクティブ療法での寛解維持療法を行った。その後は，湿疹のコントロールは良好で，生後 5 カ月時の血液検査では，IgE 抗体はすべて陰性であり，鶏卵を含め離乳食初期からアレルギーになりやすい食品も開始し，食物アレルギーの発症も予防できた。

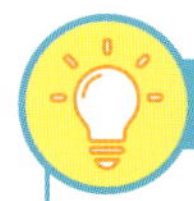

私の工夫

乳児湿疹は，AD や脂漏性皮膚炎などさまざまな皮膚炎を含む。日本皮膚科学会の AD 診断基準では，乳児の場合，かゆみを伴う湿疹が 2 カ月以上の慢性の経過が基準として記載されているため，乳児期早期の診断が困難となる。一方，世界的に用いられている The U.K. Working Party の AD 診断基準では，2 カ月以上の慢性の経過という基準がないため，早期診断が可能となる。実際，生後 1 カ月時には，すでに AD を発症していることが分子レベルからも明らかとなった。

わが国では，AD の診断を嫌う傾向があるため AD の診断基準を満たしながら，「乳児湿疹」としてフォローされているケースが多く存在する。AD と同様に診断をしなくても，乳児湿疹として湿疹に対する抗炎症治療が必要と判断し，抗炎症治療が行われればよいが，なかには，「乳児湿疹は自然に治るので何もしなくてよい」と無治療で経過観察されるケースや，保湿剤だけでフォローされるケースも多く存在する。このような症例は，その後，湿疹の増悪と食物アレルギーを発症することが問題となってくる場合がある。乳児期早期の AD に対する早期介入，早期寛解，早期寛解維持により離乳食開始前に鶏卵アレルギーが 25%減少できることが PACI Study でも明らかになり，さらには，AD の重症化も予防できることが示されている。早期診断と早期介入が非常に重要になってきている。

乳児湿疹に対して，抗炎症治療が必要と判断すればステロイド外用薬などで適切に治療を行い，AD を発症しているのであれば，AD と診断し，AD の重症化予防と食物アレルギー予防対策が重要である。昨今，AD を対象とした乳児期から使用できる非ステロイド外用薬も販売されたため，これらの新薬を活用するためにも，乳児湿疹の症例に対して，AD の診断が重要である。

読むべき文献

- Yamamoto-Hanada K, Kobayashi T, Mikami M, et al. Enhanced early skin treatment for atopic dermatitis in infants reduces food allergy. J Allergy Clin Immunol. 2023；152：126-35.
- Yamamoto-Hanada K, Ohya Y. Skin and oral intervention for food allergy prevention based on the dual allergen exposure hypothesis. Clin Exp Pediatr. 2023；doi：10.3345/cep.2023.00045.
- Yamamoto-Hanada K, Saito-Abe M, Shima K, et al. mRNAs in skin surface lipids unveiled atopic dermatitis at 1 month. J Eur Acad Dermatol Venereol. 2023；37：1385-95.
- Miyaji Y, Yamamoto-Hanada K, Fukuie T, et al. Risk factors of admission in school children with severe atopic dermatitis. J Dermatol. 2023；50：72-81.
- 豊國賢治，山本貴和子，吉田明生，他．低蛋白血症を伴う重症アトピー性皮膚炎（SPLAD）の急性期治療とその後の予後．アレルギー．2021；70：1383-90.

疾患編
56

肥満細胞症

● 伊藤 友章

● 症例写真

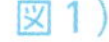
図1）

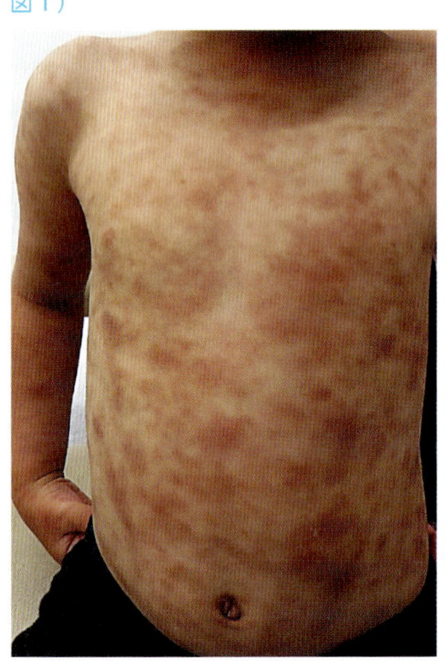

症例解説

5歳，男児。既往歴，家族歴は特記すべきことなし。生後3週間で，全身に褐色斑が出現。X－3年に前医の皮膚生検にて肥満細胞症と診断された。加療を継続するも，症状の改善が乏しいため，X年に紹介受診となる。臨床所見は，顔面・体幹に褐色斑（図1）が散在し，ダリエ徴候が陽性であった。

● 治療経過

皮膚生検と遺伝子検査と採血を施行した。皮膚生検で，病理診断の再確認と，病変部1.5mmパンチから*KIT*遺伝子の変異有無を確認し（東京医科大学倫理委員会T2019-0160），採血と腹部エコーで白血化と脾腫の確認をした。*KIT*遺伝子細胞内ドメインにあるexon17 D816V変異が認めず，採血・エコーで異常所見はなかった。希少疾患であるため，正確な病態と治療方針を患者家族へ説明した。その後，抗アレルギー薬の内服加療にて，3カ月に1回受診している。褐色斑は，わずかであるが退色している。

私の工夫

肥満細胞症は，造血系の新生物でクローン性の増加が特徴であり遺伝性疾患ではない[1]。臨床症状は，アナフィラキシー症状が特徴であり，欧米では患者数が多いが，わが国の日常診療で経験する機会は少ない。病態として，*KIT*遺伝子の機能変異の結果，マスト細胞分化・生存が強化される。最も多い遺伝子変異は，マスト細胞のc-kit受容体にある細胞内ドメインのexon17でAsp816Valの変異を認める。フランスでの調査では，D816V mutationを認めるものは36%であった[1]。**小児の場合，皮膚肥満細胞症から全身性肥満細胞症へ移行することはない**。WHO分類では，2017年に独立したカテゴリーとして扱われるようになった[2]。皮膚肥満細胞症の分類は①斑状丘疹状肥満細胞症，②びまん性皮膚肥満細胞症，③皮膚の肥満細胞腫である[3]。3病型の発症の割合は，①75%，②5%，③20%である[3]。診断基準は，大基準でダリエ徴候を伴うマスト細胞浸潤による皮膚病変。小基準で①皮膚病変部生検におけるマスト細胞数の増加と，②病変皮膚組織における*KIT*遺伝子変異の確認が必要である。**治療は，マスト細胞活性化予防のため，抗ヒスタミン薬（H_1受容体拮抗薬）を中心に，コントロール不良例は，H_2受容体拮抗薬やロイコトリエン拮抗薬を用いる**。**アナフィラキシーを認める患者の場合は，アナフィラキシー補助治療薬を所持させる**。肥満細胞症患者の臨床症状は異なる。日常診療では，アナフィラキシーを生じていないか確認する。**抗ヒスタミン薬でコントロールできている場合は行動制限をしない**。日本の教科書には自然消退すると記載されている。しかし，**実際50%は成人まで皮膚病変が自然消退し，15～30%は成人以降も皮膚病変は残る**[4]。そのため，十分に患者への説明が重要である。斑状丘疹状肥満細胞症は全身の色素斑が成長期でも残るため，プールや肌をみせることがコンプレックスとなり，心の成長に妨げになる。そのため，**現在はグラファ ダドレス®などのメディカルメイクアップ製品を紹介する**。

読むべき文献

- 出光俊郎，井上多恵．玉置邦彦（総編集）．肥満細胞症（肥満細胞腫）．最新皮膚科学大系 第13巻 神経系腫瘍 間葉系腫瘍．東京：中山書店；2002．p341-54．
- 直江知樹，小松則夫，宮﨑泰司（編），他．WHO 血液腫瘍分類：WHO 分類 2017 をうまく活用するために．大阪：医薬ジャーナル社；2018．
- 伊藤友章．肥満細胞症の発症メカニズムと分類と診断．臨床免疫・アレルギー科．2023；79：536-41．

References

1) Bodemer C，Hermine O，Palmérini F，et al．J Invest Dermatol．2010；130：804-15．
2) Meni C，Georgin-Lavialle S，Le Saché de Peufeilhoux L，et al．Br J Dermatol．2018；179：925-32．
3) Méni C，Bruneau J，Georgin-Lavialle S，et al．Br J Dermatol．2015；172：642-51．
4) Carter MC，Clayton ST，Komarow HD，et al．J Allergy Clin Immunol．2015；136：1673-9.e3．

ランゲルハンス細胞組織球症 (LCH)

● 馬屋原 孝恒

● 症例写真

図1）

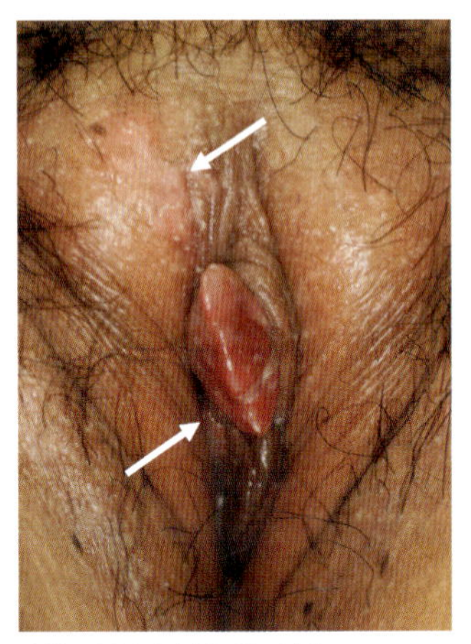

陰核の肥大と外陰部の結節

図2）

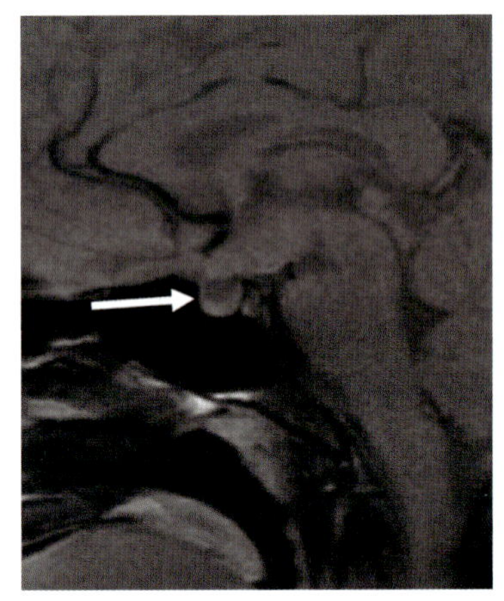

頭部 MRI による下垂体腫瘍

症例解説

20代，女性。既往歴は中枢性尿崩症，無月経症，下垂体腫瘍，家族歴は特記事項なし。X年3月頃から外陰部に激しいかゆみが生じ，X年4月に産婦人科受診した。陰核の肥大および外陰部に結節を認め紹介となる。なお，中枢性尿崩症はデスモプレシン点鼻にてコントロール中，下垂体腫瘍は経過観察となっていた。

● 治療経過

外陰部の結節から皮膚生検実施し，HE染色にて真皮上層を中心に稠密な組織球や好酸球の浸潤があった。免疫組織化学染色にて，CD1a，ランゲリン (CD207)，S-100が陽性となり，透過型電子顕微鏡にて，深い切れ込みを有する卵円型の細胞があり，バーベック顆粒の存在も認めた。以上から，ランゲルハンス細胞組織球症 (Langerhans cell histiocytosis：LCH) と診断した。PET/CT施行し，下垂体，甲状腺，外陰部にFDG集積があり，多臓器型と判断し，血液内科に加療を依頼した。中枢病変を伴うLCHに有効性の報告[1]があるクラドリビン (2-クロロデオキシアデノシン：2-CdA) とプレドニゾロンの併用を5コース行ったところ，下垂体腫瘍は縮小し，陰核の正常化に加えて外陰部の結節もほぼ消退した。

私の工夫

LCHは，皮膚や骨，リンパ節，肝臓，肺，骨髄などのさまざまな臓器にランゲルハンス細胞がモノクローナルに増殖する疾患である[2)]。2016年にHistiocyte Societyから5つに分かれる新たな分類が提唱され，L-Groupの代表格のLCH，Cutaneous and mucocutaneous GroupのNon-LCHなどが挙げられている[3)]。2010年以降からLCH患者の約半数に***BRAF***遺伝子変異(V600E)[4)], 約4分の1に***MAP2K1***遺伝子変異[5)]を認めることが相次いで報告されたことから，現在では**炎症性骨髄腫瘍**の概念が確立されつつある。

LCHの診断には，小児の治りにくい頭部や腋窩などの脂漏性皮膚炎様の皮疹や体幹に多発する鱗屑を伴う丘疹あるいは小型の紫斑[6)]，陰部や腋窩の肉芽腫様の外観，扁平な黄色腫などの皮膚病変を呈することがある。さらには，難治な耳漏や自験例でもみられた**中枢性尿崩症**もみられることがある。**成人発症のLCH**では，肺病変のみのことが多い。血液検査では，CRPや可溶性IL-2受容体の上昇が認められる。

治療は，**単一臓器型**か**多臓器型**かで治療方針が大きく異なる。単一臓器型であれば，多発しない骨病変にステロイド局所注射や皮膚病変には**ステロイド外用**，症状によっては**ステロイド内服**が選択される。多臓器型には，ステロイド内服とビンクリスチン硫酸塩などを中心とした**多剤併用化学療法**が行われる。自験例のような中枢病変を要する場合には**2-CdA**，化学療法に不応の場合には同種造血幹細胞移植が行われる。さらには，2023年11月24日にBRAF V600E変異を有するLCHに**ダブラフェニブ・トラメチニブ**併用療法が保険適用となった。

このため皮膚のLCHをみた場合には，他臓器，とくに肝臓，脾臓，骨髄に代表される**リスク臓器**が侵されていないか，注意深く検査を進める必要がある。また，治療においては，小児科や血液内科を中心とした**他科連携**が不可欠である。

症例呈示にご協力いただきました，せのおクリニック 池谷茂樹先生，中東遠総合医療センター 戸倉新樹先生に深く感謝申し上げます。

読むべき文献

- 日本ランゲルハンス細胞組織球症研究グループ．LCHってどんな病気？ https://www.jlsg.jp/WhatsLCH/WhatsLCH_2210.pdf（閲覧：2024-7-30）
- 森本 哲．日本小児血液・がん学会（編）．第2章 小児がん，A 造血器腫瘍，10 組織球症，a. Langerhans細胞組織球症．小児血液・腫瘍学 改訂第2版．東京：診断と治療社；2022. p523-6.
- Cournoyer E, Ferrell J, Sharp S, et al. Dabrafenib and trametinib in Langerhans cell histiocytosis and other histiocytic disorders. Haematologica. 2024；109：1137-48.

References

1) Dhall G, Finlay JL, Dunkel IJ, et al. Pediatr Blood Cancer. 2008；50：72-9.
2) Willman CL, Busque L, Griffith BB, et al. N Engl J Med. 1994；331：154-60.
3) Emile JF, Abla O, Fraitag S, et al. Blood. 2016；127：2672-81.
4) Badalian-Very G, Vergilio JA, Degar BA, et al. Blood. 2010；116：1919-23.
5) Brown NA, Furtado LV, Betz BL, et al. Blood. 2014；124：1655-8.
6) Rodriguez-Galindo C, Allen CE. Blood. 2020；135：1319-31.

疾患編 58

化学療法に伴う爪障害

● 高山 かおる

● 症例写真

図1）

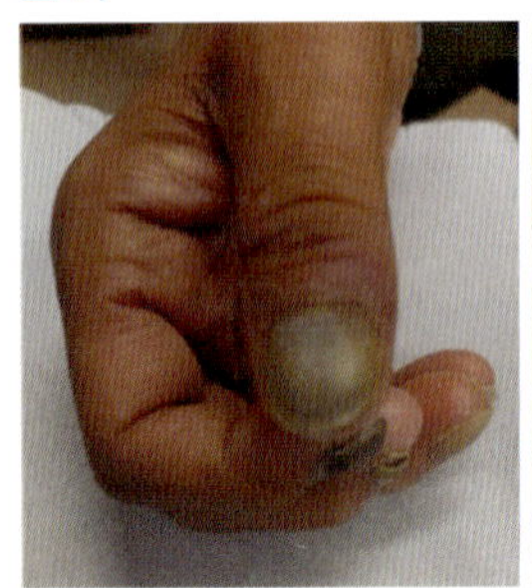

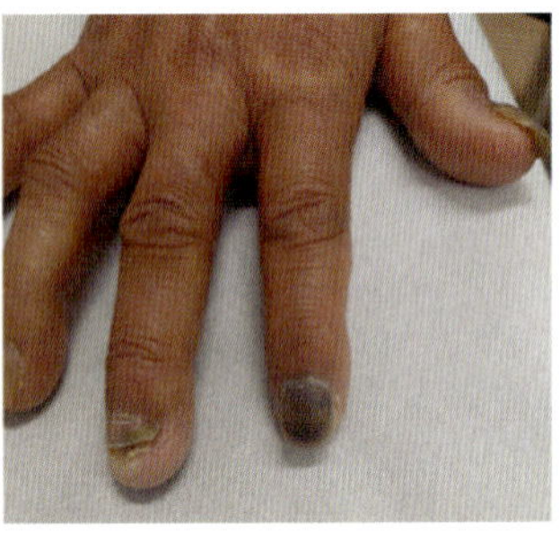

症例1

図2）

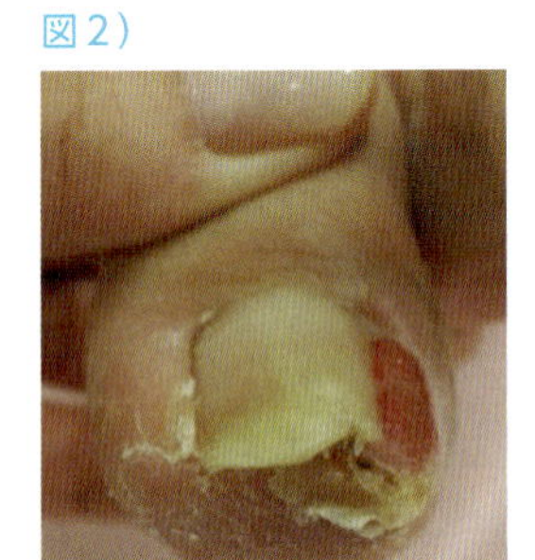

症例2

症例解説

症例1：60代，男性。原発性肺癌術後再発のためにドセタキセルとラムシルマブ（ヒト型抗VEGFR-2モノクローナル抗体）による治療を行っていた。投与3カ月後，爪の剥離が著明になり疼痛を伴うようになった（図1）。
症例2：50代，女性。乳癌治療のため，抗HER2ヒト化モノクローナル抗体ペルツズマブ注を使用中，右母趾爪甲の内側縁に肉芽を生じ，疼痛を伴うようになった（図2）。

● 治療経過

症例1：爪の出血や滲出が高度で，爪に明らかに剥離があるものに関しては剥離している爪を短く切って爪床を露出させた。びらん面のあるところは，連日の洗浄後にスルファジアジン銀を1日1回塗ってガーゼで巻くように指示し，1週間程度で治癒した。

症例2：テーピングを指導し，不織布を爪甲側縁と肉芽の間に挟み，肉芽に対してはベタメタゾン酪酸エステルプロピオン酸エステル軟膏を2週間外用したが，症状の改善が得られなかったため，ブロック麻酔下に右母趾内側の爪母温存爪甲側縁楔状切除を実施した。できるだけ刺激を避け，1週間で治癒しその後再燃はなかった。

私の工夫

化学療法による爪障害で，皮膚科で診察依頼が多い，爪甲の剥離や脱落に関すること，肉芽を伴うような爪囲炎について述べる。

爪甲剥離：爪下に滲出液がたまる，出血をするなどで混濁したり，爪が剥離したりする場合，爪のぐらつきを固定するためにテープを貼りっぱなしにしてしまう事例によく遭遇する。剥離してもやさしく丁寧に連日洗浄し，テープも蒸れるタイプのものは使用せず，最低限のサージカルテープで緩めに固定するように指導する。また滲出や出血が多い場合には，無理なく除去できるレベルで爪を除去し，爪床を開放して抗菌外用薬などを追加している。またとくに足では，爪甲脱落の数年後に**鉤彎爪**になる事例がある。足の爪が脱落したときには，まっすぐ前に向かって生えてくるように，しばらくの間足趾の先端部を**テーピング**しておくことなどが予防策になると考えて指導している。

爪囲炎：爪甲も爪囲の皮膚も萎縮して易刺激性となって生じることが多いため，手の爪であれば，初期の段階で家事や仕事のときの刺激を避けること，足であればフットウェアの環境を足に負担のない紐靴や運動靴などに変更するように指導している。治療としては，初期では可能なものはコットンや不織布を爪甲側縁に挟む**パッキング法**や，ベリーストロングクラスのステロイド外用と，肉芽が出てきたらテーピングを併用して行うが，それでも肉芽がよくならない，痛みが強く生活に支障があれば，ブロック麻酔下に**爪母温存爪甲側縁楔状切除**を選択している。フェノールのように爪母を腐食させないため爪は再度生えてくるが，術後疼痛がほとんどなく，治癒も早いので活用している。肉芽は大きいときや，爪の下に周って肉芽があるような場合には切除することが多い。

読むべき文献

- Kiyohara Y, Yamazaki N, Kishi A. Erlotinib-related skin toxicities: treatment strategies in patients with metastatic non-small cell lung cancer. J Am Acad Dermatol. 2013；69：463-72.
- 山本有紀，清原祥夫，仁科智裕，他．EGFR 阻害薬・マルチキナーゼ阻害薬に起因する皮膚障害の治療手引き（2020 年改訂版）ー皮膚科・腫瘍内科有志コンセンサス会議からの提案ー．Prog Med．2020；40：1315-29.
- 日本がんサポーティブケア学会（編）．がん治療におけるアピアランスケアガイドライン 2021 年版 第 2 版．東京：金原出版；2021.
- 高山かおる，齋藤昌孝，山口健一（編）．足爪治療マスター BOOK．東京：全日本病院出版会；2020.

疾患編 59

爪疾患

● 加藤 裕史

● 症例写真

図1）

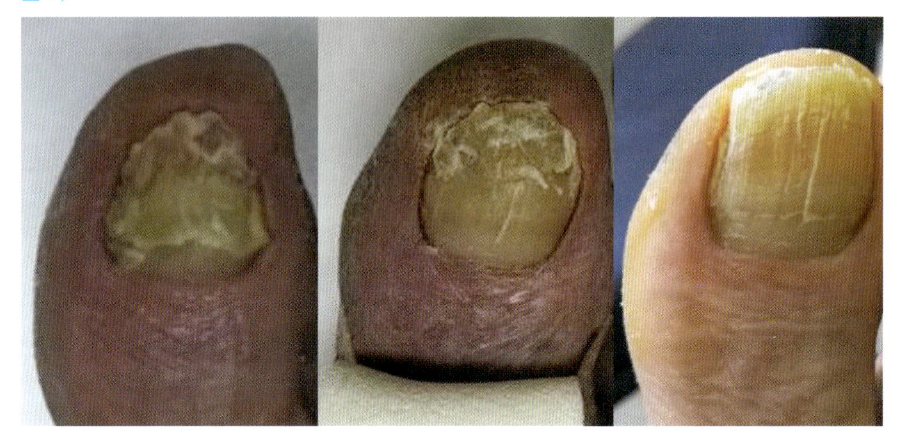

症例解説

77歳，男性。両第1趾の爪変形を主訴に数年来他院で爪白癬として通院加療をされていたが改善なく，当院へ紹介となった。両第1趾は中央部に水平方向の亀裂を生じ，先端は狭小，菲薄化していた（図1）。周囲皮膚に鱗屑を認めず，加重時の疼痛を訴えていた。

● 治療経過

KOH直接鏡検にて糸状菌を認めず，特徴的な臨床像から重複爪と診断した。血流検査で異常を認めなかった。生活歴を聴取したところ1日10,000歩の歩行を日課としており，足の形状はエジプト型（第1趾のみが長いタイプ，日本人に多い）で，靴を観察すると一回り大きなサイズのものを着用しており，靴紐がないローファータイプの靴であった。そのため歩行時のズレで第1趾が靴に触れ，軽微な外傷を繰り返していた。治療としてまずは先端の爪をニッパーで除去し，テーピングおよびスポンジでの爪甲保護を開始，併せて靴の変更，靴紐の結び方の指導を行ったところ，初診より6カ月で略治となり，その後再発を認めていない。

私の工夫

爪疾患には多くの種類があるが，腫瘍性病変や一部の炎症性病変，感染症を除いた場合，筆者の印象では，多くの症例は**物理的な刺激**によって生じている。また，難治例として紹介される疾患の多くは爪白癬と診断され長期の外用治療が行われていることが多い。もちろん難治性の爪白癬が併存している可能性もあるため直接鏡検は必須であるが，鏡検で陰性であった場合は物理的な要因を考え，**生活歴の聴取や靴の観察**などを行う必要がある。本症例ではサイズの大きな靴を着用されており，なおかつローファータイプで靴紐での固定ができないものであった。そのため，突出した第1趾が靴の先端とぶつかり，軽微な衝撃を繰り返すうちに爪の変形が生じたと考えられた。治療として最も重要であるのが**靴の変更と靴紐の結び方指導**である。靴紐をきっちり圧をかけて結ぶことで歩行時のズレがなくなり，足趾への外傷リスクが軽減される。また本症例では爪先端が皮膚に陥入し，基部がやや上方へ変異していたため，爪先端のテーピングとスポンジでの基部の圧迫を追加し，これらの介入により症状の改善が認められた。

本症例では下肢の血流は問題なかったが，**末梢動脈疾患や糖尿病などによる血流障害のスクリーニング**は必須であり，血流障害があった場合はその治療を優先させることが重要である。また，重複爪や爪甲鉤彎症，肥厚した爪白癬症例などでは**古い爪甲の除去**が非常に重要であり，出血や疼痛がない範囲で爪甲を除去する必要がある。古い爪が残存している場合，とくに爪甲鉤彎症では先端が湾曲しているため皮膚へ刺さり，二次感染の原因になることもあり，なおかつ圧が改善されず，基部がさらなる変形をきたす可能性も示唆される。物理的刺激による爪疾患は薬物療法ではなく，生活指導や爪の処置など，治療に手間がかかることから敬遠されることも多いが，皮膚科医として，少なくとも治療に関する知識はもっておく必要がある。

読むべき文献

- 高山かおる，齋藤昌孝，山口健一（編）．足爪治療マスター BOOK．東京：全日本病院出版会；2020.
- 高山かおる（編）．足育学 外来でみるフットケア・フットヘルスウェア．東京：全日本病院出版会；2019.
- 安木良博，田村敦志（編）．カラーアトラス 爪の診療実践ガイド 改訂第2版．東京：全日本病院出版会；2021.

妊娠皮膚症

● 森 志朋

● 症例写真

図1）

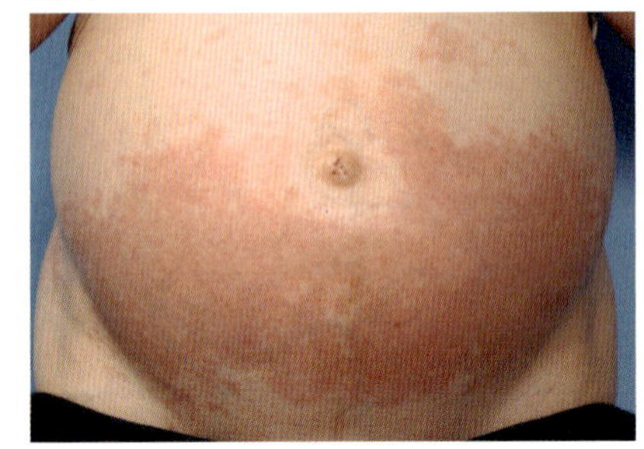

図2）

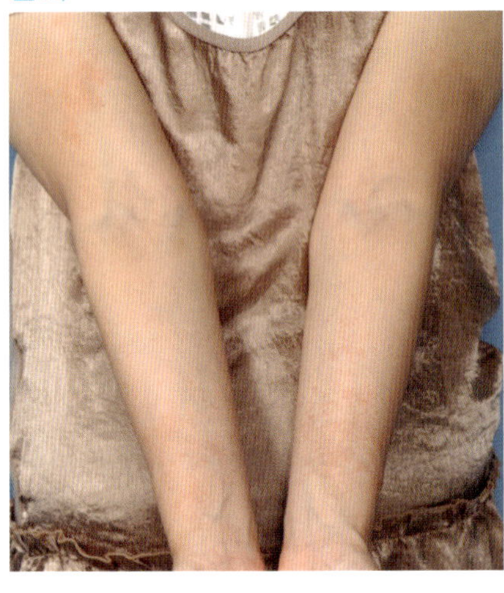

症例解説

30 代，女性。妊娠 32 週，第 1 子妊娠中。既往歴は花粉症，家族歴は特記すべきことなし。妊娠判明時よりストレッチクリームを外用していた。当院受診の数日前より腹部，上肢にかゆみを伴う紅色皮疹が出現してきたため受診した。

● 治療経過

臍とその周囲を除く腹部に褐紅色斑が大きな局面を形成している。肘関節部を除く上肢屈側に不整形褐紅色斑があり，どちらも強いかゆみを伴っていた。Pruritic urticarial papules and plaques of pregnancy（PUPPP）と診断し，ベタメタゾン酪酸エステルプロピオン酸エステル軟膏外用を開始したが軽快せず，ベタメタゾン，d- クロルフェニラミンマレイン酸塩 2 錠 / 日の内服を開始した。皮疹はさらに拡大しプレドニゾロン 10mg/ 日と d- クロルフェニラミンマレイン酸塩 2 錠 / 日に変更したところ皮疹，かゆみは徐々に改善傾向を示したため内服は漸減し中止，3 週間後には淡い色素沈着を呈し治療を終了した。その後，再燃はなかった。

私の工夫

妊婦の2割が瘙痒を経験する[1]。妊娠性皮膚瘙痒症，妊娠性痒疹，PUPPP，疱疹状膿痂疹，妊娠性疱疹があり，原因，時期，症状，経過は異なる。妊娠性皮膚瘙痒症は初期に発症し胆汁うっ滞を伴わないもの，中～後期に発症し胆汁うっ滞を伴うものがある。妊娠性痒疹は原因不明で2回目以降の妊娠前～中期に多いがアトピー素因も指摘され3割は初産婦にも発症する。PUPPPも原因不明で約9割は後期に発症する。『痒疹診療ガイドライン』[2]では本疾患を妊娠性痒疹の特殊型としている。妊娠線に沿って臍周囲を避けた腹部，臀部，前腕，大腿に激痒を伴う蕁麻疹様紅斑や丘疹が出現し水疱も混じる。疱疹状膿痂疹は妊娠を契機とした膿疱性乾癬と考えられ中～後期に発症し，発熱などの全身症状や低Ca血症を伴う場合もある。辺縁に小膿疱が環状配列する紅斑が間擦部に出現し全身に及ぶ。分娩後に軽快することが多いが出産後も不変または増悪，次回妊娠で再発することもある。妊娠性疱疹は5～6万人に1人程度のまれな自己免疫性水疱症で中～後期に発症する。妊娠に伴う類天疱瘡と考えられ，抗BP180抗体が陽性である。辺縁に小水疱が配列し激痒を伴う浮腫性・滲出性紅斑が臍周囲，四肢に出現し出産後に消退する。**治療はステロイド外用や妊婦に投与可能な抗ヒスタミン薬内服を開始し，難治症例は胎盤移行の少ないプレドニゾロン内服も検討する**[3]。『アトピー性皮膚炎診療ガイドライン』[4]によると「**妊娠中，授乳中ともステロイド外用薬は通常使用であれば安全であり，胎児/乳児への影響を心配することなく使用してよい**が，**強いランクのステロイド外用薬を大量・長期使用することは出生時体重を低下させる可能性があるため避けるべき**である」と記されている。妊婦自身が児への影響を心配し自己判断で通院や治療を中断しないよう**経過や予後，児への影響，治療などにつき丁寧に説明し産科医と十分な連携を取り治療にあたる必要がある**。

読むべき文献

- 佐藤貴浩，横関博雄，室田浩之，他．痒疹診療ガイドライン2020．日皮会誌．2020；130：1607-26.
- 佐伯秀久，大矢幸弘，古田淳一，他．アトピー性皮膚炎診療ガイドライン2021．日皮会誌．2021；131：2691-777.

References

1) Furhoff AK. Acta Med Scand. 1974；196：403-10.
2) 佐藤貴浩，横関博雄，室田浩之，他．日皮会誌．2020；130：1607-26.
3) 藤本和久．産科と婦人科．2022；89：368-72.
4) 佐伯秀久，大矢幸弘，古田淳一，他．日皮会誌．2021；131：2691-777.

疾患編
61

陥入爪

● 細川 僚子

● 症例写真

図1）

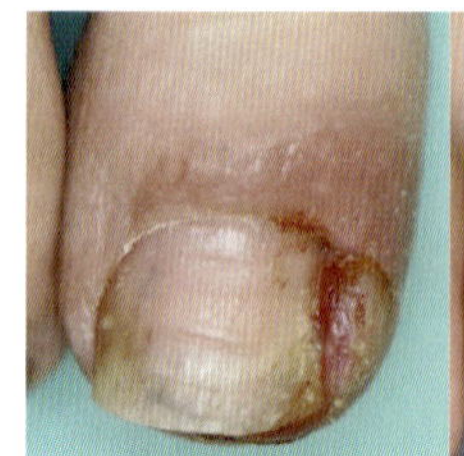
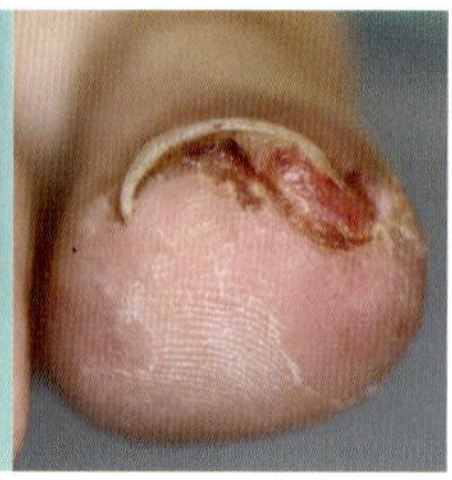

治療前

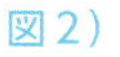

図2）

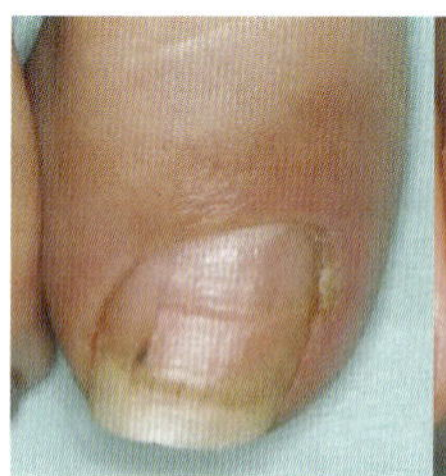
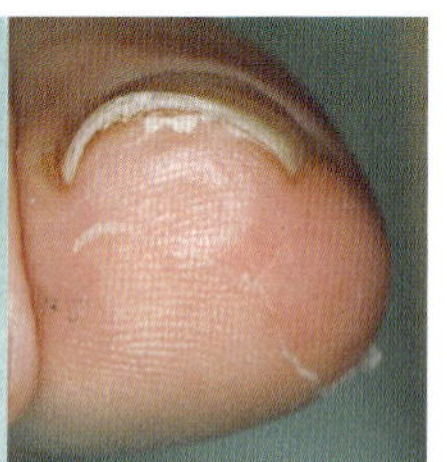

4 週間後

症例解説

58 歳，女性。既往歴は高血圧，糖尿病。当科初診の 2 年前に，自身で爪を切ったのちより右母趾の疼痛が出現。近医でテーピング法，パッキング法（刺入した爪甲側縁と軟部組織との間にソフラチュールを挿入），抗生剤の内服・外用治療，不良肉芽に対する液体窒素凍結療法を受けるも難治。当科初診時，右母趾爪の内側縁が陥入し，側爪郭の皮膚が全体的に発赤・腫脹して広範囲に肉芽の形成を認めた（図 1）。

● 治療経過

側爪郭の皮膚の炎症所見から，初診当日に局所麻酔下にて爪母温存爪甲側縁楔状切除術を行った。最初に wing block（ウイングブロック）による局所浸潤麻酔を行った。続いて眼科用の直剪刀を，爪甲遊離縁から側爪郭と近位爪郭の合流部の方向に斜めに切り進め，皮膚に刺入する爪甲側縁を最後まで確実に切り終えた。切り終えた爪甲側縁は，無鈎直のモスキート止血鉗子を用いて近位側までしっかり把持して引き抜いた。その後，線維化によって肥厚した側爪郭の一部を，肉芽とともに 11 番メスを用いて切除した。術後は 15 分ほど安静ののちに止血確認を行い，創部に止血作用が期待できるカルトスタット® を置き，その上にガーゼを厚めにのせて，エラテックス® で圧迫固定した。4 週間後，陥入症状は消失し，創傷も治癒していた（図 2）。

私の工夫

陥入爪は，爪甲側縁が皮膚に陥入（刺入）した状態であり，側爪郭の皮膚が炎症性に発赤・腫脹し，強い痛みや肉芽形成を伴ったりする。そのため歩行障害など日常生活に大きな影響を及ぼすことも少なくなく，より即効性のある治療が望まれる。

側爪郭の皮膚が全体的に発赤・腫脹していたり，線維化していたりする場合には，局所麻酔下にて上述の**爪母温存爪甲側縁楔状切除術**を行っている。この術式は，爪母に侵襲を加えないように，刺入している爪甲側縁を切除する治療法である[1)]。爪甲の刺入が解除されるため，術後は創傷治癒が速やかに進み，患者の満足度も高い。

処置の際に留意しているポイントをいくつか挙げる。

1つ目は**疼痛対策**である。麻酔は**wing blockと呼ばれる局所浸潤麻酔**を行っている。この方法は指（趾）神経の末梢枝をターゲットとしており，簡便で即効性があり，使用する麻酔薬の量が少なく，神経や血管を損傷するリスクも低いことから，安全性においても有用性が高い[2,3)]。また注射時の疼痛を緩和させるために，局所を保冷剤で十分に冷やすこと，薬液をゆっくり注入すること，できるだけ細い針を用いること（29G）などの工夫を行っている。

2つ目は**線維化によって肥厚した側爪郭の一部を，肉芽とともに切除する**ことである。これにより，爪甲が伸長する際の妨げがなくなり，術後再燃のリスクを減らすことができる。注意点は，術後に出血や疼痛を生じやすいことである。そのため術後の十分な安静と止血作用が期待できる創傷被覆剤の使用，早めの鎮痛薬内服を心がけている。

3つ目は**今後の生活指導**である。陥入爪は，深爪や爪欠けによって生じた爪棘が原因となることが多く，つま先の窮屈な靴やきつい靴下，第2趾による摩擦や圧迫などが悪化因子となり得る。そのため，正しい爪の切り方（スクエアカット）や適切な靴についての指導を行ったり，トゥセパレーターの使用をすすめたりすることで，再発のリスクを可能な限り減らすようにしている。

読むべき文献

- 齋藤昌孝．高山かおる，齋藤昌孝，山口健一（編）．爪母温存爪甲側縁楔状切除術．足爪治療マスターBOOK．東京：全日本病院出版会；2020．p170-3.
- 齋藤昌孝．高山かおる，齋藤昌孝，山口健一（編）．ウイングブロックによる爪部の局所麻酔．足爪治療マスターBOOK．東京：全日本病院出版会；2020．p97-102.
- 齋藤昌孝．陥入爪の病態に基づいた治療の考え方．MB Derma．2017；258：34-46.

References

1) 齋藤昌孝．高山かおる，齋藤昌孝，山口健一（編）．足爪治療マスターBOOK．東京：全日本病院出版会；2020．p170-3.
2) 齋藤昌孝．高山かおる，齋藤昌孝，山口健一（編）．足爪治療マスターBOOK．東京：全日本病院出版会；2020．p97-102.
3) Jellinek NJ．Dermatol Ther．2007；20：68-74.

疾患編 62

IgG4関連疾患

● 福本 毅

● 症例写真

図1）

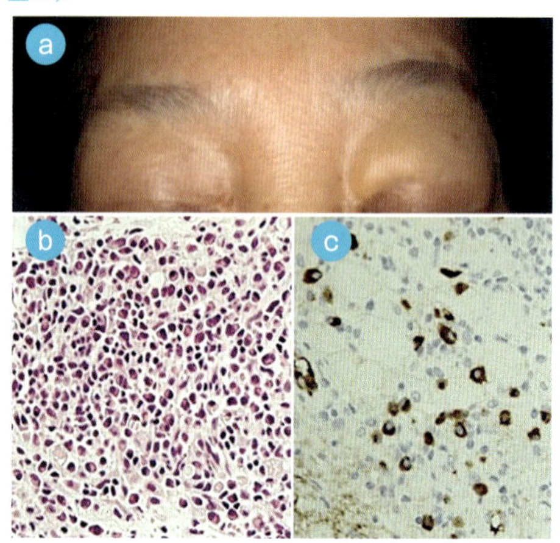

(Tokura Y, et al, IgG4-related skin disease, Br J Dermatol, 2014, 171, 5, 959-67, by permission of Oxford University Press)

症例解説

66歳，女性。両側上眼瞼腫脹と腎機能障害を呈した（図1a）。血清IgG値＝2,470mg/dL，血清IgG4値＝811mg/dL。涙腺からの生検標本で稠密なリンパ球と形質細胞の浸潤を認めた。IgG4/IgG陽性細胞比は約70%であった。

私の工夫

IgG4関連疾患(IgG4-related disease：IgG4-RD)は，21世紀にわが国から提唱された新しい疾患概念であり，世界初の診断基準は2011年にわが国の厚生労働省が作成した「IgG4関連疾患包括診断基準」である[1,2)]。IgG4-RDの疫学調査は，これまでわが国からの2つのみで，2009年に厚生労働省研究班が行った「IgG4-RD全身疾患の病態解明と疾患概念確立のための臨床研究班」，「新規疾患，IgG4関連多臓器リンパ増殖性疾患の確立のための研究班」がある[2)]。それらの疫学調査によるとIgG4-RDの年間受療者数は，8,000～20,000人と推定される[2)]。

その後，ミクリッツ病や自己免疫性膵炎（auto-immune pancreatitis：AIP）などの多彩な疾患でIgG4-RDの病態が関連していることが解明され，厚生労働省IgG4関連疾患研究班は2020年に，「2020年改訂IgG4関連疾患包括診断基準」を作成した[1)]。概略として，診断のために下記1）～3）の3項目を調べる。1）単一または複数臓器に特徴的なびまん性あるいは限局性腫大，腫瘤，結節，肥厚性病変を認める，2）血清 IgG4 値 >135mg/dL，3）病理検査で以下の 3 項目中 2 つを満たす。①著明なリンパ球・形質細胞の浸潤と線維化を認める。② IgG4陽性形質細胞浸潤：IgG4/IgG 陽性細胞比 40% 以上かつ IgG4陽性形質細胞が 10/HPF を超える。③特徴的な線維化，とくに花筵様線維化あるいは閉塞性静脈炎のいずれかを認める。確診 (definite) には上記 3 項目すべてを満たす必要があるが，実臨床で注意すべき点として，血清 IgG4 値≥ 135 mg/dL が必ずしも認められないことである[1)]。また，病理所見にも臓器ごとの特徴があり，たとえば，リンパ球・形質細胞の浸潤は，皮膚・リンパ節・涙腺・唾液腺で多く認められる[1)]。逆に，線維化や閉塞性静脈炎などの所見は，リンパ節・涙腺・唾液腺ではまれであり[1)]，皮膚に関してはこれまでまとまったエビデンスがない。著しい線維化は時に臓器障害の原因となることがわかっている。また IgG4陽性形質細胞の浸潤様式も臓器によって異なり，皮膚科医として注意が必要なのは，皮膚組織の病理検査で IgG4 陽性細胞を認めたとしても，IgG4-RD 以外の ANCA（anti-neutrophilcytoplasmic antibody）関連血管炎やアトピー性皮膚炎などでも IgG4陽性細胞を認めることである。

IgG4-RD は臓器によって臨床症状も多彩であり診断に苦慮することがあるため，厚生労働省 IgG4関連疾患研究班と各学会が協力し，臓器特定的診断基準が公表されている[1,2)]。具体的には，「自己免疫性膵炎診断基準，IgG4関連ミクリッツ病診断基準，IgG4関連腎臓病診断基準，IgG4関連硬化性胆管炎臨床診断基準，IgG4関連眼疾患診断基準，IgG4関連呼吸器疾患診断基準，IgG4関連大動脈周囲炎 / 動脈周囲炎および後腹膜線維症診断基準」などである。好発臓器としては，膵臓と涙腺と唾液腺があり，同時性あるいは異時性に多臓器病変を障害する場合もある[1,2)]。皮膚領域の診断基準はまだなく，上述のような皮膚病理の特異性を考えると皮膚特異的な診断基準が必要と考える。

IgG4関連皮膚疾患の治療に関しては，これまでまとまった報告はなく，エビデンスレベルとしては症例報告に留まる。副腎皮質ステロイドが有効性でも速効性でも第一選択と考えられる。定まった減量方法はないが，筆者は初期投与量を 2 ～ 4 週間継続し，以降は 2 週間ごとに 5mg ごとの減量を行うが再燃も多い。第二選択としては免疫抑制薬（カルシニューリン阻害薬やアザチオプリンなど）があり，最近はリツキシマブの有効性も期待されている[2)]。

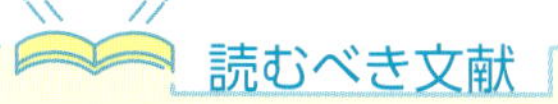

読むべき文献

- Tokura Y, Yagi H, Yanaguchi H, et al. IgG4-related skin disease. Br J Dermatol. 2014；171：959-67.
- 岡崎和一，川 茂幸（編）．臨床医必読最新 IgG4関連疾患 改訂第2版．東京：診断と治療社；2019.
- 梅原久範，岡崎和一，川 茂幸，他．2020 年改訂 IgG4関連疾患包括診断基準―The 2020 Revised Comprehensive Diagnostic（RCD）Criteria for IgG4-RD―．日本内科学会雑誌．2021；110：962-9.

References

1）梅原久範，岡崎和一，川 茂幸，他．日本内科学会雑誌．2021；110：962-9.
2）岡崎和一，川 茂幸（編）．臨床医必読最新 IgG4関連疾患 改訂第 2 版．東京：診断と治療社；2019.

疾患編 63

化膿性汗腺炎

● 加藤 裕史

● 症例写真

図 1）

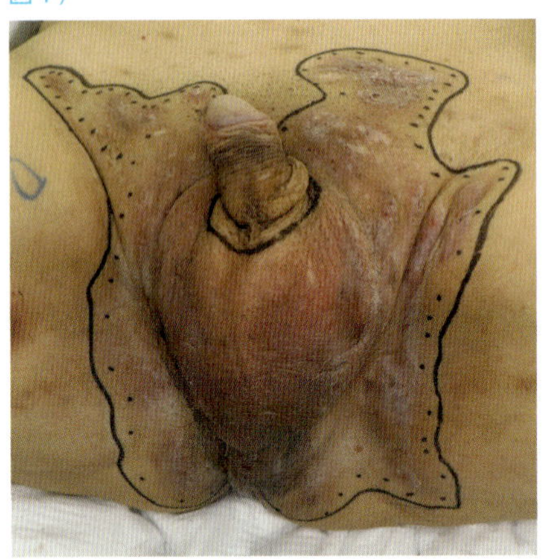

図 2）

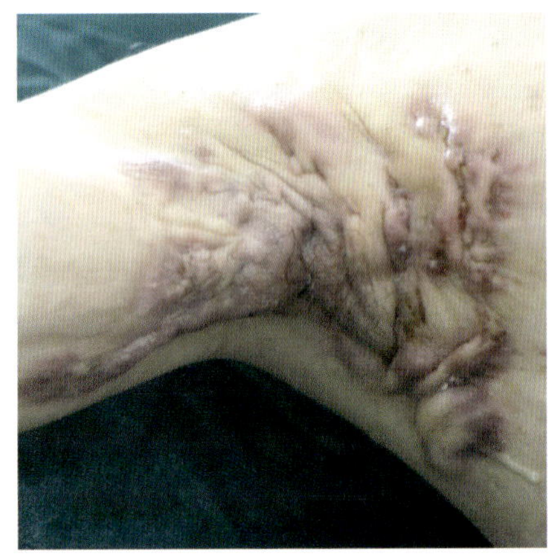

症例解説

61 歳，男性。思春期頃より鼠径部，腋窩などに膿瘍を繰り返しており，その都度皮膚切開を行っていた。数年前より症状が悪化，鼠径部から陰部にかけて多数の瘻孔を形成してきた（図 1，2）。疼痛が強く，発熱も続くことから当院へ紹介となった。

● 治療経過

化膿性汗腺炎と診断し，ミノサイクリン塩酸塩 100mg/ 日を開始したが症状は改善せず，慢性炎症によると考えられる貧血と低アルブミンの進行がみられた。長期のアダリムマブ投与は金銭的な問題もあり，全身麻酔での手術を念頭にアダリムマブを導入し，開始後 2 カ月で手術を行った。右腋窩の病変は周囲の癒着が高度であり，切除後，腋窩静脈が露出した。そのため，背部からの穿通枝皮弁での再建を行い，陰部は分層植皮で再建を行った。術後しばらくはアダリムマブの投与を継続し，症状が沈静化した段階で終了，その後外来で経過観察を行っている。

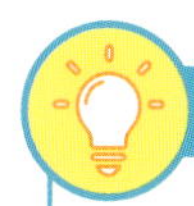

私の工夫

化膿性汗腺炎は難治性の皮膚炎症性疾患である。以前は感染が主体の病態であり，慢性膿皮症と診断をつけられることが多かったが，病態が徐々に明らかになり，現在では乾癬や円形脱毛症と同様の**自己免疫性疾患**であると位置づけられている。治療選択肢として抗菌薬の外用，抗菌薬内服，ステロイド局注，生物学的製剤，外科的治療などがある。本症例においては病理学的に悪性腫瘍の混在は認められなかったが，**長期間炎症を繰り返してきた病変の急性増悪では有棘細胞癌の発生**を念頭において全摘出を行うことが推奨される。ただし化膿性汗腺炎の手術においては炎症により血管拡張をきたしていると出血のリスクが高く，とくに広範囲切除を行う場合に大きな侵襲をきたす。今回の症例では**事前に生物学的製剤を投与**することにより，2カ所の広範囲切除，再建術を行ったにもかかわらず50cc未満の出血で無事手術を終了することができた。また術後にも継続投与を行うことにより術後経過も良好であり，予定通り退院が可能であった。手術においては通常脂肪層までの切除で全摘出が可能であるが，まれに炎症の波及による瘢痕化や癒着が高度で深部まで及ぶ症例に遭遇することがある。とくに腋窩や鼠径などでは脂肪層から深部に切除範囲を進めた場合，大血管や神経の露出がみられることがある。本症例では事前の画像検査で深部まで炎症所見がみられたため，植皮術が困難であった場合のバックアップとして背部の穿通枝を事前に超音波でマーキングし，なおかつ側臥位での手術を行った。本事例のように**事前準備**を行っておくことが侵襲のある治療を行う際には重要なポイントである。化膿性汗腺炎は早期介入を行い，炎症を起こさないようにフォローしていくのが最善であるが，本症例のような進行した症例においては治療の組み合わせによって合併症リスクをできる限り減らすことが重要である。

読むべき文献

- 葉山惟大，井上里佳，大槻マミ太郎，他．化膿性汗腺炎診療の手引き 2020．日皮会誌．2021；131：1-28.
- Aarts P, van Huijstee JC, van der Zee HH, et al. Adalimumab in conjunction with surgery compared with adalimumab monotherapy for hidradenitis suppurativa: A Randomized Controlled Trial in a real-world setting. J Am Acad Dermatol. 2023; 89: 677-84.

疾患編 64

慢性色素性紫斑（PUVA バス療法）

● 櫻井 麻衣

● 症例写真

図 1）　図 2）

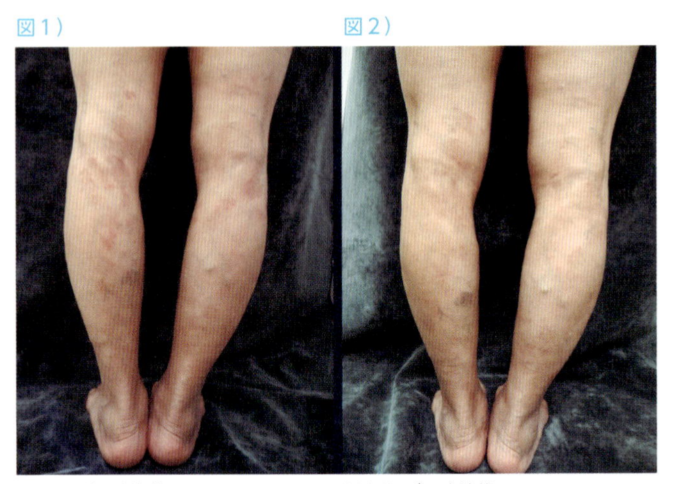

PUVA バス療法前　PUVA バス療法後

症例解説

70 代，女性。既往歴は高血圧，虚血性腸炎，胆のうと虫垂切除後であり，家族歴はとくになし，生活歴は看護助手で長時間立っていることが多い。X−2 年，寛解増悪を繰り返す下肢の紫斑に対し，他院でプレドニゾロン（PSL）1 〜 5mg/ 日（増悪時 5mg に増量）やトラネキサム酸，ステロイド外用を処方されるも繰り返すため，X 年 7 月当科初診となった（図 1）。

● 治療経過

慢性色素性紫斑を疑い下腿の紫斑より皮膚生検を施行。基底層の液状変性，真皮内多数の赤血球漏出，真皮浅層血管周囲にリンパ球浸潤を認め，血管炎の所見はなく慢性色素性紫斑と診断した。下腿内側から前面にかけて静脈瘤を認め，下肢エコーでは表在静脈の拡張はあるが逆流や血栓は認めず，医療用弾性ストッキング着用をすすめた。外来で週 1 回の PUVA バス療法を開始し，計 17 回 42.9J/cm² 照射しほぼすべて色素沈着となった（図 2）。3 カ月後に再燃し，2 度目の外来で PUVA バス療法を行い計 40 回 140.3J/cm² 照射し終了。現在光線終了後 10 年経過をみているが，たまに下腿に紫斑は出るものの以前ほどの範囲ではなく，ステロイド外用で経過観察中である。

私の工夫

慢性色素性紫斑は赤血球の血管外漏出を反映する点状紫斑と，真皮内のヘモジデリンの沈着による黄色から褐色の色素斑を特徴とする。下肢が好発で無症候性またはかゆみを伴う場合があり，多くは慢性的で寛解と増悪を繰り返し自然治癒することもある[1)]。臨床と病理学的所見が特徴的であり，いくつかのサブタイプに分かれ，最も一般的なSchamberg病，血管拡張性環状紫斑（Majocchi病），色素性紫斑性苔癬様皮膚炎（Gougerot-Blum病），黄色苔癬，瘙痒性紫斑（itching purpura）などがある。好発年齢や性差，瘙痒の有無など臨床的な違いがあり，原因として静脈不全や薬剤性，歯性感染などの報告がある。治療はこのような原因があれば除去すること，次にステロイド外用，**ステロイド外用で効果がない場合や範囲が広い場合には光線療法が選択される**[1)]。過去の症例報告ではナローバンドUVB[2-4)]やPUVA[5,6)]，エキシマレーザー[7)]の報告があり，いずれも有効でナローバンドUVBやPUVAでは再発予防で維持照射を行っている症例もあった。当科では慢性色素性紫斑にPUVAバス療法を行っており，過去に本症例を含め計8人行っている。週1回の外来PUVAバス療法が6人，入院で平日5日間照射する入院PUVAバス療法が2人であった。照射回数は平均11.4回で寛解しており，過去の報告よりやや少ない照射回数で効果が高かった。再発し2回目のPUVAバスを行ったのは2人のみで，PUVAバス療法3カ月後であった。いずれも約10年経過観察しているがその後はステロイド外用のみでコントロール良好である。慢性色素性紫斑は難治で繰り返し，下腿でみえやすい部位の皮疹であり困っている患者も多い。**慢性色素性紫斑に対する紫外線療法は効果も早く，再発も少なく安全であり治療の一手となり得る**。

読むべき文献

- Garg A. UpToDate. Pigmented purpuric dermatoses (capillaritis). https://www.uptodate.com/contents/pigmented-purpuric-dermatoses-capillaritis（閲覧：2024-9-10）

References

1) Garg A. UpToDate. Pigmented purpuric dermatoses (capillaritis). https://www.uptodate.com/contents/pigmented-purpuric-dermatoses-capillaritis（閲覧：2024-9-10）
2) Gudi VS, White MI. Clin Exp Dermatol. 2004；29：683-4.
3) Fathy H, Abdelgaber S. J Eur Acad Dermatol Venereol. 2011；25：603-6.
4) Kocaturk E, Kavala M, Zindanci I, et al. Photodermatol Photoimmunol Photomed. 2009；25：55-6.
5) Wong WK, Ratnam KV. Acta Derm Venereol. 1991；71：68-70.
6) Krizsa J, Hunyadi J. J Am Acad Dermatol. 1992；27：778-80.
7) Myers H, Ceci FM, Rupley K, Roberts M. Am J Case Rep. 2024；25：e942853.

皮膚瘙痒症

● 真柄 徹也／西田 絵美

● 症例写真

図1）

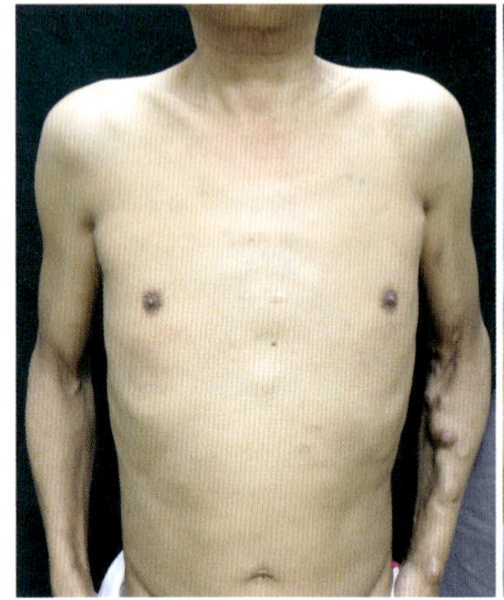

図2）

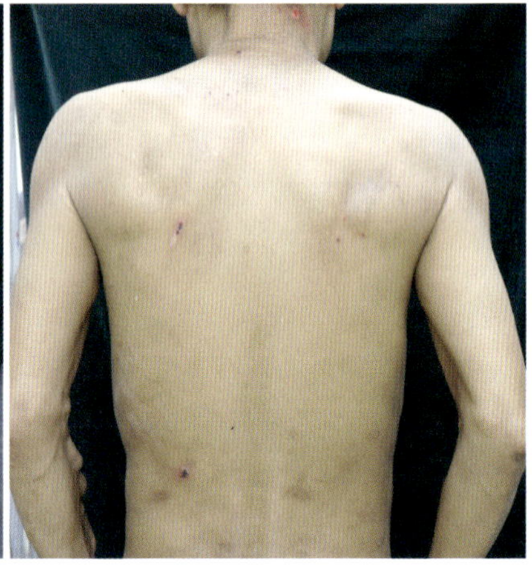

症例解説

50代，男性。既往にIgA腎症あり，約20年前に血液透析を導入。近医でロラタジン10mg/日，ナルフラフィン塩酸塩2.5μg/日内服およびベタメタゾン吉草酸エステル軟膏外用にて治療を受けていたが改善得られず，全身にかゆみが強いため，当院を受診した。胸腹部には明らかな皮疹はないが，後頸部，上背部，腰背部に掻破痕を認めた（図1，2）。

● 治療経過

皮膚病変は限局的であるのに対して，全身にかゆみが強いこと，問診上も明らかな誘因がなく，血液透析施行中であったことから，慢性腎臓病関連瘙痒症（CKD-aP：chronic kidney disease-associated pruritus）と診断した。ロラタジンおよびナルフラフィン塩酸塩は内服継続のうえ，外用薬をヘパリン類似物質軟膏とデキサメタゾンプロピオン酸エステル軟膏の混合薬に変更し，ナローバンドUVBを300mJ/cm^{2}より開始した。毎週1回ずつ照射を行い，照射量は10%ずつ増量し，480mJ/cm^{2}に到達したところで同量とし，計26回施行時に瘙痒は改善したため，照射終了とした。

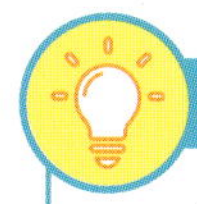

私の工夫

皮膚瘙痒症は皮膚病変が認められないにもかかわらず，瘙痒を生じる疾患と定義され，CKD-aP を含む**汎発性皮膚瘙痒症**と**限局性皮膚瘙痒症**に大別される[1)]。

CKD-aP の原因には，おもに，尿毒素の皮膚・皮下脂肪組織への沈着[2)]，内因性オピオイドのアンバランス（$\mu > \kappa$），免疫学的変調[3)]，末梢および中枢神経障害[4)]の 4 つの機序が考えられている。ゆえに，CKD-aP に対しては抗ヒスタミン薬よりも，κ オピオイド受容体作動薬であるナルフラフィン塩酸塩（推奨度 B[1)]）が奏効することが多く，症状に応じて 5 μg/ 日まで増量することも可能である。UVB は Th1/Th2 免疫応答に作用し，炎症性サイトカインを減少させ，マスト細胞のアポトーシスを誘導することで効果を発揮する[5,6)]。**CKD-aP に対してはとくにブロードバンド UVB（推奨度 B[1)]）がよい適応であるが，ナローバンド UVB（推奨度 C1[1)]）も有効である**[6)]。本症例でも実際に効果が得られ，照射量は瘙痒が軽減したタイミングで照射量を同量としている。また，プレガバリンやガバペンチン（推奨度 C1[1)]）は脊髄後角の電位依存性カルシウムチャネルに作用し，かゆみ刺激に対する閾値を上げることで，瘙痒に効果的であるとされている[7,8)]。

院内調剤として処方している施設もあるカプサイシン軟膏(0.025 ～ 0.075%)については，透析患者のかゆみや結節性痒疹に有効であったとする症例数の限られた研究報告（推奨度 C1[1)]）があり，他剤が無効な難治性の皮膚瘙痒症においては使用を考慮してよいとしている。

患者の生活習慣を確認し，入浴時はナイロンタオルで擦らない，ぬるま湯にする，爪を短く切る，孫の手などを使用しない，ウール，アクリルを用いた服は避け，綿の下着を着用するなどの生活指導も重要である。掻破により脳内報酬系が活性化することで快感を引き起こし[9)]，習慣化してしまうため，とくに起床時にはなるべく掻かないよう，局所にかゆみが出現した際には，冷やして[10)]対処してもらうよう伝えている。

読むべき文献

- 佐藤貴浩，横関博雄，室田浩之，他．皮膚瘙痒症診療ガイドライン 2020．日皮会誌．2020；130：1589-606.
- 森田明理，宮地良樹，清水 宏（編）．1 冊でわかる光皮膚科－皮膚科医に必須の Photodermatology. 東京：文光堂；2008.

References

1) 佐藤貴浩，横関博雄，室田浩之，他．日皮会誌．2020；130：1589-606.
2) Yamamoto S. Clin Exp Nephrol. 2019；23：151-7.
3) Verduzco HA，Shirazian S. Kidney Int Rep. 2020；5：1387-402.
4) Papoiu AD，Emerson NM，Patel TS，et al. J Neurophysiol. 2014；112：1729-38.
5) Szepietowski JC，Morita A，Tsuji T. Med Hypotheses. 2002；58：167-70.
6) Lipman ZM，Paramasivam V，Yosipovitch G，Germain MJ. Clin Kidney J. 2021；14：i16-22.
7) Simonsen E，Komenda P，Lerner B，et al. Am J Kidney Dis. 2017；70：638-55.
8) Matsuda KM，Sharma D，Schonfeld AR，Kwatra SG. J Am Acad Dermatol. 2016；75：619-25.e6.
9) Mochizuki H，Tanaka S，Morita T，et al. J Neurophysiol. 2014；111：488-98.
10) Fruhstorfer H，Hermanns M，Latzke L. Pain. 1986；24：259-69.

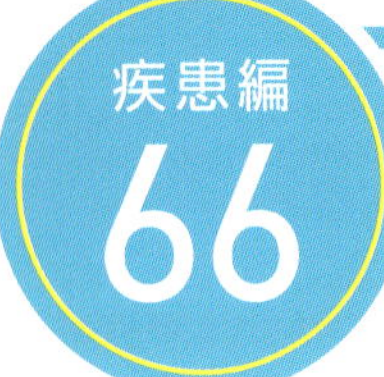

アミロイドーシス

●真柄 徹也

●症例写真

図1）

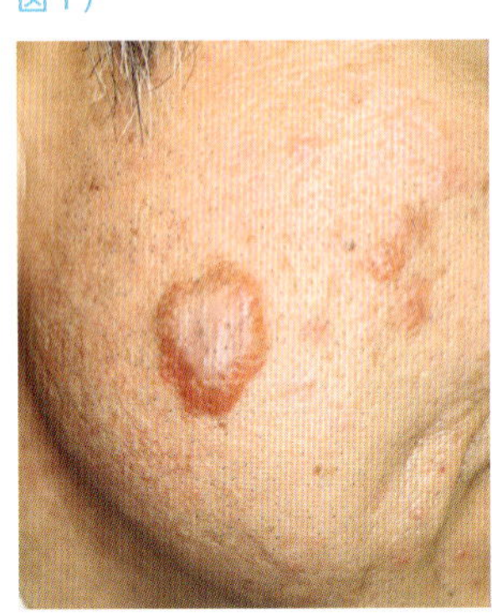

図2）

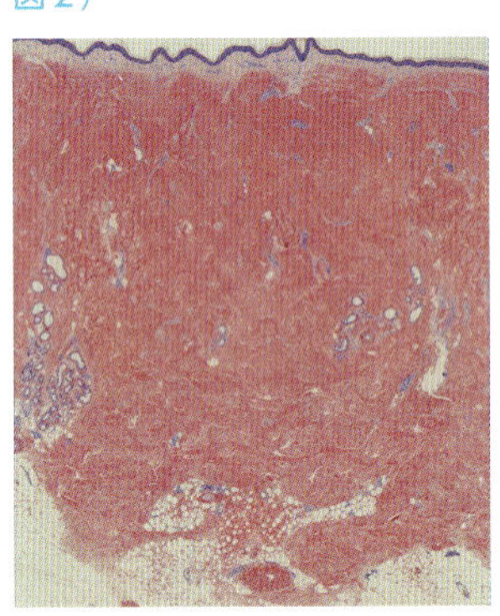

症例解説

50代，男性。家族歴，既往歴に特記事項なし。2～3年程前から右頬部に小結節が出現し，近医で外用治療を受けていたが，徐々に増大してきたため，当院を受診した。右頬部に茶褐色局面と周囲に小結節を認めた（図1）。

●治療経過

皮膚生検検体に対するdirect fast scarlet（DFS）染色では，真皮全層性にアミロイドが沈着していた（図2）。免疫染色にて，免疫グロブリンL鎖κ鎖陽性（λ鎖陰性）であることから，ALアミロイドーシスと判断した。血液・尿検査（免疫電気泳動），心臓超音波検査，心電図，骨髄検査，口唇生検を含めた全身検索を行ったが，基礎疾患および全身性アミロイドーシスを示唆する所見はなく，限局性結節性アミロイドーシスと診断した。抗SS-A抗体，抗SS-B抗体は陰性であった。右頬部茶褐色局面に対して，外科的切除を行った。

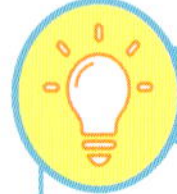

私の工夫

アミロイドーシスは，複数の臓器にアミロイドが沈着する全身性アミロイドーシスと，単臓器に限局してアミロイドが沈着する限局性アミロイドーシスに大別される。アミロイドはβ折り畳み構造の異常蛋白で，さまざまな臓器に沈着し，機能障害を生じる[1]。**全身性アミロイドーシスのなかでは，ALアミロイドーシスが最も皮膚症状を呈し，眼瞼，鼻孔，口唇，陰部などの皮膚粘膜移行部に好**

発する[2]。アミロイドは血管にも沈着するため，血管が脆弱になり，眼瞼などのとくに皮膚が薄い部分に紫斑を生じることもある[3]。したがって，**全身性アミロイドーシスの診断を目的とした皮膚生検では，老人性血管腫を可能な範囲で含み，脂肪組織を深く採取することが重要である**。

限局性皮膚アミロイドーシスには，原発性皮膚アミロイドーシス，限局性結節性アミロイドーシス，続発性限局性皮膚アミロイドーシスがある[1]。限局性皮膚アミロイドーシスのほとんどの前駆蛋白はケラチンであるが，例外的に限局性結節性アミロイドーシスでは免疫グロブリンL鎖であり，皮膚に局在する形質細胞のクローンが産生するとされている[4]。本症例では併発していなかったが，限局性結節性アミロイドーシスはシェーグレン症候群との関連[5]があり，全身性に進行する可能性も7%[6]と報告されていることから，年に1回定期的な検査を行うことが望ましい。

原発性皮膚アミロイドーシスの治療として，ステロイド外用以外に，活性型ビタミンD3外用[7]，ハイドロコロイドドレッシング[8]，レチノイド[9]，シクロスポリン[10]，セファランチン[11]，コルヒチン[12]，ナローバンドUVB[13]やPUVAバス[14]を用いた光線療法，レーザー治療[15]，デュピルマブ[16]などが有効であったという報告がある。限局性結節性アミロイドーシスの治療として，手術加療[17]も有用な選択肢であり，本症例でも手術による病変切除を行い，術後も良好な経過をたどっている。

読むべき文献

- 柳原 誠，花川博義，梅原康次．アミロイドーシスを見極める．MB Derma．2022；320：100-8.
- Gorevic PD. UpToDate. Overview of amyloidosis. https://www.uptodate.com/contents/overview-of-amyloidosis（閲覧：2024-9-10）
- Bohjanen K, Miller DD. UpToDate. Cutaneous manifestations of amyloidosis. https://www.uptodate.com/contents/cutaneous-manifestations-of-amyloidosis（閲覧：2024-9-10）

References

1）大塚藤男（著），上野賢一（原著）．皮膚科学 第10版．京都；金芳堂：2016．p427-31.
2）Wechalekar AD, Gillmore JD, Hawkins PN. Lancet. 2016；387：2641-54.
3）Li Y, Jiang Y. Lancet Oncol. 2022；23：e479.
4）Palladini G, Milani P, Merlini G. Blood. 2020；136：2620-7.
5）Llamas-Molina JM, Velasco-Amador JP, De la Torre-Gomar FJ, et al. Int J Mol Sci. 2023；24：7378.
6）Woollons A, Black MM. Br J Dermatol. 2001；145：105-9.
7）Khoo BP, Tay YK, Goh CL. Int J Dermatol. 1999；38：539-41.
8）Hallel-Halevy D, Finkelstein E, Grunwald MH, Halevy S. J Eur Acad Dermatol Venereol. 2004；18：691-2.
9）Choi JY, Sippe J, Lee S. Australas J Dermatol. 2008；49：109-13.
10）Behr FD, Levine N, Bangert J. Arch Dermatol. 2001；137：553-5.
11）Yoshida A, Takahashi K, Tagami H, Akasaka T. J Dermatol. 2009；36：56-9.
12）Chakravarty K, Chanda M. Indian J Dermatol Venereol Leprol. 1995；61：268-9.
13）Oiso N, Yudate T, Kawara S, Kawada A. Clin Exp Dermatol. 2009；34：e833-6.
14）Tran D, Kwok YK, Goh CL. Photodermatol Photoimmunol Photomed. 2001；17：164-7.
15）Al Yahya RS. Lasers Med Sci. 2016；31：1027-35.
16）Humeda Y, Beasley Jenna, Calder K. Dermatol Online J. 2020；26：13030/qt64s0s466.
17）Yong AS, Murphy JG, Shah N. Int J Dermatol. 2015；54：708-9.

疾患編 67

持久性隆起性紅斑

● 片桐 一元

● 症例写真

図 1）

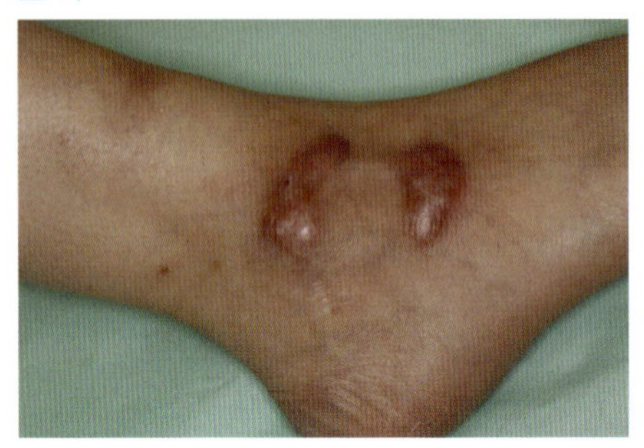

図 2）

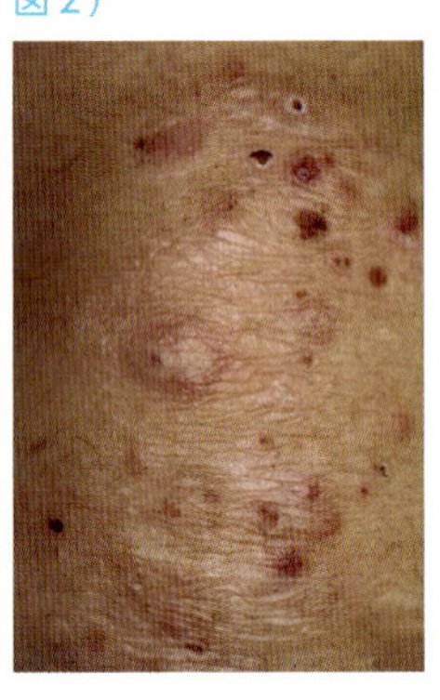

症例解説

症例 1：49 歳，女性。9 年前から両側膝蓋，足関節（図 1），踵に結節が多発し，ケロイドと診断された。ステロイド局注，切除を行うも再発。
症例 2：7 歳，女児。5 歳時から下肢に紫斑を繰り返し，その後，上下肢伸側，膝蓋（図 2），臀部に紫斑，水疱，膿痂疹様皮疹，潰瘍を生じるようになる。プレドニゾロン（PSL）1 ～ 2 mg/kg/ 日で軽快するが漸減で再発を繰り返す。

● 治療経過

症例 1：前医での生検により持久性隆起性紅斑（erythema elevatum diutinum：EED）と診断されている。陳旧性の結節は線維化が主体で軽度の炎症細胞を伴うのみ。比較的新しい小型の結節は線維化と leukocytoclastic vasculitis（LCV）が混在していた。結節は日常生活に支障をきたすため，ジアフェニルスルホン（DDS）内服を行い，新生皮疹，術後の再発がないことを確認したうえで，合計 5 カ所の結節を順次切除した。

症例 2：P-ANCA 陽性，病理組織学的には LCV を含む好中球浸潤を複数回の生検で確認した。ステロイド減量で再燃を繰り返していたが，DDS 投与により皮疹は軽快し，PSL を中止できた。

私の工夫

持久性隆起性紅斑は診断さえつけば，DDS が著効することが多く治療は比較的容易といえる。本稿では，慢性期のケロイド様結節を呈する典型例と，多彩な急性期の皮疹を慢性に繰り返し，診断が難しい症例を提示し，診断および治療における注意点を付記する。

症例 1：**ケロイド様の結節があり，病理組織学的に LCV が確認できれば診断は容易**[1]である。ケロイド様結節は DDS で消失する場合もあるが[2]，自験例では消失せず，切除後に再発した。DDS 内服を行い，新生皮疹が生じないこと，さらに 1 個の結節を切除した後に再燃しないことを確認し，追加切除を行った。**完成した線維化が主体の皮疹は切除のみで再発しない場合もあるが**[3]**，炎症が残る場合には DDS 併用が切除後の再発予防に必要と考える。**

症例 2：**持久性隆起性紅斑と診断するためには，以下の 4 点が重要である。①上下肢伸側に好発する多彩な皮疹，②慢性の経過，③ DDS への劇的な反応性，④ケロイド様結節**。症例 2 では④以外が合致している[4]。ケロイド様結節がなく，慢性の経過を観察し得ていない急性期には診断が難しいことが多い。拙著で診断に関する試案を提示しているので参照していただきたい[1]。**急性期の皮疹は暗赤色浸潤性紅斑，環状紅斑，丘疹，紫斑，水疱，血疱，膿疱，潰瘍，結節など多彩である**[1]。水疱は 26.3%，血疱は 15.8% に生じる[5]と報告されている。ほかの血管炎，好中球性皮膚症を鑑別する必要があり，EED には P-ANCA 陽性例も一定数あるため[6]，過去の報告には顕微鏡的多発血管炎が含まれている可能性がある。急性期から少し時間が経過すると，膠原線維の増生を反映して，局面状になる症例が多い。慢性に経過する場合には，左右対称性の紅斑性局面や痂皮を伴う丘疹が肘頭や四肢に出現する palisaded neutrophilic granulomatous dermatitis が類似した臨床像を呈し[7]，病理組織学的にも初期には LCV を伴い，後期には線維化を生じるなど類似点が多い。

読むべき文献

- 川名誠司，陳 科榮．持久性隆起性紅斑．皮膚血管炎．東京：医学書院；2013．p234-7.
- 鷲尾 健，仲田かおり，中村敦子，他．症例報告 持久性隆起性紅斑の 1 例：本邦報告例の文献的考察を加えて．臨皮．2012；66：405-10.
- Doktor V，Hadi A，Hadi A，et al．Erythema elevatum diutinum: a case report and review of literature．Int J Dermatol．2019；58：408-15.
- 片桐一元．持久性隆起性紅斑を見極める．MB Derma．2022；320：67-73.
- 永井 爽，大戸佑二，田中慎一朗，他．Diamino-diphenyl sulfone が有効だった一過性 anti-neutrophil cytoplasmic antibody 陽性の皮膚小型血管炎の小児例．日小児皮会誌．2023；42：48-55.

References

1) 片桐一元．MB Derma．2022；320：67-73.
2) Shahidi-Dadras M，Asadi Kani Z，Mozafari N，Dadkhahfar S．J Cutan Pathol．2019；46：551-4.
3) Zacaron LH，Gonçalves JC，Curty VM，et al．An Bras Dermatol．2013；88：15-8.
4) 永井 爽，大戸佑二，田中慎一朗，他．日小児皮会誌．2023；42：48-55.
5) 鷲尾 健，仲田かおり，中村敦子，他．臨皮．2012；66：405-10.
6) Doktor V，Hadi A，Hadi A，et al．Int J Dermatol．2019；58：408-15.
7) Rodríguez-Garijo N，Bielsa I，Mascaró JM Jr，et al．J Eur Acad Dermatol Venereol．2021；35：988-94.

製剤編 68

漢方薬

● 大竹 直樹

● 症例写真

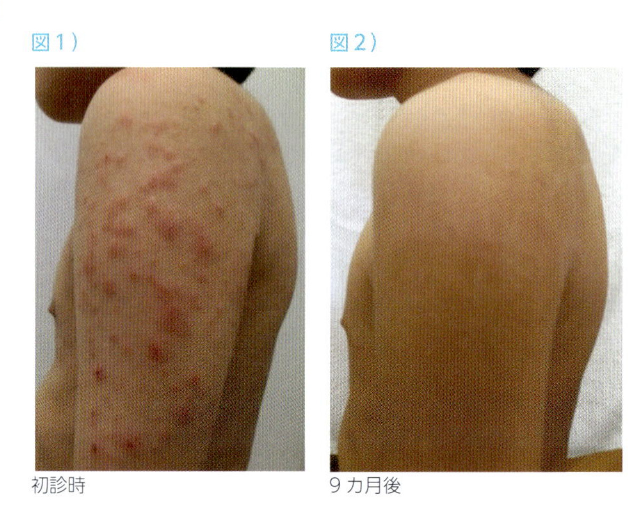

図 1）初診時　図 2）9 カ月後

症例解説

7 歳，男児。既往歴は多動性障害。生後間もなく，全身に瘙痒を伴う紅色丘疹と紅斑が出現。アトピー性皮膚炎（atopic dermatitis：AD）の診断にて近医でステロイド外用薬と保湿剤による標準治療を受けるが，長期にわたる対症療法に対して両親は不安を感じていた。また，繰り返す副鼻腔炎に対して 1 年の 3 分の 2（約 8 カ月間）の期間，抗生物質などを飲み続けてきたことも心配され，当院を受診（図 1）。

● 治療経過

X 年 3 月 4 日，AD と診断し治療開始。両親から体質改善の希望があり，標準治療に漢方薬（柴胡清肝湯，茵蔯五苓散）を併用した。3 月 18 日，皮疹軽快によりステロイド外用薬のランクダウンと古典的外用薬（亜鉛華軟膏，モクタール含有ジメチルイソプロピルアズレン軟膏）の併用を開始した。6 月 20 日，皮疹はほぼ消退したため 6 月に入りステロイド薬外用は 3 回のみであった。10 月 3 日，体質改善目的，および多動性障害を指標に柴胡清肝湯，小建中湯，抑肝散に処方を変更。10 月 31 日以後，ステロイド薬外用は不要となり保湿剤と古典的外用薬塗布，漢方薬内服を継続した。X+1 年 2 月 19 日，AD 治療にステロイド外用薬は不要となり，蓄膿と鼻閉の再発もなく耳鼻科通院不要となった（図 2）。多動症も軽快した。

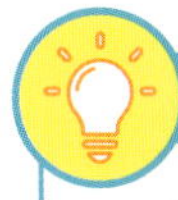

私の工夫

診療において筆者は皮膚疾患を4つのタイプに分類している。すなわち，A：漢方薬を必要としない疾患，B：新薬（西洋薬）で対応できる適切な薬剤がない，新薬治療を漢方治療で代替したい場合，C：漢方薬併用により治療効果が高まる疾患，D：漢方薬で体質改善をして根本から治す慢性疾患の4分類である。また漢方治療には対症療法としての「標治」と，疾患の悪化因子や体質を改善して根本から治す「本治」という考え方がある[1,2]。症例では本治の一例を提示した。

日常診療において多くの症例はタイプAである。タイプBは，新薬で対応できる適切な薬剤がない場合，患者が新薬の長期内服を希望されない場合，医師が新薬の長期処方をためらう場合，新薬の副作用を心配する場合などがある。光線過敏症，血腫・紫斑，凍瘡，霰粒腫，一部のコリン性蕁麻疹，痤瘡に対する抗生剤長期投与を避けたい場合などが挙げられる。**タイプBは概ね病名投与が可能で，漢方初学者も比較的容易に処方可能であり治療の幅が広がる**。

タイプCは新薬治療を基本として，漢方薬を併用することで早くきれいに治すなど治療効果を高めたい場合である。痤瘡ではさまざまな症状に対して用いることができ，接触皮膚炎や虫刺症などでは炎症の強い場合に，また難治性の疣贅や伝染性軟属腫[3]，ADや蕁麻疹などに用いることで治療効果が高まる。**タイプCは皮疹の状態と簡単な問診（胃腸虚弱・便秘・冷え性・生理前の悪化・ストレスの有無など）を参考に処方を決めることができる**ので，参考図書や講演会聴講などにより処方力の習得が可能である。

タイプDはAD患者などの慢性皮膚疾患で長期にわたる対症療法に満足できない患者，標準的な新薬治療に限界がみえてきた場合や経済的・副作用などで新薬治療の継続をためらう場合などである。**タイプDは本治（根治・体質改善）を目指すもので，漢方治療に関する高度な知識と経験を要する**が，漢方治療の醍醐味はタイプDの患者を治療することにある。

読むべき文献

- 二宮文乃．皮膚疾患漢方治療マニュアル：漢方処方・外用剤選択の要点と症例検討．東京：現代出版プランニング；1998.
- 内海康生，大竹直樹，黒川晃夫，他．皮膚疾患の漢方治療：チャート式．千葉：東洋学術出版社；2019.
- 三浦於菟．東洋医学を知っていますか．東京：新潮社；1996.
- 橋本喜夫．皮膚科ジェネラリスト漢方．京都：メディカルユーコン：2017.
- 新見正則，チータム倫代．フローチャート皮膚科漢方薬：いつもの治療にプラスするだけ：治療に困れば漢方も試そう！東京：新興医学出版社；2018.

References

1）二宮文乃．図解・症例 皮膚疾患の漢方治療．東京：源草社；2008.
2）二宮文乃．アトピー性皮膚炎の漢方診療マニュアル：漢方製剤選択の要点と年齢別症例検討．東京：現代出版プランニング；1996.
3）内海康生，大竹直樹，黒川晃夫，他．皮膚疾患の漢方治療：チャート式．千葉：東洋学術出版社；2019.

製剤編 69

ミノサイクリン塩酸塩

● 清島 真理子

● 症例写真

図1）

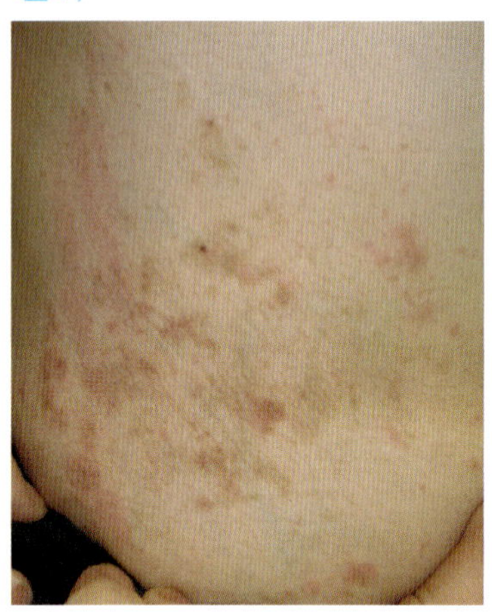

初診時

図2）

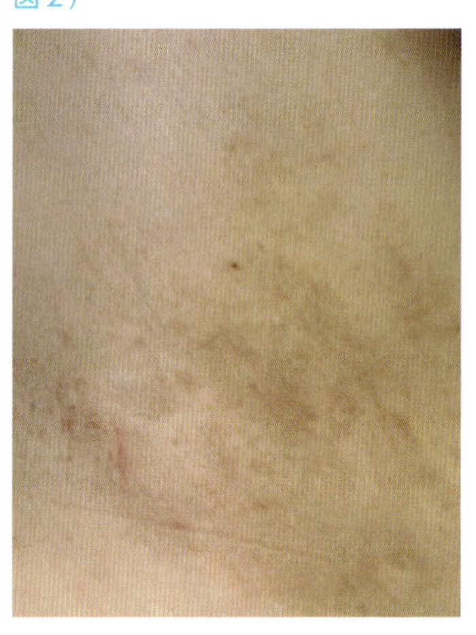

ミノサイクリン塩酸塩内服 2 週間後

症例解説

32 歳，女性。糖尿病なし。ダイエット経験もない。家族に同症状なし。1 週間前より両側腹部に強いかゆみを伴う紅斑が出現し当科初診。5mm の紅斑が左右に数カ所ずつみられた。抗ヒスタミン薬とステロイド外用薬を処方したところ皮疹は消退したが，その後も同様の皮疹が反復し次第に拡大。4 カ月後の再診時には褐色の網状色素沈着と 2 ～ 3mm の紅斑が混在し強いかゆみを伴った。

● 治療経過

血液検査所見で HbA1C，血糖，ケトン体も含め正常範囲内であった。KOH 直接鏡検陰性。臨床像から色素性痒疹を疑った。抗ヒスタミン薬とステロイド外用薬は無効と考え中止し，ミノサイクリン塩酸塩（MINO）100mg/ 日内服に変更したところ，1 ～ 2 週間でかゆみは消失し，紅斑も消退した。褐色の色素沈着は残ったが，徐々に退色した。内服中にめまい，頭痛の訴えはなく，血液検査所見の異常もなかった。しかし，MINO 開始 1 カ月後，顔面と四肢に濃い褐色の色素沈着を生じたため内服を中止した。その 3 カ月後の診察時に色素沈着は消失しており色素性痒疹の再発もない。

私の工夫

色素性痒疹は若い女性の背部，胸部，項部，耳介後部に好発し，強いかゆみを伴う紅斑が発作性，再発性に生じる炎症性皮膚疾患である。初発疹はわずかに隆起する紅斑であり，約1週間で淡い褐色の色素沈着を残すか，ほぼ跡形なく消退する。しかし，その後も発作性に皮疹を繰り返すうちに網状の色素沈着を形成し，そのなかに1～2mmの紅斑，丘疹が散在し，痂皮や小びらんを伴うこともある[1)]。**臨床的鑑別として融合性細網状乳頭腫症，接触皮膚炎，炎症後色素沈着が挙げられる**。

病理は病期により異なる。初期は好中球を主とする表皮海綿状態や真皮上層の細胞浸潤であるが，慢性期は液状変性，真皮上層のリンパ球浸潤，メラニンの真皮滴落が主体となる。

『痒疹診療ガイドライン2020』において本症は**痒疹とは病態が異なるため特殊型**として扱われている[2)]。本症では糖代謝異常との関連が指摘され，**ダイエットなどによるケトーシスが誘因と考えられる症例が多数報告[3,4)]されている。これらの改善により皮疹の消退も期待される**。しかし，本例のように糖代謝異常との関連が明らかでない症例もある。

また，本症の病態として好中球活性化が考えられており，MINOが第一選択薬とされる[5)]。MINOはテトラサイクリン系抗菌薬の1つで抗菌作用のほかに，好中球遊走抑制，リンパ球活性化抑制などの作用が知られている[6,7)]。

MINOによる色素性痒疹の治療についてエビデンスレベルの高い報告はなく，適応もない。副作用としてめまい，頭痛，色素沈着が知られており，また小児や妊婦には使用できない。MINOの効果はおもに紅斑に対してであり，早期に現れる。一方，色素沈着に対する効果は限定的である。そこで治療の工夫は内服1～2週間後に効果をみて紅斑，丘疹の新生抑制，かゆみの消失を目安に1～2カ月程度で中止している。MINOが無効か使用できない場合にはドキシサイクリン塩酸塩水和物やジアフェニルスルホンによる治療を行う。

読むべき文献

- 端本宇志．病態から考える薬物療法 第I章 湿疹・皮膚炎，痒疹，皮膚掻痒症 8 色素性痒疹．皮膚臨床．2022；64：644-6.
- 大日輝記．まずはここから！皮膚科における抗菌薬の正しい使い方 III. 非感染症 非感染症皮膚疾患における抗菌薬の使い方．MB Derma．2022；325：41-56.

References

1）端本宇志．皮膚臨床．2022；64：644-6.
2）佐藤貴浩，横関博雄，室田浩之，他．日皮会誌．2020；130：1607-26.
3）小野弘登，山口礼門，楠木敦士，他．皮膚臨床．2022；64：1047-50.
4）西尾麻由，石渕隆広，石川 治．皮膚臨床．2023；65：1619-22.
5）Beutler BD，Cohen PR，Lee RA．Am J Clin Dermatol．2015；16：533-43.
6）Garrido-Mesa N，Zarzuelo A，G álvez J．Br J Pharmacol．2013；169：337-52.
7）大日輝記．MB Derma．2022；325：41-56.

製剤編

70

コルヒチン

● 山口 由衣

● 症例写真

図 1）

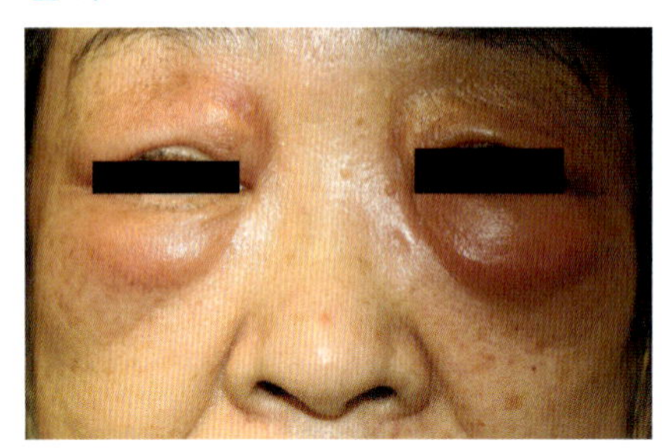

図 2）

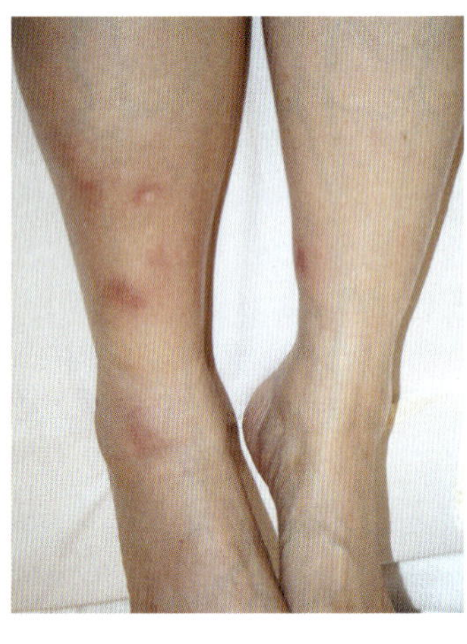

症例解説

73 歳，女性。既往歴にリウマチ性多発筋痛症あり。初診の 3 日前より両眼瞼に腫脹を伴う紅斑が出現し，倦怠感と 37.4 度の微熱を伴った。近医眼科を受診し，眼窩蜂窩織炎の診断で抗菌薬を処方されるも症状は増悪し，当科紹介受診。初診時，体温 37.9 度，顕著な両眼瞼腫脹を認め（図 1），両下腿に有痛性紅斑が散在していた（図 2）。眼球突出や眼球偏位，眼球運動障害はなく，視力・視野は正常であった。血液検査では，好中球優位の白血球増多と炎症反応の上昇（CRP19.66 mg/dL），軽度の肝機能障害を認め，入院加療の方針となった。

● 治療経過

眼瞼の CT 画像では浮腫と皮下脂肪織の濃度上昇を認め，膿の貯留はなかった。眼瞼と下腿の皮膚病理組織学的所見では，眼瞼部において，真皮の浮腫と真皮全層の好中球浸潤，下腿では，真皮中層から皮下脂肪織への好中球浸潤が主体であり，ともに血管炎を認めなかった。臨床経過および所見よりスウィート病と診断した。血液・内臓悪性腫瘍，自己炎症・自己免疫疾患は否定的であった。これらの精査を進めながら，当科入院 2 日後よりコルヒチン 1mg/日の内服を開始したところ（適応外使用），症状および血液検査所見は速やかに改善し，コルヒチン開始後 7 日目に退院となった。コルヒチンを約 4 カ月漸減内服後に中止したが，以後，再燃を認めていない。

私の工夫

コルヒチンは，天然アルカロイドのユリ科イヌサフランという植物の種子の成分から生成されたもので，その歴史は現在使用されている薬剤のなかでもかなり古く，紀元前 1550 年の古代エジプトの医学書エーベルス・パピルスに，関節痛や腫れに使用すると記載がある[1)]。現在わが国では，痛風発作の寛解および予防，家族性地中海熱のみに保険適用がある点に注意が必要だが，ベーチェット病や掌蹠膿疱症に対する適応外使用は社会保険診療における審査で認められている。コルヒチンは皮膚科でも馴染みのある古くて安価な薬剤であるが，近年，心筋梗塞後の心血管イベント再発を有意に低下させる報告[2)]など，その抗炎症を含む多面的な作用機序や多領域における適応の可能性に再注目されている。

コルヒチンの作用機序：コルヒチンは**微小管重合阻害**により，多面的に抗炎症，抗線維化作用を示す。**とくに好中球に蓄積しやすく**，細胞増殖や走化性，細胞接着，貪食，好中球顆粒内容物の分泌を阻害する[1,3)]。また，インフラマソームによる **caspase-1 活性化や IL-1 β 産生などにかかわる細胞内シグナル伝達経路を阻害**する。そのほか，マクロファージの活性化抑制や，TGF-β1 活性を阻害することによる線維化抑制も知られている[1)]。

コルヒチンの使いどころ：コルヒチンの作用機序を考慮すると，**好中球活性化状態にある皮膚疾患全般での効果が期待される**。ベーチェット病はもちろんのこと，掌蹠膿疱症，好中球性皮膚症・スウィート病，壊疽性膿皮症，膿疱性乾癬，白血球破砕性血管炎，化膿性汗腺炎など，皮膚科領域での有用性を示す使用報告は多い[4)]。提示したスウィート病の症例（適応外使用）では，顕著な両眼瞼の腫脹と炎症所見の上昇を認めたため，ステロイド全身投与を想定しながら精査を行っていたが，その期間に症状の軽減を目指して入院直後から処方したコルヒチンが著効し，結果的にステロイド全身投与が不必要となった。一般的に，補助的な作用や悪化予防に用いられることが多いコルヒチンだが，皮膚疾患では単剤で有効性を示すことも多い。低用量（0.5 ～ 1mg/ 日）であれば使いやすい薬剤であるが，比較的生じやすい**嘔気や下痢などの胃腸障害，肝腎機能障害**，まれではあるが，血液障害やミオパチーに留意する。また，CYP3A4 で代謝されるため，**スタチンなどの併用薬にも注意が必要**である。

読むべき文献

- 金澤伸雄，和田吉弘．特集 病態から考える薬物療法，第Ⅲ章 紅斑症・好中球関連皮膚疾患，3 Sweet 病．皮膚臨床．2022；64：674-8.
- 葉山惟大（編）．好中球が関わる皮膚疾患 update．MB Derma．2022；324：1-88.
- Sardana K，Sinha S，Sachdeva S．Colchicine in Dermatology: Rediscovering an Old Drug with Novel Uses．Indian Dermatol Online J．2020；11：693-700.

References

1）Sardana K，Sinha S，Sachdeva S．Indian Dermatol Online J．2020；11：693-700.
2）Fiolet ATL，Cornel JH，Thompson PL．N Engl J Med．2021；384：778-9.
3）Paschke S，Weidner AF，Paust T，et al．J Leukoc Biol．2013；94：1091-6.
4）Dastoli S，Nisticò SP，Morrone P，et al．Pharmaceutics．2022；14：294.

製剤編 71

エトレチナート

● 多田 弥生

● 症例写真

図1）

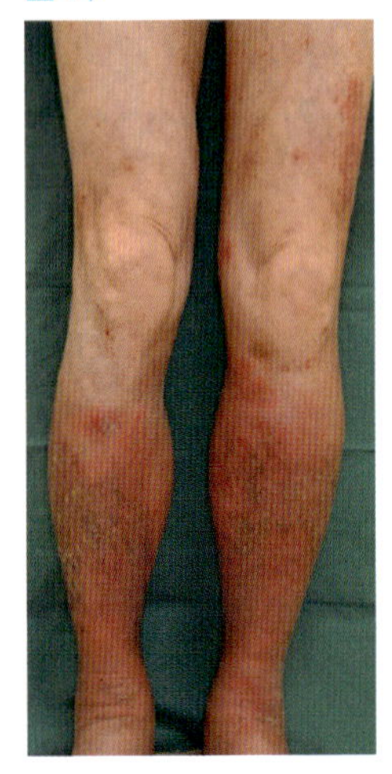

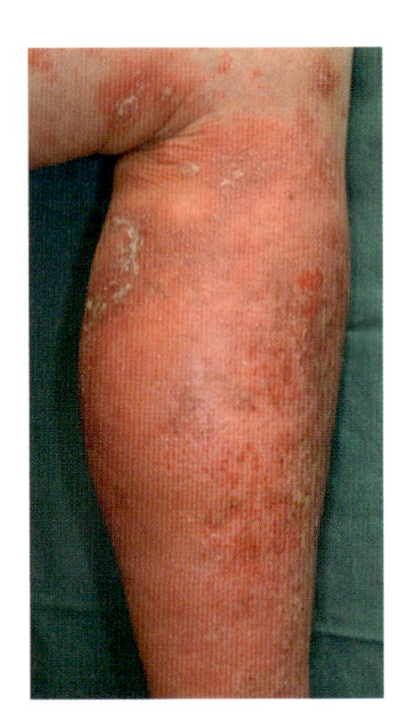

図2）

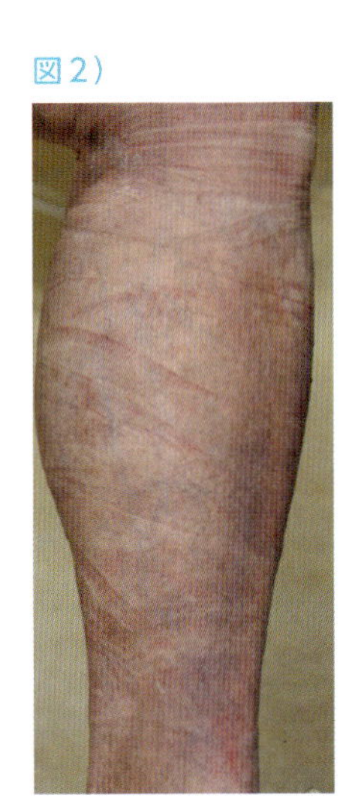

症例解説

75歳，男性。既往歴は高血圧，脂質異常症，尋常性乾癬。家族歴に特記すべきことなし。X年7月より両下腿全周性に発赤，腫脹，熱感が出現。強い瘙痒も伴う。ストロンゲストのランクのステロイドを外用し，抗生剤を内服するも改善せず，表面にびらん，滲出液を伴い，歩行時の痛みも出現したため，X年8月当科初診（図1）。診察時には膿疱を認めた。

● 治療経過

尋常性乾癬があり，両側性に下腿の発赤，腫脹，熱感を認め，抗生剤内服も効果がなく，膿疱を認めたことから乾癬の膿疱化と考えた。エトレチナート20mg/日，タカルシトール水和物軟膏（2μg/g）外用開始。ストロンゲストのステロイド外用は経過から皮疹の拡大抑制には有効でなかったと判断し，中止。下腿浮腫を改善させ，歩行時痛を軽減する目的で弾性包帯を着用した。膿疱，紅斑，浮腫の順に4週後にはほぼ改善（図2）。エトレチナートを漸減したが，10mg隔日投与まで減量してきたところで下腿の紅斑が再燃したため，現在もエトレチナート10mg/日を継続内服している。

私の工夫

乾癬は副腎皮質ステロイド内服のみならず，ステロイド外用加療中でも，部分的な膿疱化をみることがある。とくに多いのが下肢に全周性に広がる浸潤の弱い，浸軟した鱗屑を伴うような紅斑にストロンゲストのステロイドを外用した場合であり，振り返ってみると当初から臨床的に典型的な乾癬の皮疹ではないことが多い。ストロング〜ベリーストロングクラスのステロイド外用では，むしろ増悪傾向を示し，さらに強い瘙痒を伴うこともあるため，ステロイドのランクを上げたくなる。また，臨床的には発赤，腫脹，熱感，圧痛を伴うため，皮膚感染症を思わせる。抗生剤投与では膿疱がつぶれたびらんに二次感染を伴っている場合以外は改善しない。**鱗屑やびらんがあれば，その周囲に膿疱を探す**のが早期診断のコツである。臨床的に診断が難しい場合には生検も考慮する。

実臨床で行っている工夫としては，こうした症例では膿疱性乾癬に準じて**エトレチナート内服を 10mg/ 日〜 0.5mg/kg/ 日で開始し，症状改善と副作用の出現に応じて漸減**することである。とくに**高齢者は低用量のエトレチナートが著効することが多い**ので，第一選択である。外用ステロイドのランクは下げるか中止し，膿疱への効果が高い活性型ビタミン D_3 外用を主体にする。今回のように皮疹が広範囲でびらんも伴い，皮膚が萎縮している高齢者では，高濃度活性型ビタミン D_3 外用では高カルシウム血症のリスクが高いため，低濃度活性型ビタミン D_3 外用薬を使用した。ただし，瘙痒が強い部分だけはベリーストロングクラスのステロイド外用を行った。入院の場合や頻回通院可能な場合には，皮疹と瘙痒改善の目的で連日光線療法の部分照射を併用することもある。外来で加療する場合には，自宅安静を指示するが，歩行時痛を軽減するために弾性包帯を使用した。

読むべき文献

- 照井 正，秋山真志，池田志斈，他．膿疱性乾癬（汎発型）診療ガイドライン 2014 年度版．日皮会誌．2015；125：2211-57.

製剤編 72

ジアフェニルスルホン

川上 民裕

症例写真

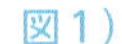

図 1）

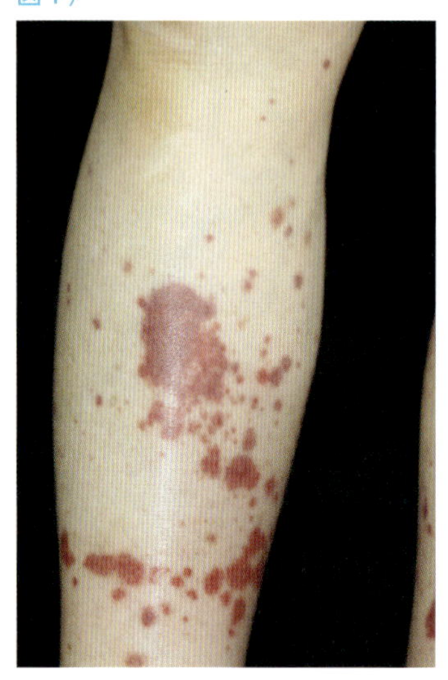

図 2）

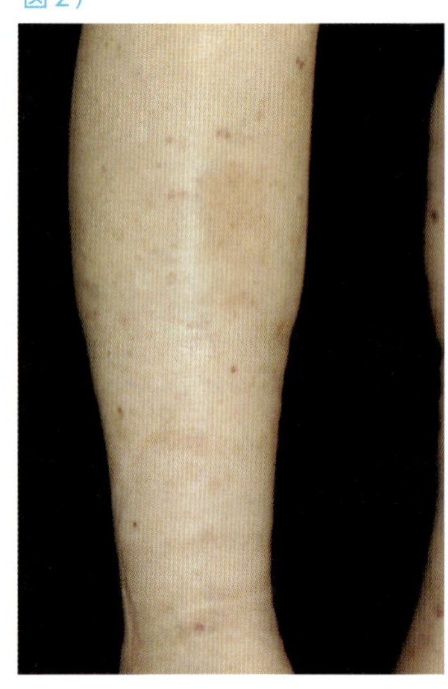

症例解説

82 歳，女性。既往は糖尿病。X 年 12 月頃，感冒に罹患した。2 週間後，両下肢に紫斑が出現し，当科を受診（図 1）。両下肢の palpable purpura を確認し，皮膚生検を施行。真皮上層に白血球破砕性血管炎の所見を得た。同時に施行した蛍光抗体直接法で罹患血管に IgA 沈着を呈した。以上から IgA 血管炎と診断した。

治療経過

高齢者であること，糖尿病の既往がありコントロールも十分ではないことから，プレドニゾロンは使用しにくい。そこで，安静を指示し，まず経過観察をした。しかし，紫斑の改善傾向がなく，下腿の浮腫が悪化，膝関節痛，足関節痛が併発したため，ジアフェニルスルホン（DDS）を選択した。DDS は副作用として，骨髄抑制や肝障害があるため，定期的な血液と尿検査を施行した。まず 50mg/日から開始し，1 週後，検査にて異常がないことを確認し，100mg/日へ増量した。投与後 3 週間で，症状の改善を認めた（図 2）。経過中，IgA 血管炎の合併症である腎症や消化器症状はともに認めなかった。

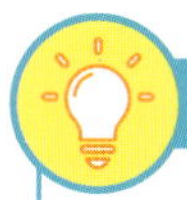

私の工夫

DDSは**ハンセン病**治療薬であるが，おもに好中球の関与する皮膚疾患にも有効である。**持続性隆起性紅斑，ジューリング疱疹状皮膚炎，天疱瘡，水疱性類天疱瘡，色素性痒疹**が保険適用である。加えて，**IgA血管炎などの皮膚血管炎，Lupus erythematosus，角層下膿疱症，壊疽性膿皮症，掌蹠膿疱症，スウィート病，ベーチェット病，好酸球性膿疱性毛包炎，線状IgA水疱症**などの治療薬としても知られる。プレドニゾロン内服と比較して，重篤な副作用が少ない。しかし，**溶血性貧血，無顆粒球症，白血球減少，血小板減少，メトヘモグロビン血症，再生不良性貧血などの骨髄抑制を中心とした血液障害や肝機能障害には注意が必要である**。さらに，薬疹としてDDS症候群の被疑薬でも知られている。現在では，薬剤性過敏症症候群の範疇に入れられることが多い。したがって，DDS使用に際して，これらの副作用の出現を素早く発見するために，定期的な血液検査，尿検査をすることが望ましい。さらに，少量（50mg/日）から開始し，副作用の存在に注意を払いつつ，常用量（75～100mg/日）に至る使用方法が推奨されている。

IgA血管炎におけるDDSの使用は，日本皮膚科学会ガイドラインにおいて，「皮膚科領域で認知されている標準治療である」として記載されている[1)]。以下，引用する。DDSでは，99報告のシステマティックレビューを行い，13報告（26例）の難治例を解析し，皮膚症状，消化器症状，関節症状に対して効果があった論文がある[2)]。現在，IgA血管炎を含む皮膚血管炎における多施設共同ランダム化比較試験（A randomized multicenter study for isolated skin vasculitis：ARAMIS）が，わが国を含む多施設，国際共同試験として企画，開始されており，DDS，コルヒチン，アザチオプリンを対象治療薬としている。今後，発表されるARAMISの結果は，質の高いエビデンスになると期待されている。

自験例は，腎症や消化器症状はなかったが，皮疹の遷延と関節症状の併発があり，DDSの適応と考えた。また，高齢者，糖尿病の存在からプレドニゾロンを回避した。ちなみに，もしプレドニゾロンの効果が乏しい場合でもDDSは試す価値のある薬剤である。

読むべき文献

- 川上民裕，有村義宏，池田高治，他．皮膚血管炎・血管障害診療ガイドライン2023－IgA血管炎，クリオグロブリン血症性血管炎，結節性多発動脈炎，リベド様血管症の治療の手引き2023－．日皮会誌．2023；133：2079-134.
- Lee KH，Hong SH，Jun J，et al. Treatment of refractory IgA vasculitis with dapsone: a systematic review. Clin Exp Pediatr. 2020；63：158-63.

References

1）川上民裕，有村義宏，池田高治，他．日皮会誌．2023；133：2079-134.
2）Lee KH，Hong SH，Jun J，et al. Clin Exp Pediatr. 2020；63：158-63.

製剤編 73

デルゴシチニブ・ジファミラスト軟膏

● 出来尾 格

● 症例写真

図1）

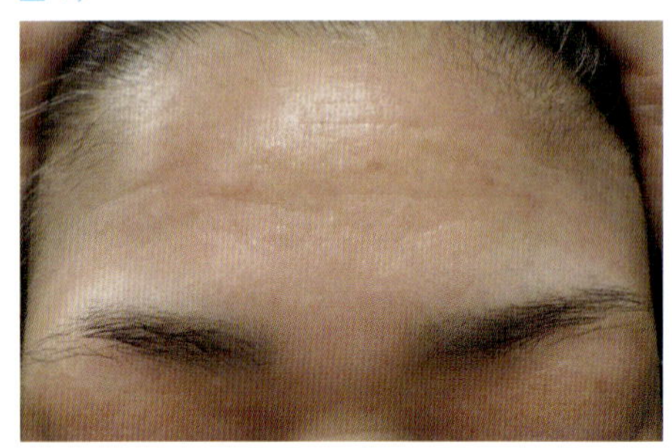

図2）

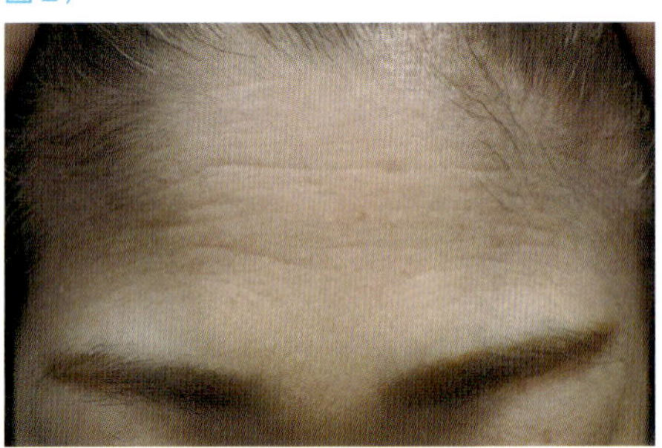

症例解説

52歳，女性。幼少時からアトピー性皮膚炎（atopic dermatitis：AD）あり。近年は，抗アレルギー薬の内服に加え，顔と首にストロングクラスのステロイド軟膏，躯幹と四肢にベリーストロングクラスのステロイド軟膏を外用している。顔と首には広範囲に浮腫性紅斑（図1）があり，連日ステロイド軟膏の外用をしないとかゆみが強く，タクロリムス軟膏を外用したところヒリヒリして続けられなかった。

● 治療経過

使用中のベタメタゾン吉草酸エステル軟膏に替えて，ヒドロコルチゾン酪酸エステル軟膏とデルゴシチニブ0.5％軟膏の1：1混合薬（ひどいとき）およびデルゴシチニブ0.5％軟膏（普段）を処方。最初は前者のみを使用していたが，徐々に前者の代わりに後者を使用できる日が増えてきた。3カ月後，経過良好のため，ひどいとき用のヒドロコルチゾン酪酸エステル軟膏とデルゴシチニブ0.5％軟膏の混合比を1：4に変更した。1：4混合薬とデルゴシチニブ0.5％軟膏の使用を継続するうちに，浮腫性紅斑は徐々に軽減し，またかゆみを感じにくくなった（図2：デルゴシチニブ軟膏導入1年半後）。

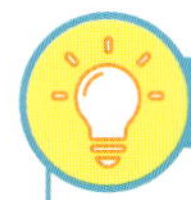

私の工夫

ADに対する新規外用薬として，2020年にJAK阻害薬であるデルゴシチニブの軟膏が，また2022年にPDE4阻害薬であるジファミラストの軟膏が上市された。これらの薬剤は，タクロリムス軟膏と並び，ステロイド外用薬の代替となり得る抗炎症効果をもつ。とくに顔と首においては，ステロイド外用薬の長期の使用は**ステロイド皮膚症**（酒さ様皮膚炎）を誘発し治療をより困難にするので，ステロイド外用薬の使用を初期の短期間にとどめてこれらの薬剤に移行すると，うまくいくことが多い。

一旦ステロイド皮膚症になると，ステロイド外用薬をほかの抗炎症治療薬に切り替えた場合に，リバウンド的な悪化が誘発され，治療がうまくいかないことが多い。筆者はこれまで，ステロイド皮膚症に対して段階的にステロイド軟膏の使用量を減らすために，ステロイド軟膏とタクロリムス軟膏の**混合薬**を経てタクロリムス軟膏単剤へ移行する方法をとっていた[1)]。しかし，タクロリムス軟膏が刺激感で使えない場合があるので，近年は刺激性のない**デルゴシチニブ軟膏**[2)]で同様の治療を試み，良好な結果を得ている。

デルゴシチニブ軟膏はステロイド軟膏とは異なる機序で抗炎症効果を発揮するうえ，ステロイド軟膏とは逆に**バリア修復効果**がある[3)]。そのため，両者の混合はよい組み合わせと考えており，またこれらの混合による効果減弱は月に数%にすぎない（製薬企業提供の資料）。ステロイド軟膏とデルゴシチニブ軟膏の混合比は1：1から開始し，それまで用いていたステロイド軟膏と同じ頻度で使用するように伝える。そうすると患者は，かゆみを感じる都度外用するので，デルゴシチニブ軟膏によるかゆみ抑制を受けて徐々に外用頻度が減る。数カ月かけて1：4，1：9と濃度を減らすとよい。デルゴシチニブ軟膏単体までたどり着けなくても，通常，浮腫性紅斑とかゆみは大幅に改善する。PDE4阻害薬である**ジファミラスト軟膏**についても，デルゴシチニブ軟膏より若干効果が弱い印象があるが，同じように用いることができる。

読むべき文献

- 出来尾 格．私の治療 アトピー性皮膚炎における外用療法の極意と裏技．アレルギーの臨床．2022；42：752-4.
- 末廣昌敬．田中暁生，村上絵美（編著）．ステロイド以外の抗炎症外用薬の特徴．アトピー性皮膚炎のみかた，考えかた．東京：中外医学社；2023．p73-7.
- Abe M, Iizuka H, Nemoto-Hasebe I, et al. Clinical effect of delgocitinib 0.5% ointment on atopic dermatitis eczema intensity and skin barrier function. J Cutan Immunol Allergy. 2022；5：38-46.

References

1) 出来尾 格．アレルギーの臨床．2022；42：752-4.
2) 末廣昌敬．田中暁生，村上絵美（編著）．アトピー性皮膚炎のみかた，考えかた．東京：中外医学社；2023．p73-7.
3) Abe M, Iizuka H, Nemoto-Hasebe I, et al. J Cutan Immunol Allergy. 2022；5：38-46.

製剤編
74

タクロリムス軟膏

● 古橋 卓也

● 症例写真

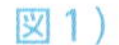
図 1）

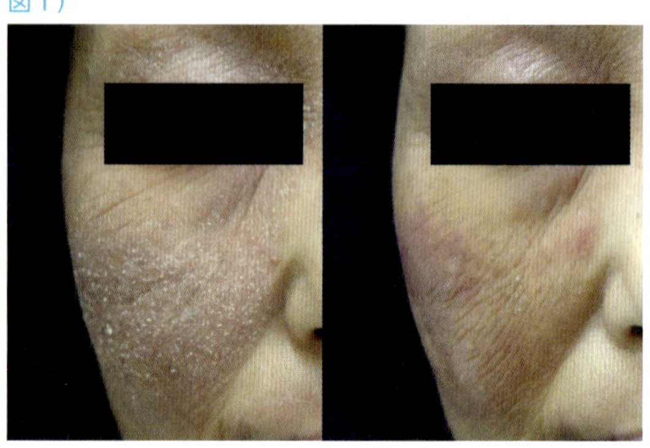

症例解説

53 歳，女性。幼少時よりアトピー性皮膚炎（atopic dermatitis：AD）があり，多発型円形脱毛症（AA）を合併，X−6 年より AA に対しステロイド内服間欠療法にて治療されるも再発を繰り返している。AD のコントロールが不良のため X−1 年 8 月よりプレドニゾロン（PSL）5mg 内服が継続投与となった。X 年 5 月よりデュピルマブ（DUP）を開始し（EASI 44.9），9 月には PSL off することができた。11 月には EASI 7.7 と改善するも，残存した顔の皮疹に対しタクロリムス軟膏 0.1％を開始した（図 1 左）。

● 治療経過

ヒドロコルチゾン酪酸エステル軟膏は 1 日 2 回継続とし，夜のみタクロリムス軟膏塗布とした。ヒドロコルチゾン酪酸エステル軟膏の上にタクロリムス軟膏を重ね塗りしたところ，初日から灼熱感などを感じることはなかった。2 カ月後，タクロリムス軟膏 1 日 1 回のみ継続している（図 1 右）。加えて，長年苦しんだ AA は DUP 投与後再発を認めていない。

私の工夫

タクロリムス軟膏はカルシニューリンと呼ばれる酵素を阻害するとされ，当初は T 細胞の活性化を抑制する薬剤として登場した。しかし現在では，ランゲルハンス細胞，好酸球，マスト細胞など多数の細胞に作用し，ヒスタミン，サブスタンス P，IL-31 などかゆみのメディエーター産生を抑制することや，黄色ブドウ球菌の外毒素に対するT細胞の活性を抑制することが報告され，ADの病態での作用点は多岐にわたる[1)]。

16歳以上で使用されるタクロリムス軟膏0.1%では59.1%で刺激感があり，2歳から15歳で使用されるタクロリムス軟膏0.03%ではその頻度は少ない。AD患者である筆者本人の経験では，夜に塗布した直後は問題ないが，翌日午前中（外来中）に顔面がほてり出し，カーッと熱さを感じて「そういえば昨夜，久々にタクロリムス軟膏を塗ったな」と気づくことを幾度となく繰り返している。**塗布後は問題なくとも数時間後に症状が出現する場合があることも知っておいてほしい**。

2018年のDUPの登場により重症のADでも治療が比較的容易となったが，しばしば顔面の皮疹のコントロールに難渋する。新しいノンステロイドの外用薬が登場するなか，**顔，首では現在でもタクロリムス軟膏が重宝する**[2)]。薬価はタクロリムス軟膏5gが3割負担で約112円であり，ジェネリック医薬品はその半額程度となる（2024年7月現在）。**患者層が比較的若年で長期治療が必要な疾患であるため，うまくジェネリック医薬品などを使い安価に抑えられるように工夫している**。

当症例は，ステロイド外用薬からタクロリムス軟膏へ移行することができ，皮膚炎も落ち着いてきたことから，今まで刺激感や塗布後の赤みにより使用できなかった市販の化粧水など勇気を出して試せるようになった。現在では当院で施術している患者のためのメディカルエステを受けるまでに改善し，仕事にも問題なく復帰することができている。

安全性については文献を参照いただきたいが，**APPLES試験[3)]では，海外約8,000人の小児患者を最大10年観察し，発がんリスクの上昇を認めなかったことが報告されている。わが国でも小児患者918人の観察で悪性腫瘍が報告されなかったことなどをうまく患者や家族に説明し，少しでも不安を軽くすることが大切である**。ただし，毛嚢炎，膿痂疹，カポジ水痘様発疹症などの皮膚感染症については変わらず注意が必要である。それらを受診時に診断・治療するだけでなく，**皮疹の写真などをあらかじめみせて，「かゆくない発疹は気をつける！」をキーワードに患者自身で判断できるように指導することも工夫の1つ**かもしれない。タクロリムス軟膏を安心して使用できるようにたくさんの人の思いが集積されてきた。新しい薬とうまく組み合わせ，まだまだ使えるタクロリムス軟膏である。

読むべき文献

- 佐伯秀久，大矢幸弘，古田淳一，他．アトピー性皮膚炎診療ガイドライン2021．日皮会誌．2021；131：2691-777.
- 中川秀己，佐伯秀久，大槻マミ太郎．アトピー性皮膚炎におけるタクロリムス軟膏（プロトピック®軟膏）の安全性情報 UP TO DATE：発がんリスク，皮膚感染症発現リスク，小児，妊婦，授乳婦使用について．日皮会誌．2022；132：2845-55.

References

1) 多田弥生，大槻マミ太郎．皮膚臨床．2019；61：851-6.
2) Hira K，Suga Y，Monma T，et al．J Am Acad Dermatol．2005；52：720-2.
3) Paller AS，Fölster-Holst R，Chen SC，et al．J Am Acad Dermatol．2020；83：375-81.

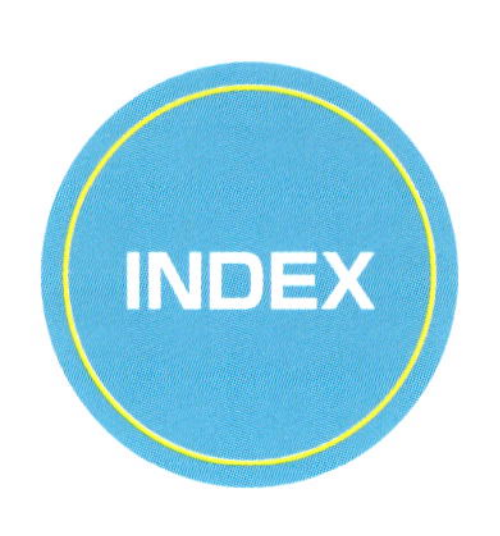

和文索引

あ

い

う

え

お

か

き

す

せ

そ

た

つ

て

と

な

に

ね

の

欧文索引

治りにくい皮膚疾患・どうする？　定価　本体4,200円（税別）

2024年10月12日　第1版 第1刷発行 ©

編　　集　西田絵美
　　　　　森田明理

発 行 者　松岡武志
発 行 所　株式会社メディカルレビュー社
〒113-0034　東京都文京区湯島3-19-11　湯島ファーストビル
電話/03-3835-3041 ㈹
編集制作部　電話/03-3835-3043　FAX/03-3835-3040
出版管理グループ　電話/03-3835-3049　FAX/03-3835-3075
✉ sale@m-review.co.jp

〒541-0046　大阪市中央区平野町3-2-8　淀屋橋MIビル
電話/06-6223-1468 ㈹　FAX/06-6223-1245
URL　https://publish.m-review.co.jp

印刷・製本／日経印刷株式会社
用紙／株式会社彌生
乱丁・落丁の際はお取り替えいたします。

ISBN 978-4-7792-2732-5　C3047